アトゥール・ガワンデ

予期せぬ瞬間

医療の不完全さは乗り越えられるか

古屋美登里・小田嶋由美子 訳
石黒達昌 監修

みすず書房

COMPLICATIONS

A Surgeon's Notes on an Imperfect Science

by

Atul Gawande

First published by Metropolitan Books, New York, 2002

Japanese translation rights arranged with
Janklow & Nesbit Associates
through Japan UNI Agency, Inc., Tokyo

キャスリーンへ——

目次

第三部　不確実

本書はすべて事実に基づいている。しかし、登場する人物のプライバシーを考慮して、一部の患者、家族、同僚の名前を仮名にした。個々のエピソードのなかで当事者を特定するような事柄についても変更をおこなった。変更を加えたところは、その旨を明記している。

まえがき

外傷の当直に当たっていたときのことだ。臀部を撃たれた二十歳ぐらいの青年が運び込まれてきた。脈拍、血圧、呼吸はすべて正常値だった。助手が患者の服を大きなはさみで切り取ってから、私は素早く、何一つ見落とさないよう気をつけながら、患者の頭から足の先まで丹念に調べた。右の尻に銃弾の射入口があった。十二ミリほどのきれいな赤い穴だ。だが、射出口が見当たらない。はっきりした傷跡がほかにないのだ。

青年は銃弾よりも私たちの様子におびえていて、「なんともありません、大丈夫です」と言い張った。ところが、直腸検査をすると手袋の指が鮮血で染まった。尿道カテーテルを入れるや、真っ赤な血が膀胱からも流れてきた。

これの意味するところは明らかだった。「銃弾が直腸と膀胱を突き破って体内に入ったために出血したようです」と私は患者に説明した。大きな血管、腎臓、腸のほかの箇所なども傷ついたおそれがある。「手術をしなければなりません。しかも、ただちに」。患者は私の表情や看護師があわただしく準備を始めている様子を見ながら、しぶしぶうなずいた。車輪の音も高らかに、点滴バッグを揺らしながらストレッチャーを運ぶ私たちを、周りの人たちが通路のドアを押さえて通してくれた。手術室に入ると、麻酔医が患者に麻酔をかけた。私たち外科医は、胸郭から恥骨まで、腹部の中央を勢いよく切開し、開創器を使って腹を開いた。

ところが、そこには、何もなかったのである。

出血はない。膀胱に穴はあいていない。直腸もきれいだ。銃弾もない。無菌布をめくって、カテーテルから出ている尿を見た。すでに尿は透明な黄色に戻り、血が混じっている気配さえない。手術室にX線検査機を運び込み、骨盤、腹部、さらに胸部まで写真を撮った。どこにも弾の影は見えない。控え目に言っても、おかしなことばかりだ。一時間近く探し続けたが何も見つからず、患者の腹をそのまま縫い合わせるしかなかった。二日後、改めて腹部のX線写真を撮った。なんと、今度は腹部の右上にはっきりと銃弾が映っているではないか。まったく説明がつかない。長さ十二ミリの鉛の弾が臀部から入って組織を傷つけることもなく腹部上方へたどり着いたことも、前回X線写真にそれが映らなかったことも、搬送された日に見た出血の出所もわからないのだ。とにかく、私たちはすでに銃創よりもひどい傷を患者に負わせてしまったので、結局なんの処置もしないことにした。患者を一週間入院させて様子を見た。手術の傷を別にすれば、患者は元気そのものだった。

私はこれまでの経験から、医者というのは奇妙な職業であり、いろいろな意味で人を不安にさせる職業であることがわかっている。絶えず危険にさらされ、大きな裁量を与えられている。医者は患者に薬を投与し、針や管を体内に入れ、化学的、生物的、物理的な処置を施し、意識を奪い、体を切り開く。医者はプロとしての専門知識に基づく確固たる自信をもって治療をおこなってはいるが、もっと間近で——そのみごとな手さばきだけでなく、その懸念に満ちた表情、不安、過ち、失敗などがわかるほど近くで——医者を観察すれば、医療現場がどれほどの混乱と不安と驚きに満ちているかがわかってくる。

今も意外に思うのは、医療というものが果てしなく人間的なひとつの試みであるという点だ。ふつう、医学とそのすばらしい成果について考えるとき、真っ先に頭に浮かぶのは科学であったり、病苦と戦うために医者に与えられたすべての手段、つまり検査、機器、薬剤、治療であったりする。そして、言うまでもなくこれこそが、現実的に医療が達成しうるすべてなのだ。ところが、その実際の働きについて目にすることはほとんどない。咳がいつまでも治まらないときにどうするか？　そう、人々が頼りにするのは、科学知識ではなく医者なのだ。その医者のなかには、機嫌の良い者もいれば機嫌のきわめて悪い者、不気味に笑う者や、変な髪型をしている者もいる。あるいは、三人の患者を同時に診るような医者や、知識と技術の間にかなりの隔たりがある医者などがいるのである。

先日、私が研修医として働いている病院に一人の少年がヘリコプターで搬送されてきた。ここでは彼をリー・トランと呼ぶことにする。リーは、まだ小学生で、髪の毛がつんつんと立った小柄な男の子だった。これまでは病気一つしたことがないという。だが、先週、乾いたしつこい咳が続き、いつもより元気がないことに母親が気づいた。二日間、食事ができない状態だった。母親は、風邪を引いているのだろうと思った。しかし、その夜、少年は蒼白になって体を震わせ、ゼイゼイと苦しそうに喘ぎ始めた。そしてすぐに呼吸困難に陥ったのである。駆け込んだ地元の救急外来では喘息の発作と判断され、少年は蒸気による吸入治療を受けた。ところが、X線写真に映ったのは、胸の真ん中に居座っている巨大な塊だった。医者はさらに詳しい画像を得るためにCTを撮った。くっきりした白黒の画像を見ると、塊は密度が高く、サッカーボールほどの大きさの腫瘍が心臓へ通じる血管を覆い、心臓を押しやり、両肺への気道を圧迫しているではないか。腫瘍は右肺への気道を完全に押しつぶしていた。空気が通らないために右肺は虚脱し、写真では灰色の小さな果実のように見えた。そして右肺には腫瘍から大量の体液が流れ込んでいたのである。つまり少年は左肺だけで生きている状態だった。しかも腫瘍は左肺への気道をも圧迫しつつあった。地元の病院には対処できる設備もなくスタッフもいなかったため、専門医が揃い、ハイテク機器が完備された私たちの病院に少年を搬送してきたのである。とはいえ、私たちが治療法を完全に把握していたかといえば、そうではない。

この病院の集中治療室に到着する頃には、リーの呼吸はゼイゼイ、ヒューヒューという喘鳴になっていた。その音は、三台離れたベッドにいても聞こえるほど激しいものだった。科学文献には、この状態を「きわめて危険な状態」と記してある。[1] 患者を横たえるだけでわずかな気道が腫瘍に塞がれてしまうかもしれない。鎮静剤や麻酔を与えた場合も同じことが起こりうる。腫瘍を手術で取り除くことは不可能だ。だが、化学療法を数日間おこなえば、腫瘍を小さくすることはできるはずだ。問題は、それをおこなうだけの時間をどうやって稼ぐかということだ。リーは、一晩持ちこたえられるかどうかわからない状態だった。

ベッドの脇には、看護師二名、麻酔医、小児外科の下級専修医、私を含む研修医三名が待機し、自宅を出て病院に向かっている上級小児外科医と携帯電話で連絡を取り続けた。腫瘍専門医にはポケベルで呼び出しをかけている。看護師の一人がリーの体の下に枕を当てがい、体を起こした姿勢をとらせた。別の看護師が少年の口に酸素マスクをつけ、バイタルサインを記録するモニターをつないだ。少年の目は不安げに見開かれ、呼吸は通常の二倍の速さになっている。家族は、車で移動しているため、到着にはまだしばらく時間がかかる。だが、こんな状況でも、リーは明るく毅然たる態度をくずさなかった。子どもは、私たちが考えているよりはるかに勇敢だ。

私は、腫瘍が気道を塞いでしまう前に堅い気管チューブを差し込んだ方が良いと思った。だが、麻酔医は反対した。鎮静剤を使わずにチューブを入れなければならないし、体を起こした姿勢のままではむずかしい。腫瘍は気道に沿って大きく広がっているので、そこに気管チューブを通すのは至難の業だ、と主張した。

外科の専修医が別の提案をした。少年の右胸にカテーテルを入れて体液を抜き出せば、左肺を圧迫している腫瘍が右の方へずれるのではないか、と。だが、電話で上級外科医に話すと、その処置によって症状が悪化する可能性があるという返事だった。大きな丸石の支えをはずしたら、石がどちらに転がるかは予想できないというのだ。しかし、ほかに良い方法は考えられない。結局、上級外科医は、その方法を試してみたまえ、と許可を出した。

私は、これからおこなう治療についてできるだけわかりやすくリーに説明した。リーには意味がわからないようだったが、かえってその方が良かったかもしれない。必要な器材をすべて揃えると、二人のスタッフがリーの体をしっかり押さえた。別の一人が肋骨の間に局所麻酔を打ってからメスで細い切り込みを入れ、長さ四十センチ余りのゴム製カテーテルを差し込んだ。血の混じった液体が大量に管から流れ出してきて、一瞬私は誤った処置をしてしまったのではないかと不安におそわれた。だが、結果的には、期待以上の成果が得られた。腫瘍は右へ移動し、うまい具合に両方の肺に通じる気道が開いたのだ。リーの呼吸はすぐに安定し、静かになった。数分後、患者の様子を見守っていた私たちの呼吸も静まった。

しばらくして、この選択が間違っていたかどうか考えた。どのような処置をすればいいのかに関しては、文字どおり暗闇にナイフを刺すような具合で、推測の域を出なかった。最悪な事態になった場合の次の手段がなかった。後日、図書館で似たような症例の資料を調べてみると、ほかの選択肢があったことがわかった。[2]いちばん安全な方法は、心臓手術のときに使うような心肺バイパスポンプを患者につける、あるいは少なくともいざというときのために使えるようにそれを準備しておく、というものだったらしい。もっとも、これについてほかのスタッフと話をしたら、あの日の処置を後悔している者は一人もいなかった。リーは生き延びた。重要なのはその点なのである。そして、化学療法も始まった。検査の結果リンパ腫であることが判明したが、腫瘍専門医によれば、リーの場合には完治の可能性が七十パーセント以上あるということだ。

この一連の出来事は、医療が効を奏したケースといえる。そして、本書で語られているのはこうした瞬間なのである。このような瞬間にこそ、物事の作用をあるがままに見つめ、それについて考えることができる。医者というのは、医学が知識と処置という整然たる分野だと思っている。しかし、実はそうではない。医学は不完全な科学だ。刻々と変化する知識と不確かな情報に左右され、誤りから免れない人々がおこなうものであり、死の危険と隣り合わせのものなのだ。私たち医者がおこなう処置は科学に基づいているが、習慣や直観、ときには単純な推測もそこに介在している。医者の知識と技能の間にある差は埋めがたい。そして、その落差ゆえに、あらゆる治療が難しくなっている。

私は外科の研修医で、もうじき一般外科での八年に及ぶ訓練期間が終わる。その期間に印象に残った体験から本書が生まれた。私はまた、実験室の科学者、公衆衛生の研究者、政府の保健政策のアドバイザーであり、哲学と倫理学の学生でもある。そして、私の両親ともが医者であり、現在は妻子のいる身である。本書には、そのような私がさまざまな視点から見て考えた事柄を盛り込んだつもりである。だが、それより何より、毎日患者を治療するなかで、実際に私が遭遇し体験してきたことがもとになっている。研修医は医学の世界ではきわめて恵まれた立場にある。医療の現場のすべてを目撃し、あらゆる局面に参加しながら、それを新鮮な目で見ることができるからである。

治療時に生じる不確かさやジレンマに真っ向から取り組みたいと思うことが、ある意味で外科医本来のあり方ではないだろうか。医学の進歩に伴い、外科の分野では最先端の技術が取り入れられるようになったが、最高の外科医は、科学と人間の技術には限界があることを深く理解している。それでもなお、医者は決然と行動しなければならない。

本書のタイトル *Complications* とは、治療によって思いがけないことが起きるという意味だけでなく、治療に伴う不確かさとジレンマも意味している。これは、教科書には書かれていない医学の世界について、そしてこの職業に就いてからというもの、私がずっと戸惑ったり悩んだり驚いたりしてきた医療について書かれた本である。本書は三部構成になっている。第一部では、医者がどうしてミスから逃れられないかを検証した。たとえば、どのようにミスが起こるか、初心者がどうやってメスの使い方を学ぶか、良い医者とはどういう医者か、人はどうやって悪い医者になってしまうのかを見ていく。第二部では、医学の神秘と未知の領域と治療での格闘に焦点を当てる。身体的な欠陥は見つからないのに激しい腰痛に苦しむ建築家、手の施しようのない吐き気に悩む若い女性、赤面症のせいで仕事が続けられなくなったニュースキャスターなどが登場する。第三部では、不確実な治療現場について考える。医療に携わる私たちの知らないことがいかに多いかということ、そして自らの無知にどう対応すればいいのかということに焦点を絞った。

本書で私は、自分の考え方だけでなく、医療の現場のただなかにいるさまざまな人々——患者と医者——のことも書いた。結局のところ、私がいちばん興味を引かれるのは実践的な実地医療である。つまり、科学の明快さが人の生命の複雑さに直面したときに何が起こるのか、ということだ。現代の生活に医療が広く浸透しても、その実態が明かされることはめったになく、誤解されることの方が多い。医療は買いかぶられたり見くびられたりしてきたのである。

第一部　不完全

メスの教訓

その患者には中心静脈栄養が必要だった。「さあ、あなたの番よ」主任研修医のSが言う。私は一度もこの処置をしたことがない。「準備ができたら呼んでちょうだい」

外科研修に参加して四週目のことだ。私の白衣のポケットのなかには、患者のデータ、蘇生法と口述録音法が書かれたカード、二冊の外科ハンドブック、聴診器、包帯、食券、ペンライト、はさみ、それに一ドルばかりの小銭が入っていたので、目指す患者のいるフロアへと階段を昇ると、ガチャガチャ音がした。「きっとうまくいく」私は自分を叱咤激励した。初めて本物の処置ができるのだ。がっしりした体格の、五十がらみで無口なその男性患者は、一週間ほど前に腹部手術を受けて回復中だった。腸機能が戻らないために食事を受けつけない状態になっている。患者にはこう説明した。「静脈から直接栄養を注入するので、胸に特別な管を入れなければなりません。挿入は横になったままおこないます。まず、仰向けに寝ていただき、皮膚に局所麻酔をかけてから、管を入れることになります」。しかし、二十センチもある管を大静脈から心臓まで通すことは伝えなかった。それに、この処置がかなりむずかしいものであることも伏せておいた。

「出血や肺損傷など、わずかではありますが危険を伴います」と私は言った。ベテランの医者が処置をすれば、失敗は百回に一回も起こらない。

しかし、言うまでもなく、私には熟練した技術がない。以前聞いた悲惨な失敗を思い出して暗い気持ちになる。大静脈を傷つけられたために失血死した女性、処置中に管のワイヤーが外れてしまい、それが心臓まで達して開胸手術をせざるをえなくなった男性、処置により不整脈が起こり心停止に至った男性のことなどが脳裏をよぎった。しかし、不安を押し隠して患者に挿入してよいかと尋ねた。「お願いします」と患者が答えたので、処置に取りかかった。

私はSが中心静脈穿刺《せんし》をするときに、二度立ち会っている。一度は前日のことだ。そのとき、すべての手順をもらさず見た。Sは器具を所定の位置に並べ、患者を横たえ、巻いたタオルを肩甲骨の間に差し込み胸を弓なりにさせた。患者の胸に消毒薬を塗布し、局所麻酔薬のリドカインを注射し、注射器にセットされた長さ八センチほどの極太の針で患者の胸を刺した。患者は、ひるみもしなかった。Sは、針で肺を突き刺さないための方法を教えてくれ（「皮膚と鋭角に刺し、一定の角度と方向を保ったまま鎖骨の下に向かって刺すのよ」）、鎖骨下静脈と、肺の最上部を通る大静脈への分岐の見つけ方を説明してくれた。Sは、その間もほとんど手を止めることなく針を押し入れていた。Sが注射器を引いた。うまくいったことは、注射器に吸い込まれたえび茶色の血液でわかる。（「血が鮮やかな赤だったときには、動脈を刺してしまったわけだから、失敗ね」とSは言った）。

針の先が静脈に刺さったら、今度は静脈壁に開いた穴を広げてカテーテルを挿入し、血管や肺などを傷つけずに、正しい方向――脳の方ではなく、心臓の方――に誘導しなければならない。「まず、ガイドワイヤーを心臓まで通すの」Sは注射器を引き抜いて、針はそのまま残した。血が溢れてきた。そこで、Sは、エレキギターのD弦のようにも見える、長さ六十センチの二十ゲージのワイヤーを手に取ると針の穴の中に入れ、静脈へ、そしてさらに大静脈へと、ほとんどその根元までワイヤーを貫通させた。「無理に入れてはいけないの。それに、絶対に手を離しちゃだめ」。心臓モニターに速い心拍が刻まれたので、Sは素早くワイヤーを三センチ引き戻した。ワイヤーが心臓に触れて、一瞬不整脈を起こしたのだ。「うまくいったようね」Sは私に向かって静かに言った。そして、患者に「よく頑張りましたね。あと少しですよ」と声をかけた。彼女は、ワイヤーの外側の内筒針を抜き取り、代わりに、厚く硬い弾丸状プラスチックの拡張器を差し込み、血管が広がるようにしっかりと押しつけた。それから、この拡張器を外して、中心静脈カテーテル——スパゲッティぐらいの太さの、弾力性のある黄色い管——をワイヤーに沿って差し込んでいった。中心静脈カテーテルが入れば、ワイヤーを抜ける。Sは管をヘパリン液で満たし、患者の皮膚に縫合固定した。これですべて完了だ。

処置の手順は余さず見た。今度は、それを実践する番だ。まず、器具類を揃えることにした。中心静脈キット、手袋、手術着、キャップ、マスク、リドカイン……。この準備だけで恐ろしく時間がかかった。やっと一式を揃えてから、患者の病室の前で足を止め、頭の中で手順を思い出そうとした。記憶はひどくあいまいで焦りがつのった。しかし、これ以上ぐずぐずしてはいられない。ほかにもしなければならないことが山積しているのだ。A氏の退院の手続き、B氏の腹部超音波の手配、C夫人の抜糸もしなければならない。しかも、十五分おきにポケベルが鳴って、仕事は増えていく。吐き気を訴えていたX氏の様子も見に行かねば。Yさんの家族が来院していて、医者と話したいと言っているし、Zさんには緩下剤を与える必要がある。私は深呼吸をして、「何も心配は要りません。私に任せなさい」という表情を作り、処置をするために病室に入った。

ベッド脇のテーブルに器具を置き、患者の首の後ろに手を回して寝間着のひもをほどいた。患者をマットレスに仰向けに寝かせ、胸をはだけ、両腕を体の脇にまっすぐに揃える。頭上の蛍光ライトのスイッチを入れ、ベッドを作業しやすい高さまで上げた。そして、Sを呼んだ。Sのやり方を思い出しながら、手術着を着て手袋をはめ、滅菌トレイを置き、中心静脈カテーテルやガイドワイヤーなどの器材をキットから取り出して並べた。注射器に五ccのリドカインを入れ、二本の消毒液塗布スポンジを黄茶色のベタジン液に浸し、縫合セットを開いた。よし、これで準備は整った。

Sが入ってきて、聞いた。「患者の血小板の値は？」

胃がギュッと縮んだ。チェックしていない。この値が低いと、処置中に深刻な出血が起こりかねない。Sはコンピュータのところに数値を調べに行った。値に問題はなかった。

ほっとしながら、私は患者の胸を綿棒で消毒した。「肩の後ろにタオルを置いた？」Sが尋ねる。あ、やってない。これも忘れていた。患者に一瞥された。Sは黙ってタオルを持ってくると、くるくると丸めて患者の背中の下に入れてくれた。私は消毒をしてから、無菌布をかけ、胸の部分だけを露出させた。無菌布の下で患者は居心地悪げに少し体を動かした。Sは私のトレイを点検している。ドキドキした。

「穿刺時の洗浄用シリンジはどこ？」しまった。Sはシリンジを取ってきた。

私は針を刺す部位を探った。ここかな？　私は目で尋ねた。これ以上患者に不安を与えたくなかった。Sがうなずいたので、その部分をリドカインで麻酔する。「チクッとした後、少しジーンとしますよ」。次に、八センチの針を手に取り、患者の肌に刺した。不安を覚えながらも、まずい場所に刺してしまわないよう、数ミリずつゆっくりと針を沈めた。その間、「なんて太い針なんだろう」と考えていた。こんなものを人の胸に刺しているのが信じられなかった。鋭角で穿刺することだけに意識を集中していたが、鎖骨の下を通らず、何度も鎖骨に針を刺してしまった。

「イタッ！」と患者は叫んだ。

「すみません」と私は言った。

Sは手を波のように動かして、鎖骨の下を通すのよ、という合図を送ってきた。今度はうまくいった。注射器を引いた。何も起こらない。もう少し深く刺してみた。何も起こらない。針を抜いて、くっついた組織を洗い流してから、初めからやり直した。

「イタッ！」

今度も浅すぎた。それから、ようやく鎖骨の下を通すことができた。注射器を引く。やはり、何も出てこない。太りすぎなんじゃないか、と私は思った。Sが素早く手袋と手術着を身につけた。「ちょっとかしてごらんなさい」。私はSに針を渡し、場所を譲った。Sが針を刺し、注射器を引いた。たったそれだけの動作で、穿刺を済ませたのだ。そして「すぐに終わりますからね」と患者に話しかけた。私は自分の手際の悪さがほとほといやになった。

Sは、その後の処置を私に続けさせ、私はつっかえながらもなんとかやり通した。プラスチックの管からコイルを抜き、一方の端を患者の体に入れるまで、ガイドワイヤーがこんなに長くて扱いにくいものだとは知らなかった。反対の端が危うく滅菌していないベッドシートに触れそうになった。Sに指摘されて始めて拡張器を入れなければならないことを思い出した。しかも、拡張器を入れるときに、きちっと押し込まなかったため、結局Sに押し込んでもらった。そしてやっと挿入に成功し、洗浄を済ませ縫合した。

病室の外でSは、「次にはもっと自信を持ってやれるんだから、済んだことをあまり気にしないことね」と言ってくれた。「すぐにうまくなるわ、後は練習するだけのこと」とも。しかし、私にはそうは思えなかった。処置は初めから終わりまで、何がなんだかわからなかった。それに、あんなに深く、しかも勘を頼りに、人の胸に針を刺すなど到底理解できない。X線検査の結果を待つ間、不安でたまらなかったが、結果は問題なしと出た。私は患者の肺を傷つけなかったし、管は正しい位置に入っていた。

だれもが外科手術に魅力を感じるわけではない。初めて手術に立ち会った医学生は、外科医がメスを人の体に押し当てて果物か何かのように切り開くのを見て、恐ろしさに身震いするか、畏怖の念で見とれるか、いずれかの反応をする。私は口をあんぐりとあけて見とれていた。私を魅了したのは、血や内臓だけではない。ふつうの人が、メスをふるう自信を持つようになるという事実だった。

外科医については、自戒をこめたこんな格言がある。「ときには間違いも犯す。しかし、決して迷うな」。しかし、私には、これが外科医の強みに思える。毎日、外科医は不確かさに直面している。情報は当てにならない、科学はあいまいだし、知識と能力は不完全だ。簡単きわまりない手術の際でも、患者が良くなるのか、あるいは生命に別条はないのかですら、保証はできないのである。初めて手術台の横に立ったとき、私はこう思った。外科医は自分がこの患者に最良のことをしてあげられることを、すべての手順が予定したとおりに進むことを、出血がひどくならないことを、感染が起こらないことを、あるいは内臓を傷つけないことを、果たしてわかっているのだろうか、と。もちろん、わかってなどいない。それでも、外科医は切るのだ。

まだ医学生だった頃、私は切開手術をおこなう機会を与えられた。担当の外科医は、眠っている患者の腹にフェルトペンで十五センチの点線を描いた後、なんと、私にメスを渡すように看護師に指示した。今でも覚えているが、メスは高圧滅菌器から出てきたばかりでまだ温かかった。外科医は、メスを持っていない方の親指と人差し指で、肌がピンとなるように引っ張れと命じた。そして、脂肪の部分まで、一息にスーッと切るようにと言った。私は患者の腹部の皮膚にメスの刃を押し当て、切った。奇妙でいて妙に引きつけられる経験だった。それは、計算された暴力的行為からくる興奮と、うまくできるだろうかという不安と、これが患者にとってともかく良いことであるという信念とが入り交じったものだった。それに、思っていたよりも力がいるのだな、というかすかな不快感も覚えた（皮膚は厚くて弾力があり、一回では十分な深さにまで達しなかったので、二回切らなければならなかった）。そして、この瞬間私は外科医になりたいと思った。短い間メスを使わせてもらう素人ではなく、日常業務のように、自信を持ってこの行為をこなせる人間になりたいと思った。

しかし、熟練にはほど遠い研修医は、人の胸に針を突き立てたり、肉体にメスを押し当てたりすることには、本能的に激しい抵抗を感じてしまう。外科の研修医としての第一日目、私は救急外来に配属された。初めて診る患者の中に、二十代後半の細身で黒髪の女性がいた。歯を食いしばりながら、よろよろと入ってきた彼女の足の裏には、長さ七十センチくらいの木の椅子の脚が突き刺さっていた。キッチンの椅子に座ろうとしたとき椅子の脚が折れ、あわてて体勢を立て直そうとしたら突き出ていた八センチのネジを素足で踏みつけてしまったという。私は、一週間前に医師免許を取ったばかりの若造だということを悟られないように必死で振る舞った。こんなことは前に百回も見てきたと言わんばかりの態度を取った。女性の足を診察すると、親指のつけ根の骨のところまでネジが達しているようだった。血は出ていないし、見たかぎりでは骨折はしていない。

「わぁ、これは痛いでしょう」私は思わず間の抜けたことを言ってしまった。

とにかく破傷風の注射を打って、ネジを抜かなければならない。私は、破傷風の注射を指示したが、ネジを引き抜く方はどうしたものだろうと思った。出血したら？　処置中に患者の足の骨にひびでもいれてしまったらどうしよう？　もっと悪いことが起きるかもしれない。私は一言断って病室を出ると、当直だった外科の上級医のW医師を探した。W医師は、交通事故の被害者を治療しているところだった。患者はひどい状態で、みんな口々に叫んでいた。床は血だらけだし、質問などできる雰囲気ではなかった。

私はX線の指示を出した。しばらく時間が稼げるし、患者が骨折していないという未熟な私の第一感を確かめたかったのだ。案の定、検査に一時間ほどかかり、骨折はないと確認された。「中足骨頭にネジがめり込んでいるね」と放射線医は言った。私は、患者にX線写真を見せ、「ネジが、中足骨の先端に食い込んでいるんですよ」と説明した。で、どうするんですか？　彼女は知りたがった。さて、どうしたものか。

私は、再びW医師のところへ行った。彼はまだ交通事故の患者にかかっていたが、なんとか割り込んでX線写真を見てもらうことができた。彼はそれを見てクスッと笑ってから、君はどうしたいんだ、と聞いた。「ネジを引っこ抜くんでしょうか？」思い切って言ってみた。「そのとおり」と彼は答えたが、それは「それしかないだろ」という意味だ。W医師は、破傷風の注射を忘れるなよと念を押すと、私を追い払った。

処置室に戻った私は、ネジを抜くと患者に伝えた。「あなたがやるんですか？」とでも言われるかと身構えたが、「わかりました」と言うので、いよいよ仕事に取りかかることにした。最初は、足がぶらぶらするように、彼女を診察台に座らせてみたが、うまくできそうもない。結局、横になってもらい診察台の端から足をはみ出させ、木片が空中に突き出すようにした。動くたびに、女性の痛みは増していくようだ。ネジが刺さった箇所に局所麻酔を打ち、痛みを少し抑えた。私は片手で足、もう一方の手で木片をつかんだ。と、そこで一瞬動けなくなった。本当にできるんだろうか？　そもそも、私がやっていいのだろうか？　私にこんなことをする資格があるのか？

しかし、ようやく覚悟を固めた。一、二、三と声をかけて引っ張った。一度目は慎重すぎてうまくいかなかったので、次は思い切って力を入れた。患者がうめいた。ネジはびくともしない。しかし、ひねってみると、木片はすとんと外れ、血も出なかった。刺創について教科書に書いてあったとおり、傷口を洗浄した。女性は、ヒリヒリ痛むけれど歩ける、と言う。私は感染の危険性と、注意事項を説明した。彼女にひどく感激され、ネズミをライオンと評するがごとく盛大に賞賛してもらった私は、その夜意気揚々と家に向かった。

何事でもそうだが、外科診療室でも、技術と自信はみじめで屈辱的な経験を重ねて初めて身につくものである。テニスプレーヤー、オーボエ奏者、ハードディスクの修理をする技術者などと同じく、上達するには練習が欠かせない。ただし、医師には一つだけ違いがある。それは、練習台が人間であるという点だ。

中心静脈穿刺をする私の二度目の挑戦も、初回と変わらずお粗末なものだった。患者は集中治療室で人工呼吸器につながれ瀕死の状態だった。強力な心臓薬を直接心臓に注入するために、穿刺しなければならない。患者に大量の鎮痛剤が投与されていることが、私としてはありがたかった。これなら、手元が狂っても、当人には気づかれない。

今回、準備には手抜かりがなかった。巻いたタオルを背中に入れ、ヘパリンのシリンジもトレイに置いた。検査結果に問題がないことを確認し、広い範囲を無菌布で覆った。こうしておけば、万が一ガイドワイヤーを落としてしまっても雑菌がつくことはない。

ここまではよかったのだが、処置の方は散々だった。針を刺せば、浅すぎるか、深すぎるかだった。イライラが高じて慎重さを欠き、さまざまな角度で何度も刺した。お手上げだった。そして、ある一瞬、注射器に血液が入った。静脈を見つけたのだ。片手で針を固定し、空いている手で注射器を引こうとした。ところが、注射器が強く押し込まれすぎていて、やっと引き抜いたときには、静脈から針までも抜けてしまった。

患者の胸壁内で出血が始まった。私はたっぷり五分間全力で圧迫止血を試みたが、彼女の胸のその部位は青黒く内出血したままだ。血腫が邪魔をして、もう管を押し入れることは不可能だ。私はあきらめたくなった。しかし、患者には中心静脈穿刺を施さなければならず、私を監督していた当時二年目の研修医は、断固私に続けさせるつもりだった。X線写真で患者の肺を傷つけていなかったことを確認すると、先輩研修医は、新しいキットを使い、反対側でもう一度最初からやってみなさいと言った。それでも、私が失敗すると、患者が針穴だらけにならないうちに処置を引き継いでくれた。ところが、彼をもってしても、静脈を見つけるまでに数分かかり、二、三回針を刺してようやく成功した。私は内心ほっとしていた。きっと、この患者は並はずれてむずかしいケースだったのだろう。

しかし、その数日後、三人目の患者でも私は失敗し、いよいよ本格的に不安になってきた。今回も、何度穿刺してもうまくいかなかったのだ。私は先輩に席を譲った。先輩研修医は、たった一回で成功した。

集団としての外科医は、奇妙な平等主義を信奉している。彼らが信じているのは実践であって才能ではない。一般の人々は、飛び抜けて器用でなければ外科医になれないと思っているが、それは違う。私が外科プログラムに参加するための面接を受けたとき、だれも私に縫合をやらせたりしなかった。器用さを試したり、手のふるえを確認したりしなかった。合格するためには、十本の指がすべて揃っている必要さえないのである。確かに才能は役に立つ。教授たちによれば、二年か三年に一人ぐらい、天賦の才能を持つ者が入ってくるそうだ。そういう人は複雑な処置をあっという間にやりとげ、手術全体を見渡し、問題が起こらないうちにそれに気づくことができる。しかし、常勤外科医たちは、病院にとって最も重要なのは、長年にわたって同じ一つのことを黙々とやり通すだけの誠意と勤勉さとひたむきさを備えた人物を見つけ出すことだ、と言っている。外科の教授の一人が、私にこんなことを言った。労を惜しまずひたすら遺伝子のクローンを作ってきた博士と、才能溢れる彫刻家のどちらかを選べと言われたら、私は迷わず博士を選ぶ、と。確かに、彫刻家の方が身体的能力に秀でているだろうが、「当てにできる」という意味では博士の方に分があると教授は説明した。そして、最終的にはそちらの資質がものを言う。技術は教えることができるが、ねばり強さは教えられない。人材発掘の手段としては変わった方法だが、これはずっと上のレベルまで、つまりトップの外科部門にまで適用されている。病院側は、外科診療に何の経験もない研修医を採用し、何年もかけて訓練を施し、やがてこうして育てた人々の中から管理職の大部分を選ぶ。

そして、この方法はうまくいくのである。これまでに、世界的なバイオリニスト、チェスのグランドマスター、プロのアイススケーター、数学者など、傑出したパフォーマーについて多くの研究がおこなわれているが、「彼らと凡庸なパフォーマーとの最大の違いは、費やした練習量の多さである」ことがわかっている。実際、何よりも重要な才能とは、練習に耐えられる才能なのかもしれない。認知心理学者でパフォーマンスの専門家であるK・アンダーズ・エリクソンは、天賦の要因が発揮されるために最も重大な点は、継続的な訓練に取り組もうとするその人の「意欲」であると語っている[1]。彼は、最高のパフォーマーもほかのみんなと同じように練習は嫌いだという調査結果を得ている（たとえば、ほとんどの運動選手や音楽家が、引退後に練習をやめるのは、この理由による）。しかし、彼らにはどんなことがあろうが練習を続けるという並はずれて強い意志があるのだ。

私に意志の力があるかどうかわからない。中心静脈穿刺が少しも上手にならないのに、それをやり続けたところで意味があるのだろうかと思っていた。どこが間違っているのかわかっていれば、そこを直すようにすればいいのだが、その手がかりさえなかった。もちろん、周囲の人たちはさまざまなアドバイスをしてくれた。もっと鋭角に針を入れろ。いや、もっと押すんだ。針の真ん中を押し曲げてみたらどうだ。違うよ、針をたわませるんだ、などなど。私は、しばらくの間、中心静脈の処置は避けていた。しかし、やがて新しい患者が現れた。

不利な状況だった。もう夕方で、私は徹夜勤務明けだった。患者は病的に肥満しており、体重は百三十キロを超えている。胸と腹の重さで呼吸できなくなるため、仰向けの姿勢に耐えられない。しかし、どうしても中心静脈穿刺をしなければならなかった。ひどい感染創があり、静脈に抗生物質を注入しようとしたのだが、だれがやっても腕の静脈が見つからなかった。私は成功の見込みはほとんどないと思った。しかし、上から指示を受けた研修医は、私に穿刺をやるように言った。

病室に行くと、患者は怯えた表情で、「手術中、長時間仰向けで寝ているのは無理です」と訴えた。しかし、こんな状況だから頑張れるだけ頑張ってみますとも言った。二人で話し合って、彼にはぎりぎりまでベッドに腰掛けたままでいてもらうことにした。その後のことは、様子を見ながら考えよう。

まず、検査結果の確認、キットの配置、巻いたタオルの用意など、しかるべき準備を整えた。患者が座っている状態で手術部位を消毒し無菌布を胸にかけた。主任研修医のSが今回も私を監督していた。すべて用意ができたところで、Sに頼んで、患者を仰向けにして顔に酸素マスクを装着してもらった。そのとき、贅肉が胸のところで波打つのが見えた。針を入れる位置を決めるために指先で鎖骨を探ったが見つからない。早くも患者は息を切らし、顔が紅潮している。私はSに、「交代しますか?」と目で合図した。Sが「そのまま続けて」というしぐさをしたので、だいたいの当たりをつけ、その部分にリドカインで麻酔をかけて、太い針を突き刺した。一瞬、針が短すぎて届かないのではと懸念したが、先端がすっと鎖骨の下を通るのを感じた。もう少し深く押して、注射器を引いた。信じられないことに、注射器には血が吸い取られている。成功したのだ。針をその位置に固定して一ミリたりとも動かさないよう気持ちを集中し、注射器を引き抜いて、ガイドワイヤーを差し込んだ。ワイヤーはスムーズに入っていった。患者が必死で息をしようとしている。患者を座らせ、息をさせた。そして、落ち着くと再び横にして、刺し口を広げ、中心静脈カテーテルをすべり込ませた。

「よくやったわ」Sはそれだけ言うと、病室をあとにした。

その日何が違っていたのか、いまだにわからない。しかし、あれ以来、私はすんなり穿刺できるようになった。練習とは不思議なものだ。何日たっても、やるべきことの断片しか理解できていないのに、ある日突然すべてを習得しているのだ。意識的に学んだことが、無意識の知識になったとたん、今度はどうしてそうなったのかを正確に説明できなくなる。

これまでに私は、百回以上中心静脈穿刺をしてきた。しかし、いまもって絶対確実ではない。私は、医者が好んで「有害事象」と呼ぶ経験をしてきた。たとえば、ある患者の肺――別の病院に勤務する外科医の右肺――に穴をあけてしまったことがある。そして、こういうことは必ずまた起こると思っている。今でも、簡単に済ませられるはずなのに、何をしてもうまくいかないことが時々ある（医者の間では、こういう場合に使う特別な表現がある。同僚が「どうだった?」と尋ね、私が「やられたよ」と答えると、それ以上説明する必要はないのだ）。

逆に、何もかも順調にいく場合もある。何も考えず、集中すらしていないのに、すべての作業がやすやすと片づいていく。針を手に取り、胸に刺す。針が奥深く入り、脂肪の中をすべるように進み、組織が密集した筋肉を感じ、やがてかすかな弾力で静脈壁を貫いたら成功だ。こういうときの感覚は、「簡単だった」というだけでは言い尽くせない。それは「あざやか」と呼ぶべき瞬間だ。

外科研修は、この過程の繰り返しである。つまり、四苦八苦の末、断片を理解し、やがて知識が蓄積され、まれに神業の域に達する瞬間を経験する。これを何度も繰り返しながら、より大きな危険を伴うむずかしい課題を乗り越えていくのである。手術着の身につけ方、患者に無菌布をかける方法、メスの握り方、縫合用の絹糸の結び方、そして言うまでもなく、口述筆記のやり方、コンピュータの使用方法、薬品の指示の出し方など、最初のうちは、基本に則って行動する。ところが、課題はやがて恐ろしげなものになっていく。皮膚を切り、電気メスを扱い、胸を開き、血管を縛って止血し、腫瘍を摘出し、傷を縫合し、乳腺腫瘤を摘出する。私の場合、研修が六カ月目に入る頃には、中心静脈穿刺、虫垂切除、皮膚移植、ヘルニアの修復、乳腺切除をおこなっていた。そして、一年目の終わりには、四肢切断、リンパ節生検、痔核切除を経験し、二年目の終わりまでに、気管切開、何件かの小腸手術、および腹腔鏡胆嚢手術を手がけた。

現在、研修は七年目に入っている。この頃になってようやく、単純な皮膚切開がなんでもないことに思えるようになったが、まだまだ先は長い。心の中には、常に葛藤がある。最近、習得しようとしている技術は、腹部大動脈瘤の治療、膵臓癌の摘出、頸動脈閉塞の切開である。私はずば抜けた才能はないが、不器用でもない。ひたすら練習することで、なんとかやってきた。

医者は、患者相手になかなかこんなことは話せない。人間を相手に練習することに道義的責任を感じているが、それを口に出すことはほとんどない。私は、毎回手術の前に手術着姿で控室へ行き、患者に自己紹介する。いつもやり方は同じだ。

「こんにちは、ドクター・ガワンデです。私は外科の研修医で、今日はあなたの担当医の補佐をします」

ふつうは、その後で握手を求め、にっこりしてみせる。何か問題はないですか、と患者に尋ね、よもやま話をしたり、質問に答えたりする。私の言葉に患者がぎょっとすることもたまにはある。「研修医なんかに手術をしてほしくありません」と言われたりする。私はなんとか安心させようとする。

「心配はありませんよ。私は補佐するだけで、あなたの主治医が最後まで担当しますから」

この言葉に嘘はない。責任を持つのは主治医である。研修医はそれを十分わきまえている。先日、七十五歳の女性の大腸癌を切除する手術に立ち会ったとき、主治医は最初から私の向かい側に立っていた。そして、どこを切り、いかに癌組織を切り離し、大腸をどのくらい切除するかを決めたのは、私ではなく主治医だった。

とはいえ、私が補佐していただけかといえば、そうではない。煎じ詰めれば、私はまったくのお手伝いというわけではなかったのである。だからこそ、私がメスを握り、手術台の術者の側に立っていたのだ。そして、手術台は百八十センチ余りの私の身長に合わせて上げられていた。確かに、私がそこにいたのは補佐するためだったが、練習するためでもあった。そのことは、大腸を縫合するときにはっきりした。切断した端をつなげるには、手で縫合する方法と、ホチキスで止める方法の二つがある。ホチキスを使う方が簡単なのに、主治医は手で縫うように指示した。それは患者のためを思ってのことではなく、私に経験を積ませるためだった。正確に処置をすれば、どちらの方法でやっても同じなのだが、主治医は私のやり方をタカのように監視する立場にあった。私はもたつき、縫い目は不揃いだった。一度など、縫い目が離れすぎていると指摘され、傷口が開かないように、元に戻って重ね縫いするように言われた。しかも、針の刺し方が浅く、しっかり閉じられていなかった。「もっと手首を回すんだ」「こんな感じですか?」「うーん、そんなものかな」。こうやって私は学んでいった。

医療の現場で医師たちは、患者に最高の診療をおこなう義務と、医者の卵に経験を積ませる必要性との間で常に葛藤している。医師免許を取ったばかりの医者の卵が病院で実習する「レジデンシー（研修期間）」は、熟練した医師に監督させ、段階的に責任を増していく方法をとることで、潜在的な危険を軽減しようという目的から設けられた制度である。また、実際に、この制度が患者のためになると考えられる理由もある。調査では、概して教育研究病院の方が研修医を引き受けない病院よりも成果があがっているという結果が出ている。研修医は未熟であっても、彼らが病院にいて患者の容態を確かめ、質問をし、スタッフに緊張感を与え続けることで、良い影響を及ぼすようだ。とはいえ、若い医師が初めて中心静脈穿刺をしたり、乳癌を切除したり、大腸をつないだりする場合、危険は避けられない。どれだけ慎重に予防措置を講じても、たいていの場合、熟練した医者よりも未熟な医者の方がまずい結果になる。

私たち医者がこれに関しては幻想を持つことはない。だから、病院の常勤医の家族が外科手術のために入院した場合、病院のスタッフは、研修医をどの程度関わらせるべきか真剣に考える。常勤医がいつもどおりにやってくれと言っても、手術に立ち会う研修医には、これが通常の実習とは全然違うことがわかっている。仮に、中心静脈穿刺をしなければならない場合でも、未経験者が担当することは絶対にあり得ない。逆に、研修医がほとんど全責任を負うような救護院やクリニックの患者は、貧しい人々、無保険の人々、酔っぱらい、精神的な障害がある人などで占められている。ふつうなら、常勤医の立ち会いなしで研修医が単独で手術に臨むようなことはほとんどないのだが、資格を取る前や、独立して開業医になるときなどには、こうした低所得層の患者がいる場所で働くのが慣例になっている。

これが技術の教育における厄介な真実なのである。裁判所の判決はもちろんのこと、倫理的かつ心情的な立場から見ても、最高の診療を受けるという患者の権利は、初心者を訓練するという目的より優先されなければならない。練習しないで完璧になれたらどんなにいいか。しかし、将来に備えて訓練を積まなければ、あらゆる人に害を及ぼす。だから、医者の教育は、無菌布と麻酔と専門用語の後ろで目立たないようにおこなわれている。このジレンマは研修医にだけではなく、訓練中の内科医にも当てはまることだ。それどころか、教育の期間は、大半の人が思っているよりはるかに長く続くのである。

妹と私は、オハイオ州のアセンズという小さな町で育った。両親はそこで医者をしている。小児科医の母は、ずいぶん前から診察は週に三日、それぞれ半日ずつだけと決めている。それができたのも、父が泌尿器科の開業医として成功していたからだ。父が開業してから二十五年余りになり、雑然とした診療所がその長い年月を物語っている。入りきれないほどの患者のファイルが壁を占領し、患者からのプレゼントがそこら中に飾られている（本、絵、聖書からの警句が書かれた陶磁器、手塗りのペーパーウェイト、ガラス工芸、彫刻を施した箱、そしてパンツを降ろすとおしっこをもらす少年の像など）。オーク材のデスクの後ろにあるアクリルのケースの中には、父が患者の体から取り出した腎結石がずらりと並んでいた。

研修が終わりに近づいた今になって、私は父親が成功した理由について本気で考えるようになった。これまでは研修期間中に一定の知識と技術を習得すれば、だいたいの外科診療はこなせ、実践を重ねることで完成の域に達すると思っていた。一部の手慣れた作業（私の場合、胆嚢、大腸癌、弾丸、虫垂の摘出。父にとっては、腎結石と精巣癌の摘出、および前立腺肥大の治療）については、なめらかな右上がりの学習曲線を描いて進歩していき、この曲線は、十年か十五年でピークを迎え、その後長い間安定期が続き、おそらく引退前の最後の五年くらいは下降していく、そんなふうに考えていた。しかし、現実はそれほど単純ではない。父からこんな話を聞いた。「ある技術を習得したと思ったとたんに、その知識は流行遅れになっているんだよ。今私がやっていることの四分の三は、研修医のときに教えてもらわなかったことだ」。技術や手術法はどんどん新しくなり、学習曲線は最初からのやり直しになる。「こういうときは、もっと手首を回した方がいい」などという助言をしてくれる先輩の医師はおらず、同僚ですら八十キロも離れたところにいるような土地で開業している父は、埋没陰茎手術、顕微鏡下手術、精巣再建、神経温存前立腺切除、人工尿道括約筋手術などを独力で学ばなければならない。父は、衝撃波破砕機、電気水圧破砕機、そしてレーザー破砕機（どれも腎結石を破砕する装置）の使い方を学び、ダブルJ尿管ステント、シリコン4コイルステント、逆行性可変長ステント（説明してくれなんて言わないでほしい）を導入し、光ファイバー尿管スコープを操作している。こうした技術や技法はすべて父が研修を終えた後になって登場したものである。これまでの技術を基にして作られたものもあるが、まったく新しい技術の方が多い。

すべての外科医はこうしたことを経験してきたのである。医学は猛スピードで進歩しているのだから、外科医たちは次から次へ新しいものを試すしかない。医師が最新のノウハウを身につけなければ、患者は重要な医学の進歩を享受できないことになる。研修医にかぎらず、開業医にとっても学習曲線の効果が低下することは避けられない。

やむをえないことだが、開業医が知識を習得する機会は、研修医よりもずっと少ない。重要な装置や処置方法が紹介されると、外科医はまずそれに関するコースを取る。たいていは、何人かの外科医が一日か二日の講義をおこない、数枚のフィルムクリップとともに手順が記されたプリントが配られる。参加者は自宅で見られるビデオを持ち帰る。実際に操作をするところを見学するために別の医師のところまでわざわざ出向いていくこともある。父はこの目的でよくオハイオ州立病院やクリーヴランドクリニックに足を運んでいる。しかし、実地研修はあまり受けられない。研修医とは違って、ビジターは手術ができないし、動物や死体で実習する機会もめったにない（英国では、外科医が動物を使った実習をおこなうことを禁じている）。パルス色素レーザーが発売されたとき、メーカー側は、近隣の泌尿器科医に経験を積んでもらおうと、コロンバスにラボを開設した。しかし、父がそこを訪れたときには、尿に似せた液体で満たされたテストチューブの中で腎結石を破砕し、周囲の膜に触れずに外殻を砕くのが実習の目玉だった。私が勤務する病院の外科では最新外科手術支援用ロボットを購入した。九十八万ドルのこの装置は、三本のアーム、二本のリスト、一台のカメラ（すべて直径数ミリメートル）を備えた超高性能ロボットで、コンソールで操作する。そのため、医師は手ぶれの心配なくあらゆる手術をおこなえ、非常に細かい作業をこなせる。うちの病院では、外科医二名と看護師二名からなるチームが、この装置に関する丸一日の研修を受けるためにサンノゼにあるメーカーの本社に飛んだ。そしてこの四人は、ブタと人間の死体を相手に実習をおこなった（メーカーはサンフランシスコ市から死体を買ったらしい）。この研修プログラムは通常よりずっと実用的ではあるが、それでも徹底しているとは言い難い。四人は確かにロボットの基本的な操作方法を把握し、実際に使ったときの感覚をつかみ、手術の計画を立てることができるようにはなった。だがそれだけだ。遅かれ早かれ、それだけの知識で、実際の手術をおこなうことになるのだ。

患者はやがてその恩恵――おおいなる利益――を受けるのだが、最初の何人かの患者は恩恵など受けられないかもしれない。いや、それどころか害になるかもしれないのだ。子どものための病院として有名なロンドンのグレート・オーモンド・ストリート病院の小児外科の報告例（詳細は二〇〇〇年春の『ブリティッシュ・メディカル・ジャーナル』[2]）の例を取り上げてみよう。この報告書の中で医師たちは、「大血管転位症」として知られる重篤な心疾患を持つ乳児に対して、一九七八年から一九九八年までにおこなった、三百二十五件の手術の結果を記している。この期間に、同病院の外科医は、この疾患について手術の方法を変えたのである。この病気を持つ子どもは、生まれつき心臓の流出血管が転位しており、心臓の左心室ではなく右心室から大動脈が、左心室から肺動脈が始まる。このため、入ってきた血液は、ふつうなら肺に入って酸素を供給されるはずなのに、酸素を十分に含まないまま体内に戻されてしまう。これでは生き延びることはできない。赤ん坊は、自然に息をすることを知らずに、疲れ果て青ざめて死ぬしかない。長年、血管を正しい位置に換えることは、技術的に不可能だとされてきた。そのため、外科医は「セニング法」と呼ばれる手術をおこなっていた。これは、心臓内部に回路を作製し、肺から心臓の右側へと血流を変換するものである。セニング法のおかげで、子どもは成人するまで生きられるようになった。しかし、右心室の機能が十分ではないため、左心室のようには長く体内の全血液を維持することができない。結局、患者は心不全を起こす。大部分の患者が成人するまで生きたが、老齢まで生きられる人はわずかだった。

一九八〇年代までには、新しい技術が開発されて、安全に血管を移し換える手術が可能になり、すぐに広く採用されるようになった。一九八六年、グレート・オーモンド・ストリート病院の外科医たちは、手術の方法を切り換えた。そして、彼らの報告書から、新しい技術が良い結果をもたらしたことが明らかになった。転換手術成功の後の一年間の死亡率は、セニング法の手術の場合の四分の一以下だった。つまり、平均余命が四十七歳から六十三歳になったのである。しかし、この代償は非常に大きかった。同病院で実施された最初の七十例の転換手術では、手術死亡率が二十五パーセントにも上り、セニング法の場合の六パーセントをはるかに上回った（つまり十八人の乳児が死亡したのである。これは、セニング法をおこなっていた時期の全死亡乳児数の二倍以上に当たる）。医者がやり方を習熟するためには、時間をかけるしかなかったのだ。次の百件の転換手術では、乳児の死亡数は五件にとどまった。

患者であれば、医師には専門知識と進歩の両方を望みたい。しかし、実をいえば、この二つは両立しない。

英国のある報告書には、「患者の安全を考える上で、学習曲線があってはならない」という文章が載っていたが、これはまったくの理想論にすぎない。

最近、ハーバード・ビジネススクールの研究者グループが、外科医の学習曲線について調査をおこなった。[3]これまでに半導体の製作、飛行機の製造など、工業分野での学習曲線を専門に研究してきたグループである。この調査では、十八名の心臓外科医とそのチームを長期にわたって追いかけ、健康な組織の切開を最小限に抑えるという心臓手術の新しい手術法をどのように身につけていくかを調べた。意外なことに、この種の調査としてはこれが初めてのものだった。医学の現場では、技術を身につけることは当たり前におこなわれているが、個々の臨床医が実際にどれほど巧みにやっているかを比較しようとする人はいなかったのである。

新しい心臓手術では、胸を縦に大きく切り開かずに肋骨の狭い間を切開するため、従来の手術より高い技術が要求された。切り口が小さいために、心臓バイパス装置に血液を送り込むための管や鉗子を入れられないので、外科医はバルーンカテーテルを鼠径部の血管から通すといった特殊な技術を学ばなければならない。つまり、これまでよりずっと狭いところでおこなう手術法を身につけなければならないのである。そして、看護師、麻酔医、灌流《かんりゅう》技師も、新しい役割に慣れる必要があった。スタッフ全員が新しい仕事、新しい器具、新たな失敗を経て、困難を乗り越える方法を見つけ出していった。そして当然のことだが、一人残らず典型的な学習曲線を示した。手順を習得した医療チームは三時間から六時間でこの手術を終えるが、未習得のチームはその三倍ほどの時間がかかった。死亡率に関しては詳しいデータが得られなかったが、まったく影響がなかったなどということはあり得ないだろう。

非常に興味深いのは、チームによって習得の速度が明らかに違うことだった。全チームの医師はみな同じ三日間のトレーニングセッションを受けた。そしてどの医師も、これまでにも新しい技術を習得した経験があり、評判の高い機関から来ていた。それでも、五十件の手術をこなすうちに、手術を倍の速さでこなせるようになったチームもあれば、まったく技術が向上しないチームもあった。この調査から、実習すればそれでいいというわけではないことがわかった。どのように実習するかが大きな鍵なのである。

ハーバードの研究者で内科医でもあるリチャード・ベーマーは、習得が一番速かったチームと、最も遅かったチームのところを何度か訪れてそれぞれの様子を観察し、その違いに目を見張った。習得が速いチームの外科医は、遅いチームの外科医に比べてかなり経験が浅く、研修が終わって二年しかたっていなかった。ところが、彼はチームのメンバーを決める際、これまで一緒に手術をおこなった際に成功した相手を選び、最初の十五の手術は、そのメンバーのままでおこなった。この外科医は、一回目の手術前に全員でリハーサルをおこない、第一週目にあえて六回の手術を実行したため、手順を忘れることがなかったのだ。また、毎回手術前にメンバーを集めて症例について詳細に検討し、手術後には報告会を開いた。さらに、術後の経過を細心の注意を払って見守ることを徹底した。しかも、その外科医が、メスを持った英雄というイメージが当てはまらない人物であることにベーマーは気づいた。彼は、自ら進んでベーマーにこう話した。「外科医はチームの一員になるべく努力すべきです。そうすれば、人の意見を聞けるようになるのです」。月並みな言い方に聞こえるかもしれないが、この外科医はともあれ結果を出していた。もう一方の病院では、担当の外科医は無作為にメンバーを選び、同じ顔ぶれでチームを組むことをしなかった。最初の七例では毎回メンバーの顔ぶれが変わっているので、実質的にはチームとは呼べない。手術前にも後にも、検討会を開かず、経過を追跡することもしていなかった。

このハーバード・ビジネススクールの研究は、明るいニュースを提供してくれた。学生、研修医、外科の上級医、看護師など、立場はどうであれ、研修や術後の経過観察の方法を改善することによって、学習曲線に劇的な影響を与えることができることを示したのだ。とはいえ、この研究で明らかになった別の結果は、歓迎できるものではなかった。それは、どれほどの経験を積んでいても、新しいことに挑戦しようとする外科医は上達する前に必ず失敗を繰り返すものであり、学習には時間がかかり、予想以上に複雑な要因に影響されるということだった。つまり、患者の身を危険にさらさずに、未熟な人間に訓練を施すことはできない、ということである。

　これこそ、医者がさまざまな言い訳をする理由ではないだろうか。「私は補助するだけですから」とか、「あなたの症状にぴったりの、新しい治療法があります」という口上、あるいは、「中心静脈穿刺をします」と言いながら「そのやり方はまだ練習中です」とは明かさないことなど。私たちは何かを初めて手がけるとき、初めてであるということを告げなければならないと思うが、そんなときでも、公表されている成功率――熟練した外科医のデータばかりだ――を引き合いに出したがる。未熟なために危険性がどうしても高くなるということ、ベテランの医師ならもっとうまくできるということを私たちは患者に告げたことがあるだろうか？　あるいは、それでもよろしいでしょうか、と患者に確認したことがあっただろうか？　私にはそんな経験はない。考えてもみてほしい。実験台になることを快く受け入れてくれる患者などいないのである。

　この件では、多くの人々が論争を繰り広げている。「大丈夫、ほとんどの人には医者がそうやって成長していくものだということがわかっているさ」。最近私が保健政策局の専門家のところを訪れたとき、彼はそう力説した。「患者に嘘をつくのはやめるべきだよ。世の中の進歩のために人々を危険にさらしてもいいのか？」少し間を置いてから、その問に彼は厳しい口調で答えた。「いいんだよ」

　本当にそうであるならば、喜ばしい話である。医者が患者に包み隠さずにすべてを話し、そのうえで患者が承諾してくれるのであれば。しかし、そんなことはとても想像できない。彼の机の上には、生後数カ月の子どもの写真があった。そのとき、誠にいじわるな質問が頭に浮かんだ。「では、お子さんの出産のときには研修医に任せたんでしょうね？」

しばらくの沈黙の後、彼はこう答えた。「とんでもない。研修医が分娩室に入ることさえ許さなかったよ」

「私を練習台にしてくださってけっこうですよ」と患者が言うのを当てにして医療訓練の仕組みを維持していけるとはとても思えない。というのも、私自身は絶対に練習台になるのはごめんだからだ。ある日曜の朝、生後十一日目に私の長男のウォーカーは、突然うっ血性心不全を起こした。重度の心臓疾患が原因だった。ウォーカーの動脈は胎児期に正しく形成されず、そのかなりの部分がまったく成長していなかった。しかも、腎臓と肝臓の機能も低下しているという。妻と私は心配で気も狂わんばかりになったが、再建手術は成功した。そして、回復期の病状は不安定ではあったが、二週間半後には退院が決まった。

しかし、危機的な状況は続いていた。健康な誕生時には三キロ余りあった体重が、生後一カ月で二キロ少しまで減ってしまったため、体重が増えるように厳しく監視しなければならなかった。二種類の薬物治療をおこなうので、離乳もしなければならなかった。しかも、医者からは、「後になって、再建手術による不適合が生じることもある」と言われた。ウォーカーが成長したら、大動脈にバルーンによる拡張か外科手術による全面的な交換を施さなければならない。しかし、手術の時期やどのような処置が何回必要になるのかといったことはわからないのだ。小児心臓医が息子の様子を細かくチェックし、決定することになる。

退院の日が近づいたが、まだ私たちは心臓専門医を選んでいなかった。病院では、心臓専門医のチームがウォーカーを担当した。チームのメンバーは研修中の専修医から何十年も勤務している常勤医までさまざまだった。退院の前日、若い専修医の一人が私のところへ来て、カルテを指し示し、ウォーカーの診察日について尋ねた。チームの中で、彼はウォーカーの世話に最も長い時間を割いてくれた医師である。ウォーカーが不可解な呼吸困難に陥って病院に駆け込んだときに診てくれたのも彼だったし、診察し、安定剤を与え、外科医との調整を図り、毎日病室に来ては私たちの質問に答えてくれたのも彼だった。しかも、私は専修医たちがこうやって主治医の立場を手に入れることを知っていた。たいていの患者の家族は、医師たちには微妙な力量の差があることを知らないし、自分の子どもの命を救ってくれた後であれば、言われるがままに診察を受けるだろう。

しかし、私はその違いを知っていた。「申し訳ありませんが、ニューバーガー先生に診ていただきたいと思っているんです」と私は言った。彼女は病院の准チーフ心臓医で、ウォーカーのような病気が専門だった。若い医師はがっかりしたようだった。あなたを信用していないのではない、と私は言った。ニューバーガー先生の方が経験が豊富だからだ。

「ご存知でしょうが、常勤医が常に私をバックアップしてくれます」と彼は言ったが、私は首を横に振った。

これは確かにフェアな態度ではない。私の息子はふつうではない問題を抱えていた。あの専門医はもっと経験を積む必要があった。だれよりも、研修医である私は、そのことを理解できるはずだった。しかし、私は迷わずに決断を下した。「私の子ども」のことなのだ。選択するときには、私はいつだって息子のために最良の選択をする。そうしない人などいるはずがない。だからこそ、未来の医学界はそれを当てにしてはいけないのである。

ある意味では、医者のごまかしは避けられないことなのだ。公益のために、医者は患者の承諾なしに技術を習得しなければならない。そして、今になって振り返ると、ウォーカーの入院中にもそういうことは多々あった。研修医が息子に挿管したたし、外科の研修医が手術に立ち会っていたたし、心臓専門の専修医が中心静脈穿刺をした。私に許可を求めた医師は一人もいなかった。もっと経験のある医師を選べるオプションがあったなら、私は間違いなくそちらを選んでいただろう。しかし、そうした選択肢が与えられないのは、組織が機能するためには当然のことなので、私もそれに従った。そうする以外になかったからだ。

だが、このような非情な仕組みが成立しているのは、医師の技術習得のためだけではない。実習が必要でも害を与えるおそれがあるのなら、すべての人に対して機会は均等に適用されるべきだからである。選ぶ機会が与えられれば、人は当然有利な方に飛びつく。だが、現実を考えれば、こうした選択肢が平等に与えられることはない。つまり、そうした選択肢が存在すれば、コネのある人や内情を知る者、医者の子どもなどにそれは有利に働き、トラックの運転手の子どもには不利なのである。選択の自由がすべての人に与えられないのであれば、最初からそんなものはない方がましなのである。

午後二時、私は集中治療室にいる。G氏の中心静脈カテーテルが詰まってしまいました、と看護師が告げにきた。G氏がわれわれのところへ来て一カ月以上になる。ボストン南部の出身で六十代後半の彼は、やつれ、消耗し、文字通りカテーテル一本で持ちこたえていた。外科医が塞ぎそこなった穴が小腸にいくつかあり、陥没し赤くなった小さな開口部から胆汁が漏れ出していた。彼が生き残るには、静脈から栄養を摂りながら、瘻孔が治癒するのを待つしかなかった。そして、今また新しい中心静脈カテーテルが必要になっている。

私なら簡単にやれる。経験を積んだ研修医になっているからだ。ところが、熟練すれば新たな役割を担うことになる。今や私は教える側にいる。病院では、冗談半分で「人に習い、人を治し、人を教える」という言葉が使われる。

外科には、下級研修医が勤務中だ。彼女は中心静脈穿刺を一度か二度しか経験していない。私はG氏の状態を彼女に伝え、新しいカテーテルを入れてみないかと声をかけた。彼女は私の言葉を質問だと受け取り、診療しなければならない患者がいますし、手術も控えています、先生がやってください、と言った。私は、できない、と答えた。彼女は思わず顔をしかめた。私がかつてそうだったように、彼女もとたんに気が重くなり、怖くなったようだった。

リハーサルのつもりで、手順を一つずつ説明させると、彼女は真剣な表情になった。ほとんどの手順をきちんと暗唱できたが、検査結果の確認と、G氏がヘパリンに強いアレルギーがあるという重要な点を見逃した。管を満たす液にはヘパリンが含まれている。彼女がちゃんと把握したことを確認すると、準備ができたら呼び出してくれ、と彼女に言った。

私は、まだこの役割に慣れていない。自分の失敗の責任を負うだけでも大変なのである。人の失敗の責任まで負わされるのはとても辛いことだ。いっそ、新しいキットを開封して、彼女に本物のリハーサルをやらせようかとも思った。しかし、それはできない。キット一式は二百ドルくらいしたはずだ。次にはちゃんと値段を知っておかねば。

三十分後、呼び出しを受けた。患者には無菌布がかけられている。彼女は手術着と手袋を身につけている。そして、カテーテルを洗浄する生理食塩水を用意し、検査の結果も問題ありませんでしたと報告した。

「巻いたタオルを背中に置いたかい?」と私は尋ねた。

彼女は忘れていた。私がタオルを巻き、G氏の背中に滑り込ませた。患者の顔を見つめ、大丈夫ですかと聞くと、彼はうなずいた。怯えてはいないようだ。これまでにいろいろな目に遭ってきたので、諦めの境地にいるのだろう。

下級研修医が針を刺す位置を探った。患者はやせ細っている。あばら骨が浮き上がっているので、彼女が肺に穴をあけてしまうのではないかとにわかに不安になる。彼女は、麻酔を施してから、太い針を差し込んだが、角度が全然違う。彼女はさらに深く刺し入れた。これではうまくいかない。注射器を引くが血は見えない。彼女は針を抜いて、もう一度試した。また、角度が違う。G氏が痛みで体をそらした。私は彼の腕を押さえた。彼女は追加の麻酔薬を打つ。交代だけはしてはならないのだ。実践なしに習得することはできないのだから、私は自分にそう言い聞かせた。そして、もう一度だけ、彼女にやらせてみることにした。

コンピュータとヘルニア工場

一九九六年夏のある日のこと、スウェーデンのルンド大学病院で心疾患治療部の部長を務める当時五十歳のハンス・オリーンは、自分のオフィスで二千二百四十枚の心電図の束を前にして座っていた。レターサイズの方眼紙には、検査結果を表す波線が何本も並んでいる。オリーンはだれにも邪魔されたくなかったので、たった一人オフィスで作業していた。検査結果を一枚ずつ手にとっては、素早く、しかし慎重に目を走らせながら、心電図の記録中に患者が心臓発作を起こしていた兆候があるかどうかを見極め、二つの山に分類していく。判断力と集中力を低下させないために、一回の作業に二時間以上かけず、絶えず休憩を入れながら一週間がかりでこの作業をおこなった。ミスをしたら、その代償はきわめて高くつくからだ。これはＩＢＭのコンピュータ「ディープ・ブルー」とのチェスマッチの医学版ともいうべき大事な勝負であり、オリーンは心臓学界のゲイリー・カスパロフといった立場だ。つまり、オリーンは、コンピュータ相手に真っ向から勝負に挑んでいたのである。

心電図は、診断検査法の中で最もよく知られているもので、米国だけでも年間五千万回以上実施されている。被験者の皮膚に電極をつけ、低電圧の電気信号を拾う。鼓動するたびに電気信号が心筋を通過し、それが心電図の波形となって表れる。心電図による診断は、心臓発作が起こると心筋の一部が壊れ、その壊死した組織を通過するときに電気信号が変化するという考えに基づいている。電気信号が変われば、プリントアウト上の波形も変わる。もっとも、変化がはっきりとわかる場合もあるが、非常にわかりにくい（医者の隠語では「非特異的な」）場合の方が多い。

初めて心電図を見た医学生は、その波形を見てもちんぷんかんぷんだろう。たいてい心電図は十二の「リード（誘導）」によって記され、それぞれがまったく違った波形を描く。学生はこれらの波形の特徴を見分ける方法を教え込まれる。波形はアルファベットで分類され、たとえば、拍動の初めには下向きの波（Q波）、心収縮のピークには上向きの波（R波）、その後下向きの波（S波）になり、拍動の直後には穏やかな波（T波）が表れるというふうに。ところどころで起きる小さな変化が心臓発作を意味することもあれば、そうでない場合もある。私が医学生だった頃、複雑な計算式を解く要領で心電図を解読するように指導された。クラスメートと私は、白衣のポケットに不可解な指示が書かれたカードをひそませていたものだ。心拍数と電気軸を計算し、調律の乱れを調べ、さらに、誘導V_1からV_4の間に一ミリメートルを超すST上昇がないか、R波が小さくないか（小さいと心臓発作の兆候）を確認せよ、云々。

経験を積めば穿刺《せんし》が簡単にできるようになるのと同じで、こうした複雑な情報も時間がたてば難なく処理できるようになる。学習曲線の原則は、医療技術だけでなく診断についても当てはまる。子どもが部屋の向こう側にいる母親を正しく見分けるように、ベテランの心臓専門医は心電図を一目見ただけで心臓発作の兆候を見抜くこともある。だが、心電図の診断は、根本的なところで不明瞭な部分が多い。心臓発作を起こして救急外来で処置を受けた患者のうち、二パーセントから八パーセントが判断の誤りでそのまま帰され、その四分の一が完全な心停止に陥ったり亡くなったりしたという調査結果がある。家に帰されなくとも、心電図の診断を誤れば、治療が手遅れになることがある。人間の判断は、たとえベテラン医師の判断であっても、絶対確実ではない。だから、コンピュータに心電図を読み取らせようというのは、当然の流れと言える。コンピュータによる診断がたとえほんのわずかでも人間の判断より正確であるならば、毎年数千人もの命が救われることになるのだ。

コンピュータの方が高い確度で診断をおこなうことを初めて示唆したのは、一九九〇年にウィリアム・バクストが発表した論文だった。[1] 当時カリフォルニア大学サンディエゴ校で救急医をしていたバクストは、この論文の中で「人工ニューラルネットワーク（コンピュータの論理構造の一種）」が、いかに高度な臨床上の判断を下すかを論じた。この種のエキスパートシステムは、人間と同じく経験から学ぶことができる。診断の成功例と失敗例をコンピュータに組み込むことで、推測のレベルが上がっていく。最近の研究でバクストは、胸の痛みを訴える患者の中から心臓発作患者を診断する精度において、コンピュータの方が医師グループよりはるかに優れていることを示した。ただし、研究対象となった医師の三分の二が経験の少ない研修医で、心電図の扱いに長けていなかった。では、果たしてコンピュータは経験豊富なベテラン医師をしのぐことができるのだろうか？

スウェーデンの研究は、この疑問に答えを出そうとしたものだ。[2] 研究は、オリーンの同僚であり、人工知能の専門家でもあるラーズ・イーデンブラントが中心となっておこなった。イーデンブラントは、最初はスコットランドで、そしてその後は居を移しスウェーデンで、五年の歳月をかけて診断システムを完成させた。彼はコンピュータに一万人以上の患者からとった心電図を取り込み、心臓発作を示すものと示さないもののデータを入力し、とうとう、あいまいな心電図でさえきちんと判断できるほどのシステムにまで成長させたのである。そこでイーデンブラントは、スウェーデンの心臓専門医の第一人者であり、毎年一万件もの心電図を見ているオリーンに話を持ちかけた。そして、病院のファイルから二千二百四十件の心電図を選び出し、コンピュータとオリーンに診断をゆだねた。テストに使用された心電図のうち、ちょうど半数の千百二十件が心臓発作を示した図だった。一九九七年の秋、その結果がひっそりと発表された。オリーンは、六百二十件を正しく選び出した。コンピュータは、七百三十八件を選び出した。機械の方が人間より二十パーセントも正確だったのである。

西洋医学には、「治療の際には、機械のごとき完璧さを目指すべし」という断固たる規則がある。医療訓練の第一日目から、ミスは絶対に許されないのだ。患者との絆を深めるために時間をかけることは結構であるが、医師はX線写真をすべて詳しく検討し、薬品をすべて正確に投与しなくてはならない。いかなるアレルギーも既往症も見落としてはならないし、診断にミスは許されない。手術室では、作業や時間はもちろん、血の一滴も無駄にしてはならない。

これを実現する決め手となるのは、習慣化と反復である。外科医がこれまでにおこなってきた処置の回数が、心臓や血管などの手術後の患者の生存率に直接影響する。二十五年前は、子宮摘出、肺癌の切除、下肢動脈硬化のバイパス手術をおこなっていたのは一般外科医だった。今日では、それぞれの専門家が手術を担当するようになり、専門医は限られた一連の処置を繰り返し経験することになる。手術室で仲間の外科医から言われる最高のほめ言葉というのは、「君は機械だよ、ガワンデ」というものだ。この「機械」という言葉は医者たちの間でごくふつうに使われる。人間は、ある状況のもとでは実際に機械のように動くことができるのである。

ここで、比較的容易な外科処置であるヘルニアの修復について考えてみよう。私はこの手術を外科研修医の一年目に学んだ。ヘルニアは、腹壁（最も多いのは鼠径部）の欠損などにより、腹部の内容物が突出した状態を言う。ほとんどの病院では、突出部を元に戻し、腹壁を再建する手術の所要時間はおよそ九十分、かかる費用は四千ドルほどだ。そして手術が失敗し、ヘルニアが再発する率は十パーセントから十五パーセントである。しかし、トロントの郊外にあるショルダイス病院という小さな医療センターには、こうした統計がまったく当てはまらない。[3] この病院では、ヘルニア手術はたいてい三十分から四十五分で終了し、手術費用はおよそ半分である。そして再発率は、なんと一パーセントでしかない。ヘルニア修復術において、この病院ほど素晴らしいところはほかにないだろう。

この病院の成功の秘訣はなにか。その答えは、ショルダイスの十数名の外科医がヘルニア手術しかしていない、ということである。どの外科医も、一年間に六百件から八百件のヘルニアを治療する。これはふつうの一般外科医が一生の間にこなす数よりもはるかに多い。つまり、この特殊な分野において、ショルダイスの医師はどこの医師よりも訓練を重ね経験を積んでいることになる。しかし、この病院が成功している背景には、ほかの理由もある。それは、同じことを反復することで、医者の意識や考え方が変化するからである。医療ミスについての研究をおこなったハーバードの小児心臓医ルシアン・リーペは、「専門家というのは、問題を解決していくに従って自動モードに入っていける人物のことである」と言っている。たとえば、自動車の運転では、反復によって無意識に正しい操作をおこなえるようになる。ところが、新しい状況に対応するときには、意識的にものを考え解決するための「次善の策」を練らなければならなくなって、動作も判断力も鈍り、ミスが生じやすくなる。つまり、ほとんどの状況をそれと意識せずに解決できる外科医ほど信頼に足る者はいないのである。スウェーデンでおこなわれた心電図診断の研究は、機械が医者の肩代わりをする可能性を立証した。ショルダイスの例は、医者は機械のごとく行動できるよう訓練されなければならないということを示唆している。

ある肌寒い月曜日の朝、私は緑色の木綿製の手術着を着、使い捨てマスクをつけ、紙製のキャップをかぶり、ショルダイス病院の五つの手術室でおこなわれた手術を順次見学していった。ここでは、一件の手術を説明すれば全部の説明ができる。というのも、私は三人の外科医が六人の患者を手術するところを見学したのだが、どの手術も標準の手順から何一つ外れていなかったからだ。

タイル貼りの箱のような手術室で、私はリチャード・サング医師の肩越しに手術の様子を見ていた。五十一歳のサング博士は、皮肉に満ちたジョークが好きな童顔の外科医だ。手術の間中私たちは話をしていたが、サングは、手を休めることなくほとんど無意識に処置をこなしていった。アシスタントは押し込むべき部位を正確に把握し、看護師はどのタイミングで器具を渡すかを正しく理解していたので、指示は一切いらなかった。三十五歳くらいの快活な患者は、落ち着きはらった様子で手術台に横たわり、黄色いイソジン液で滅菌された下腹部をさらしたまま、時々無菌布の下から「どんな調子ですか」と尋ねた。スモモぐらいの大きさの隆起が、堅い恥骨の左側に見えていた。サング博士は、鼠径部のひだに沿って、患者の左の腰骨と恥骨を結ぶ線上に局所麻酔の注射を打った。次に、十番のメスで、この線に沿って下方向へ一気に十センチの切り込みを入れ、黄色く光る脂肪をあらわにした。アシスタントは、しみ出した少量の血を吸い取るために、切開部にガーゼを広げた。

サングは素早く腹壁の外側にある筋肉層を切り、精索（血管や精管を含む一センチ余りの管）を露出する。これで患部の隆起が見えるようになった。それはよくあるヘルニアの症状で、精索の下の筋肉壁の欠損部から突き出していた。サングは手の動きをゆるめ、腹壁内部の精索が通過するあたりを探って、ほかにもヘルニアがないかどうか慎重に調べた。果たして、彼はそこに小さな二つ目のヘルニアを見つけた。見過ごしていれば、ほぼ確実に再発しただろう。次にサングは、精索の下にある残りの筋肉層を切り開き、完全に腹壁を開いてから、突出した臓器や組織を内側に押し戻した。ソファーのクッションがほころびて詰め物が出たときに、つぎを当てたり、裂け目を縫い合わせて修理したりするのと同じ要領だ。私が勤務する病院では、通常ヘルニアを押し込んだ後、プラスチック材質の頑丈な布（メッシュ）をかぶせてから周囲の組織にそれを縫い込む方法をとっている。しかし、サングは、ショルダイスで私が質問をしたほかの外科医と同じく、その方法を一笑に付した。メッシュは異物なので感染を起こすおそれがあり、金がかかるし（メッシュは数百ドルする）、しかも必要のないものだ（そんなものがなくとも素晴らしい効果を上げている）という意見だった。

私とこんなやりとりをしている間にも、サングはダブルのスーツのようにそれぞれの筋肉層の端がきちんと重なるようにしながら、腹壁の三つの独立した筋肉層を、細い針金を使って縫合していった。サングが患者の皮膚を小さなクリップで閉じて無菌布をはずすと、患者は手術台から勢いよく足をおろして立ち上がり、部屋から出て行った。手術に要した時間はたった三十分だった。

ほかの病院の大勢の外科医がショルダイス式修復手術を採用しているが、再発率はふつうと変わらない。ショルダイスを偉大ならしめているのは、医療技術だけではない。同病院の医師たちは、インテルが集積回路を製造する方法と同じやり方でヘルニアの修復術をおこなっているのである（医師たちは好んでそれを「フォーカスト・ファクトリー」と呼んでいる）。病院の建物もヘルニア患者用に特別に設計されたもので、病室には電話もテレビもなく、食事は階下の食堂で配膳される。このため、患者はベッドから起きて、歩き回らなければならなくなり、運動不足による肺炎や下肢動脈の血栓といった余病を予防できる。

患者を看護師に任せると、サングは次の患者といっしょに先ほどの手術室へ向かった。三分もたっていなかったはずだが、手術室はきれいに片づけられていた。新しいシーツと器具類がすでにセットされている。次の手術はすぐに始まった。私は、ショルダイス病院の創設者の息子で自身もヘルニア専門の外科医であるバーンズ・ショルダイスに、年中ヘルニアの手術ばかりしていて飽きることはないのですかと尋ねた。「いいえ」とショルダイスはミスター・スポックそっくりの声で言った。「完璧を期すことほど刺激的なものはありません」

逆説的ではあるが、専門化による効果を目の当たりにすると、医者にあらゆる分野の訓練を受けさせることが果たして最高の医療につながるのだろうかという疑問がわいてくる。手術を見学させてくれた三人の外科医はみな、一般外科医の研修を終えていないために、米国のふつうの総合病院では手術をするような立場には絶対になれない。サングはホームドクターだったし、バーンズ・ショルダイスは医学部を卒業してすぐにこの病院で働き始めた。外科の上級医は産科医だった。にもかかわらず、一年ほどの見習い期間を終えただけで、三人とも世界でも最高のヘルニア外科医になったのである。ヘルニアの治療だけを、あるいは結腸鏡検査だけをするつもりならば、専門医の研修（医学部で四年、研修医として五年以上）は要らないのではないだろうか。また、スウェーデンの心電図診断の研究が示すように、分野によっては、医者が人間である必要さえないかもしれない。

医療研究機関は、ショルダイス病院のように手順を自動化することで、より良い治療結果が得られるということを認めるようになってはきたが、多くの医者が依然そのことを認めようとしない。それどころか、この方法を医学的診断の分野に取り入れられてはかなわないと思っている。大部分の医者にとって、診断は

「取扱説明書」にまとめられるような単純なものではないのである。彼らは患者一人一人の個性を考慮しておこなわれなくてはならないと主張する。

もちろん、この主張には根拠がある。私は救急部で外科コンサルタントをしているので、腹痛で担ぎこまれた患者が虫垂炎を起こしているかどうかの診断を頼まれることがよくある。患者の既往症をじっくり聞き、腹部を触診したときの感触、痛みの性質と位置、体温、食欲、検査結果など、さまざまな要素について考える。とはいえ、それを公式に当てはめて答えを出すわけではない。臨床上の判断、つまり自分の直観に従い、手術をおこなうか、入院させて様子を見るか、家に帰すかを決める。常習的な犯罪者が堅気になったとか、末期癌の患者が奇跡的に回復したといった、統計に反する例はいくらでもある。心理学で「足の骨折の問題」と呼ばれる例がある。ある人物が来週映画に行くかどうかを予測する上では、統計的な公式がかなりの確率でものを言う。ところが、この人物が足を骨折して家にいることを知っている人は、その公式に勝つことになる。無限にある例外的な事件を全部勘定に入れられる公式などというものはないのだ。だからこそ医者は、診断を下すときは研ぎ澄まされた直観にこだわった方がいいと考えるのである。

当直の任に当たっていた週末、私は右下腹部の痛みを訴える三十九歳の女性を診察した。症状は虫垂炎のパターンとは違っていた。わりと気分はいいし、熱も吐き気もないと彼女は言った。空腹を訴え、腹部を押しても痛みで飛び上がったりはしない。検査結果はどちらとも解釈できる内容だった。それでも私は常勤医に虫垂炎切除の手術を勧めた。高い白血球の値は感染を示していたし、何よりも、私の目に彼女は具合が悪そうに見えた。研修医としてある期間勤務すると、病気にかかっている人はその雰囲気ではっきりわかるようになる。どこが悪いのかはともかく、どこか悪いところがあるとわかるのだ。常勤医は私の診断に従い手術をし、虫垂炎であることが判明した。

それからまもなく、先の女性とほぼ同じ症状の六十五歳の患者が来た。検査結果も同様だ。腹部のＣＴスキャン結果を見たが、すぐに結論は出せなかった。この患者も虫垂炎の症状が表れていなかったが、私には患者の具合が悪そうに見えた。しかし、手術をしてみると、虫垂は正常だった。憩室炎という炎症を起こしていたのだが、この場合ふつう手術はしない。

二番目の例の方が最初の例より頻度が高いのか？　つまり、直観がはずれる確率の方が高いのだろうか？　スウェーデンの研究によれば、現代医学に居座っている直観的なアプローチには欠陥があり、予防するよりミスを犯す方が多いということである。医学に限らなければ、この結論を証明するデータが数多くある。過去四十年にわたり、認知心理学者は、予測と分析をおこなう上で、機械的にアルゴリズムに従うアプローチの方が人間の下す判断より確かであるという結果を繰り返し示してきた。心理学者のポール・ミールは、今や古典になっている一九五四年の論文『臨床的診断と統計的予測』[4]で、仮釈放中の受刑者を対象にイリノイ州でおこなった調査について論じている。仮釈放者が罪を犯すか否かについて、刑務所の精神科医たちが下した評価と、年齢、前科、犯罪の種類といった要因を考量する単純な公式から引き出された評価とを比較したものだ。公式には不備もあったが、仮釈放者の犯罪の発生数を精神科医よりもはるかに正確に予測していた。最近の論文で、ミールと社会科学者のデビッド・ファウスト、ロビン・ドーズは、企業の倒産確率から肝疾患患者の平均余命に至るまで、あらゆる事例を取り上げて、コンピュータまたは統計的公式と人間の判断とを比較した百以上の研究を発表している。[5]実質上すべてのケースで、統計的見解が人間の判断と互角か、人間の判断よりまさっていた。だとすると、人間とコンピュータが協力すれば最良の結果が得られるはずだ。しかし、ミールたちが指摘するように、両者の協力はほとんど意味をなさない。そもそも、両者の判断が同じならそれでよいのだが、違っていた場合、コンピュータの判断に従う方がよいという結果が出ているからだ。

高度なコンピュータアルゴリズムは、どんなところが人間より優れているのだろう。ドーズは、「第一に、人間は気まぐれである」と述べている。私たち人間は、暗示、物事を見た順序、最近の体験、雑念、情報の提示方法などから容易に影響を受けてしまう。第二に、人間は複数の要因を考慮するのが苦手なため、一部の要素だけを重要視して、他の要素を無視するというミスを犯してしまう。優秀なコンピュータプログラムは、それぞれの要因に対し絶えずそれに合った考え方をおこなう。ミールはこう尋ねている。みなさんは、スーパーに行ってカゴに入れた食料品を店員に見せ、「そうですねえ、私は全部で十七ドルだと思うけど」と言う店員の言葉を信じて支払いをしますか、と。訓練を重ねれば、店員はかなりの確度で値段を当てられるかもしれない。だが、計算機で値段を合計する方が結果は正確で一貫している。スウェーデンの研究では、オリーンは明らかなミスを犯していなかった。しかし、与えられた心電図には健康な心臓を示す特徴と心臓発作を示す兆候とが混在し、どちらか決めかねるものが多かった。医者は、大量の情報が与えてくれる意味を即座に理解できないし、直前に見た心電図の波形といった無関係な要因によっても判断をくもらされてしまう。

近い将来、医者は少なくとも診断の一部をコンピュータに任せないわけにはいかなくなるだろう。デジタル化されたパパニコロー染色標本（子宮の癌または前癌性の異常を検査するために採取される剥離細胞）の判別検査では、ＰＡＰＮＥＴというネットワークがすでに主流になっている。もともと、この検査は病理医がおこなってきたものである。これまでにさまざまな医療分野でニューラルネットワークを使用することに関し、千を超す研究がおこなわれている。[6] 虫垂炎、認知症、精神病の急患、および性病の診断のために、数々のネットワークが開発されているし、癌の治療、臓器移植、心臓弁手術の成功率を予想できるものもある。胸部と乳房のX線写真や核医学検査の心臓スキャンを読み取るように設計されているシステムもある。
医学界には、専門化され自動化された治療で実績を上げているショルダイス病院の教訓を取り入れようとする動きもある。それについてハーバード・ビジネススクールの教授であり『市場が動かす医療サービス』の中で初めて「健康管理のためのフォーカスト・ファクトリー」という言葉を使ったレジーナ・ハーツリンガーが、心臓外科のテキサス・ハート・インスティチュートとデューク大学の骨髄移植センターなど、いくつかの例を取り上げている。[7] 乳癌の患者は、専門の癌センターで治療を受けると最も効果があがるようだ。こうしたセンターには、癌専門の外科医、腫瘍学者、放射線治療専門医、形成外科医、ソーシャルワーカー、栄養士、そして昼も夜も乳癌の治療に当たっているさまざまなスタッフが勤務している。また、現在、ほとんどの病院では、喘息や脳卒中などのよく知られた症状の治療に関しては一定の処置手順が決められている。新しい人工ニューラルネットワークは、こうした教訓を診断の領域まで拡大しているにすぎないのだ。

　とはいえ、機械化された医療という未来像に抵抗を示す人は多い。近視眼的な見方しかできないために反発する人もいる。医者というものは往々にして頑固で自分のやり方を変えようとしない。しかし、いかに技術が発達しても、機械が取って代われば、とても重要なものが医療の世界から失われていくのではないかというもっともな懸念を抱いている人もいる。現代医療では、人間的な触れあいが少なくなってきているし、介護を受ける人々も技術至上主義的な風潮を嫌っている。患者は人間ではなく数字になってしまったような気になる。

　しかし、人間的な思いやりとテクノロジーは、必ずしも両立しないわけではなく、互いに高め合うこともできる。奇妙に聞こえるかもしれないが、機械は医学の親友になれるかもしれないのだ。そもそも、ミスほど患者と医者の間を気まずくさせるものはない。ミスは常について回るが（機械といえども完璧ではないのだ)、ミスが減ったときに初めて信頼を勝ちとることができる。さらに、「システム」が技術面を受け持つようになると、医者は、患者とじっくり話すといった、はるか昔から重要とされていたことに時間を割けるようになる。診療は、人の生死に関わることであり、患者は常に自分が病気になった原因や進行状態、受けられる治療のことなどを理解したいと思っており、そのために医師の助けを必要としている。専門家とエキスパートシステムが複雑にからみあっていけばなおさら、医師は見識のある案内人として、そして友人として患者に仕えるために、これまで以上に大きな義務を負う。機械は確かに決定を下せるかもしれないが、人を治すためには医者が必要なのだ。

医者がミスを犯すとき

弁護士やマスコミはもちろん、大部分の人々が、医療ミスは悪質な医者のせいで起きていると考えている。医療の現場で問題が起きる過程がふつうは目に見えないため、誤解されることが多い。ミスは起きるものなのだ。ミスは例外的なことだと思われがちだが、実際には決して珍しいことではない。

数年前の冬のことだ。寒い金曜日の午前二時、無菌手袋と手術着姿の私は、ナイフで刺されたティーンエイジャーの腹部を切開していた。そのとき私のポケベルが鳴った。「外傷コード、三分」と手術室の看護師はディスプレイの文字を読み上げた。まもなく救急車が別の外傷患者を病院に搬送してくる、ということだ。私は当直だったので、救急患者の到着に立ち会わなければならなかった。手術台から離れ、手術着を脱いだ。別の二人の外科医が少年の治療に当たっていた。常勤医で、この患者の担当医マイケル・ボールと、主任研修医のデビッド・エルナンデス（研修の最終年を務める一般外科医）だ。いつもならこの二人も同行して、外傷患者の治療をする私を監督し補助するのだが、今はこちらの患者で手一杯だった。クールで知的な四十二歳のボールは、ドアに向かう私をちらっと見て言った。「もし何か起きたら呼んでくれ。どちらかが駆けつける」

しかし、とんでもないことが起きてしまった。この話をするに当たっては、当事者の名前など、事実の一部を変えざるをえない。だが、患者と、私自身と、残りのスタッフに支障がないかぎり真実に沿って話を進めるつもりだ。

私が一段飛ばしで階段を駆けあがって上階の救急外来に着くと、ちょうど救急救命士が担架で患者を搬送してきたところだった。患者は体重が九十キロ以上ありそうな三十代の女性だ。目を閉じ、青白い顔色をして、オレンジ色の堅いプラスック製バックボードの上でまったく動かず、鼻からは血を流している。看護師はスタッフを外傷診察室に案内した。この部屋は、手術室のような造りになっている。壁には緑のタイルが貼られ、モニター装置が備えられ、ポータブルX線装置を置くスペースもある。私たちは患者をベッドに移し、処置に取りかかった。看護師の一人が、女性の衣服をはさみで切り始める。別の看護師は血圧や脈拍などのバイタルサインを測定する。三人目の看護師は患者の右腕に太い針の点滴を刺した。外科インターンは、膀胱に導尿カテーテルを入れた。救急科の常勤医は五十代で、イカボド・クレーン（訳注『スリーピー・ホロウ』に登場する小学校教師）のような風貌をしたサミュエル・ジョーンズだ。ジョーンズは腕を組んで、私の向かいに立ち、患者を見ていた。これは、さっさとこの場をとり仕切って、仕事を始めろ、という私への合図だった。

大学病院では、研修医が「日常的な」治療のほとんどを担当する。その役割は研修のレベルによって変わるが、研修医が一人きりで治療することはなく、必ず私たちの判断を監督する常勤医が立ち会う。その夜は常勤医のジョーンズに患者の処置に対する責任があったので、私は彼から主導権を引き継いだ。また、ジョーンズは外科医ではないので、外科手術に関しては私を頼りにしていた。

「状況を説明してください」と私は言った。

救急救命士はすらすらと患者の状態を話した。「身元不明の白人女性。スピードの出し過ぎによる転覆事故。車からはじき出されました。痛みに対する反応なし。脈拍は百、血圧は百の六十、呼吸三十、自発呼吸あり……」

説明を聞きながら、患者の診察を始めた。外傷患者の治療の第一歩はいつも同じだ。その人が銃で十一回撃たれていようが、トラックに押しつぶされていようが、台所の出火でやけどしていようが関係ない。まず確認することは、患者が自然に息をしているかどうかである。この女性の呼吸は浅く、速かった。患者の指には血中酸素の飽和度を測定する酸素濃度計のセンサーが付けてあった。室内で呼吸している患者の場合、「酸素飽和度」は通常九十五パーセント以上ある。しかし、最大強度で酸素を供給するマスクを付けているにもかかわらず、この女性の酸素飽和度は九十パーセントしかなかった。

「酸素が足りていない」と私は平坦な調子で言った。研修医として三カ月も勤務すると、外科医はみなこの「何かおもしろいことでもあったら叩き起こしてくれ」式の話し方を身につける。私は患者の口に指を入れて、空気の通り道を遮るものがないか調べた。さらに、聴診器で肺がつぶれていないことを確認する。バッグマスクを手に取り、患者の鼻と口に透明な酸素マスクを押しつけ、バッグ（一方向の弁が着いた風船状のもの）をぎゅっと握り、一回に一リットルの空気を吹き入れた。一分ほどで患者の酸素飽和度は安全圏の九十八パーセントまで上がった。明らかに呼吸に問題があるのだ。「挿管しよう」と私は言った。声帯から気管まで管を通し、気道を確保するとともに、人工呼吸器を着ける準備をするのだ。

ジョーンズは挿管を自分でやりたがり、喉頭鏡を取り上げた。これは、患者の口とのどをこじあけるために使われる無骨なL字型の金属器具だ。ジョーンズは、靴べらのような形の刃を患者の喉頭まで滑り込ませた。次に、ハンドルをぐいと引き上げると、気道を塞がないように患者の舌を引き出し、口とのどを開いて声帯をあらわにした。それは、気管の入り口ではためく肉のテントのように見えた。意識を失ったままの患者は微動だにせず、吐きそうなそぶりも見せなかった。

「吸引！」とジョーンズが叫んだ。「何も見えないぞ」

そう言いながら、一カップほどの血液と凝血を吸い出した。それから、人差し指を三倍の長さにしたような透明のゴム製気管内チューブを手に取り、声帯の間に通そうとした。一瞬後、女性の酸素飽和度が下がり始めた。

「七十パーセントに落ちました」と看護師が知らせた。

ジョーンズは、引き続きチューブを押し入れようと格闘したが、声帯にぶつかって入らない。患者の唇が青くなってきた。

「六十パーセントです」と看護師が言った。

ジョーンズは、患者の口から器具を外し、バッグマスクを再び装着した。酸素濃度計の緑の発光灯は六十付近をさまよっていたが、やがて上昇し始め九十七パーセントになった。数分後、ジョーンズはマスクを外して再びチューブを入れようと試みた。さらに血が出て、多少腫れてきたようだ。チューブはやはり入らない。飽和度は六十パーセントに落ちた。彼はまたチューブを引き抜き、バッグマスクを付けて飽和度を九十五パーセントに戻した。

挿管がうまくいかないときには、専門家を呼ばなければならない。「麻酔医を呼びましょう」と私は言い、ジョーンズは同意した。待っている間、私は基本的な外傷の治療手順を続けた。診察を終え、点滴を取り寄せ、採血検査を指示し、X線写真を撮った。こうして五分ぐらいが過ぎたろうか。

患者の酸素飽和度は、じりじりと九十二パーセントに落ちた。急激な変化ではないが、手動で肺換気をおこなっている患者にはあり得ないことだった。センサーが指からはずれていないかどうか確認した。問題ない。「酸素は全開になっているかい?」と看護師に尋ねた。

「はい、最大です」彼女は言った。

再び患者の胸の音を聞いたが、肺の膨らみが悪いということはない。「チューブを入れなければ」とジョーンズは言って酸素マスクを外し、またチューブを入れようとした。

私はなんとなく、患者の声帯が膨張または出血しているために気道が塞がれている可能性に気づいていたにちがいない。だとすれば挿管はできないので、患者を助ける唯一のチャンスは緊急気管切開だけになる。つまり、頸部を切開し、気管にチューブを挿入するしかない。強引に挿管をしようとすれば、声帯のけいれんを生じさせ、突然気道が閉じてしまう危険があった。そして、まさにそうなってしまったのだ。

私が事態を正しく把握していれば、自分には緊急気管切開をする心構えができていないことがわかっていたと思う。手術室で唯一の外科医だった私は、ほかの人よりは確かに気管切開の経験が多かったが、それだけではどうにもならない。六回ばかりアシスタントとして気管切開に立ち会ったことがあるが、一件を除けばどれも緊急の切開ではなかった。唯一の緊急気管切開の経験は、実習でヤギを相手におこなったものだ。私はただちにボール先生を呼んで援護を依頼すべきだった。それに、万が一に備えて、ライト、吸引機、無菌器具などの気管切開の器具を準備しておくべきだった。酸素飽和度が急激に下降していなかったわけだから、焦って患者に挿管せず、ジョーンズ先生に支援が来るまで待ってくださいと言うべきだった。さらに言えば、もっと早く患者の気道が確保されていないことに気づくべきであった。そして、症状が比較的安定していて、ゆっくり処置できるときに、メスで気管切開をおこなうこともできたはずだ。しかし、傲慢さ、不注意、気おくれ、見通しの甘さなど、理由はどうあれ、私は治療のチャンスを逃してしまった。

ジョーンズは患者におおいかぶさり、必死で声帯の間にチューブを通そうとしていた。患者の酸素飽和度が六十台に落ちたとき、彼は手を止めてまたマスクをつけた。みんな一斉にモニターを見つめた。値は上がらない。患者の唇は蒼白だ。ジョーンズは、バッグを強く握って酸素を送り込んだ。

「空気が奥へ行かないぞ」彼は言った。

大変だ。深刻な事態になった。「だめだ、気道が塞がっている」と私は言った。「気管切開キット！　ライトをつけて！　だれか二十五手術室に連絡して、ボール先生をここへ呼んでくれ！」

スタッフたちがあわててあちこちへ走り出した。私はパニック状態に陥らないように、意識的にゆっくりと処置を進めた。外科インターンに手術着と手袋を着けるように言った。棚から消毒液を出して、患者の頸部に黄茶色の液体を瓶ごとかけた。看護師は、無菌布や器具類が入った気管切開キットを開封した。私は手術着と新しい手袋を身に着けながら、この後の手順を思い出そうとしていた。実際、たいしてむずかしくはないはずだ。甲状軟骨（のどぼとけ）の下に小さな隙間があり、そこに輪状甲状靱帯と呼ばれる繊維質の膜がある。それを切開すれば、気管が見える。次に、肘関節のような形状をした十センチのプラスチック製の管を穴に差し込み、それを酸素と人工呼吸器に接続すれば完了である。とにかく、理論上はそうだ。

私は患者の体に無菌布を広げ、首の部分だけ露出した。彼女の首は木の幹のように太く見えた。私は甲状軟骨の突起を指で探った。ところが、脂肪の層が厚くて何も感じられない。どうしよう、どこを切ればいいんだ？　切開の方向は横か縦か？　自分が嫌になってきた。外科医はおろおろしてはいけないのに、私はうろたえていた。

「もっと明るくしてくれ」、私は言った。

だれかがライトを探しにいった。

「ボール先生は捕まったか?」これまた、場の雰囲気をなごませる質問ではなかった。

「こちらに向かっています」看護師が答えた。

待っている時間はなかった。酸素なしで四分経過すれば、死なないまでも、脳に致命的な損傷が生じる。私は、思い切って首の中央を左から右に八センチ切開し、非緊急時の気管切開で習った手順をおこなった。インターンが開創器で傷口を広げている間に、はさみで下方向に切り進むと静脈に当たってしまった。出血はひどくなかったが、傷口が血にまみれた。何も見えない。インターンが出血箇所に指を当て、私は吸引を指示した。しかし、先の挿管のときにできた凝血で管がつまって吸引できない。

「だれか新しいチューブをもってきてくれないか」私は言った。「ライトはどうなってる?」

やっと病院の衛生係が背の高いライトを運び込み、電源を差し込みスイッチを入れた。まだ薄暗い。懐中電灯を使った方がましなくらいだ。

ガーゼで血をぬぐって、指先で傷口のあたりを探った。今度は、甲状軟骨の堅いでっぱりと、その下の輪状甲状靱帯の小さな隙間を見つけたように思った。でも、自信はない。ともかく、左手で、その場所を押さえた。

あまたの修羅場をくぐり抜けてきた銀髪の麻酔医ジェームズ・オコーナーが手術室に入ってきた。ジョーンズが手短に患者の状況を伝え、肺換気の作業を引き継いだ。

私は右手でペンのようにメスを持ち、甲状軟骨と思われる部位に刃先を刺した。出血と暗い照明のせいで何も見えないので、勘だけを頼りにメスを小刻みに動かした。軟骨らしきものに刃が当たったと感じるまで、脂肪と組織を切り進んだ。メスの先で探りながら、隙間が見つかるまで手を動かす。これが輪状甲状靱帯であってほしいと思いながら、メスをしっかり下に沈めた。急に抵抗がなくなり、長さ二センチ半の開口部ができた。

人差し指をそこに入れるとき、堅い洗濯ばさみをこじあけているような気がした。内部には、空間があるようだ。しかし、動いている空気の音が聞こえるはずなのに、それが聞こえてこない。深さが足りないのだろうか？　そもそも、場所は正しかったのか？

「入ったと思います」と私は言った。みんなをだけでなく、自分を安心させるために。

「そうだといいね」とオコーナーは応じた。「この患者にはあまり時間が残されていない」

私は、気管切開チューブを挿入しようとしたが、何かがひっかかっているようだ。ひねったり回したりしているうちに、やっと押し込めることができた。ちょうどそのとき、外科常勤医のボールが到着した。ボールはベッドに駆け寄り、かがんで患者の様子を見た。「うまくできたか？」と彼は尋ねた。多分大丈夫だと思います、と私は答えた。バッグマスクは、気管切開チューブの端に差し込まれていた。しかし、バッグを動かしても、空気はごぼごぼと音を立てて傷の外に出てしまう。ボールは、手早く手袋をはめ手術着を着た。

「酸素が行かなくなってどれぐらいたつ？」彼は聞いた。

「わかりません。三分ほどでしょうか」

取り返しがつかなくなるまであと一分しかないと知って、ボールの表情がこわばった。彼は私と場所を交替し、すぐに気管切開チューブを抜いた。「ああ、ひどいことになってるな」と彼は言った。「この傷では何も見えない。君が切ったところが正しいのかどうかもわからないな。もっとマシなライトと吸引チューブはないか？」。新しい吸引チューブが手渡された。ボールは手早く傷口をぬぐうと、挿管に取りかかった。

患者の酸素飽和度は、濃度計が検出できないほどに落ちていた。心拍数も下がっており、最初は六十台だったが今では四十台に落ちている。そして、脈拍が完全に停止した。私は両手を患者の胸の上に置くと肘をまっすぐに固定させ、体重をかけて心臓マッサージをおこなった。

ポールは患者から目を上げ、オコーナーに言った。「もう気道は確保できそうもない。改めて、口からの挿入をしてもらわなければならない」。つまり、私の処置は失敗だったのだ。とはいえ、今さら口からの挿管は無意味だ。患者が死んでいくのを黙って見ている代わりに、手を動かしているだけだ。私は打ちひしがれていたが、だれとも目を合わせないように心臓マッサージに集中した。もうだめだ、と私は思った。

驚いたことに、そのときオコーナーの「入った」という声が聞こえた。彼は小児用の気管チューブを声帯の間に滑り込ませることに成功したのだ。三十秒たつと、酸素がチューブを通じて手動で体内に送られ、患者の脈拍が戻り一分間に百二十回になった。酸素飽和度は六十台に回復し、なおも上がった。さらに三十秒が過ぎると、九十七パーセントになった。部屋にいた全員が、まるでこれまで息ができなかったかのように、一斉に息を吐き出した。ポールと私は、患者の今後の処置を打ち合わせた以外、ほとんど言葉を交わさなかった。それから彼は部屋を出て、ナイフで刺された患者の手術を続けるために階下へ向かった。

後になって患者の身元がわかった。彼女は（ここでは、ルイーズ・ウィリアムズと呼ぶ）、三十四歳で、近くの町に住んでいた。病院に運び込まれたときの血中アルコールは、法定限度の三倍の値で、意識がなかったのはアルコールのせいもあったのだろう。脳震盪、数カ所の裂傷、軟組織の著しい損傷を負っていたが、X線写真とCTスキャンの結果から、ほかに怪我はないことがわかった。その夜、ポールとエルナンデスは、彼女を手術室に連れて行き、適切な気管切開術を施した。その後患者の家族と話したとき、ポールは、患者が危険な状態で搬入されたこと、気道を確保する作業が困難をきわめ、かなり長い時間酸素が脳に行かなかったこと、そのためどの程度脳の機能が回復するかわからないということを説明した。家族は抗議することもなく黙って聞いていた。彼らには、待つ以外にできることはなかったのだ。

ここでほかの医療事故についても考えてみよう。一般外科医が、手術の際に腹部に置き忘れた大きな金属器具によって、患者の腸と膀胱壁を傷つけてしまった例がある。癌専門外科医が誤って女性患者の癌のない方の乳房を生検したため、癌の発見が数カ月遅れてしまった例もある。心臓外科医が、心臓弁手術の際、ささいだが重要な手順を抜かしたせいで患者を死なせてしまった例がある。一般外科医が、救急外来で激しい腹の痛みを訴える患者を診察し、CTスキャンを撮らずに腎結石だと決めつけ、その十八時間後におこなったCTスキャンの結果、腹部大動脈瘤の破裂だとわかったが、患者はまもなく死亡したという例もある。

これほど重大なミスを犯す者に治療をさせていいものだろうか？ 人々はこういう医者を「不適格」「倫理にもとる」「怠慢」と言って非難し、こんな医者は処罰されるべきだと思う。だから、人々は、医療過誤裁判、メディアスキャンダル、医師免許停止、解雇などの社会的制裁を加えて片をつけようとするのだ。

しかし、本来なら殺人に等しい行為を複雑なものにしているのは、医療上の真実なのである。つまり、医者は一人残らず致命的なミスを犯す、という真実である。先に述べたいくつかの医療事故を見ればわかる。尊敬する知り合いの医師（みな最高の医学部を出た外科医たちである）に過去の失敗例を話してもらいたいと頼んだだけで、深刻な医療事故例が集まった。どの医者にも、語るべき物語があるのである。

一九九一年、『ニューイングランド・ジャーナル・オブ・メディシン』は、ニューヨーク州の病院に入院した三万人以上の患者を調査した「ハーバード医療の研究」プロジェクトをもとに一連の画期的な論文を発表した。[1] この調査の結果、四パーセント近い入院患者が、病院側の落ち度によって、入院期間が長引いたり、障害が残ったり、死亡したりしていることがわかったのである。しかも、その三分の二が、医療ミスによるものであった。該当者の四人に一人、あるいは入院患者の一パーセントが、事実上の怠慢行為によって被害を受けている。米国全体では、毎年四万四千人余りが、何らかの医療ミスで死亡していると推定されている。その後、全国規模でおこなわれた調査でも、ミスが頻発していることが確認された。[2] 患者が突然心停止に陥ったときに、臨床医がどの程度適切な処置をおこなっているかを調査する小規模な研究も行われているが、三十人の臨床医のうち二十七人までが、除細動器を正しく使えなかった。充電時間を間違えたり、使い方を理解するまでに時間がかかりすぎたりしたのである。一九九五年の調査では、薬を間違って投与する、あるいは投与量を間違えるといった投薬ミスは、すべての入院患者に平均一回の割合で起こり、大半は大事に至らなかったが、一パーセントが深刻な結果を招いた。[3]

医療ミスをするのが一部の未熟な医者だけであるなら、医療過誤の事例は少数の医者に集中するはずだが、実際には、鐘形にむらなく分布している。たいていの外科医はこれまでに少なくとも一度は訴えられている。特定の種類のミスに関する調査でも、同じ医師が繰り返し同じミスをすることはない。毎年、患者の治療に当たるすべての医者が、深刻な失敗や怠慢的行為を犯してしまうのが実情である。このため、マスコミが医療現場での恐ろしい事件を報道しても、医者は憤慨したりはせず、別の反応をとる。「あの事件の当事者は、自分だったかもしれない」と思うのだ。重要なことは、悪い医者が患者を傷つけるのをいかに防ぐかではなく、良い医者が患者を傷つけるのをいかに防ぐかなのである。

救済策として考えた場合、医療過誤訴訟はほとんど効果がない。ハーバード大学の法学および公衆衛生学の教授トロイエン・ブレナンは、「研究者は、訴訟により医療ミスの率を減らせる証拠を探そうとしてきたが、成功したためしがない」と指摘する。訴訟の根拠が不明瞭なこともその原因として考えられるかもしれない。ブレナンは、「ハーバード医療の研究」で対象となった患者を追跡調査した。[4] 標準以下の治療しか受けられなかった患者のうち、訴訟を起こしたのは二パーセント以下だったが、そのなかで手抜き治療の犠牲者はごくわずかだった。患者が勝訴するかどうかは、問題が病気のために起こったのか、あるいは治療上避けられないリスクだったのかに関係なく、主に、治療の結果、患者が受けた被害の大小にかかっている。

医療過誤裁判でさらに憂慮すべき点は、ミスを犯罪として取り上げることで、医者がよけいにミスを隠すようになることだ。このため患者と医者に敵対関係が生じ、医者は患者に事実をかなり脚色して話すようになる。そして、ひとたび問題が起これば、ミスについて医者が患者に正直に話すことはあり得なくなる。病院付きの弁護士は、医師たちにこんな警告をする。「起こってしまった問題については、もちろん患者に説明しなければならないが、法廷に持ち込まれて不利な証拠として利用されることがないように、病院側の非を認めてはならない。患者に思いやりのある言葉をかけたいと思っても、「私たちが望んだようには物事がうまく運ばず、残念です」というくらいにとどめるべきだ」と。

もっとも、医者が自分のミスについて率直に発言できる場所もないわけではない。ただし、相手は患者ではなく、同じ医者だ。これは、「症例検討会」(または略してM&M)と呼ばれる会合で、米国内のほぼすべての大学病院で通常週に一度おこなわれている。この慣例が長く続いているのは、ほとんどの州でこの会の内容をディスカバリー(証拠開示手続き)の対象外とする法令が定められ、その効力を保っているからである(たびたび、これに反対する声はあがるが)。特に外科医は、症例検討会を重要視している。ミスや特異な問題、看護中の死などについて再検討し、責任の所在を確認するとともに次回同じことが起きた場合いかに対処するかについて、内輪で意見交換できる良い機会だからだ。

私の病院では、階段式の座席がある大講堂で毎週火曜日の午後五時にこの会合が開かれている。講堂の壁には、目標とすべき偉大な医師たちの肖像画が飾られている。症例検討会にはインターンから外科教授まで、すべての外科医が出席することになっており、外科の「ローテーション」に当たった医学生が参加することもある。百人近い人々が出席する検討会もある。みんな列をなして入場し、その日話し合われる症例のリストを手に取り席につく。最前列は年長の外科医で占められる。手術着やダークスーツ姿の洗練された男たちが、聴聞会の上院議員のように気むずかしい表情で座っている。議長は、症例の発表がおこなわれる演壇に最も近い席に座り、威光を放っている。最前列より後ろの席には残りの常勤外科医が座るが、彼らは比較的若く、女性も混じっている。長い白衣を着た主任研修医は、壁側の席につくことが多い。私はほかの研修医がいる席に向かった。研修医は短い白衣に緑の手術用ズボンという格好で、後方の席を占める。

それぞれの症例について、心臓、血管、外傷など関連する科の主任研修医が情報を集め、演壇に立って詳細を説明する。以下に、ある典型的な週の症例リストを一部紹介する（機密保護のため、詳細は変えてある）。心臓弁の手術後、出血のため死亡した六十八歳の男性、左足の動脈バイパス手術の後で感染症を起こし、再手術が必要になった四十七歳の女性、胆嚢手術の後、腹部から胆汁を体外に排出しなければならなかった四十四歳の女性、手術後の出血のために再手術を要した三人の患者、心臓のバイパス手術の後、心停止を起こした六十三歳の男性、そして、腹部の縫合部分が突然開いて危うく腸がはみ出しそうになった六十六歳の女性。私が気管切開に失敗したウィリアムズ女史の症例は、こうしたリストの一例にすぎなかった。外傷の主任研修医だったデビッド・エルナンデスは、後で記録を再検討し、私やほかのスタッフから話を聞いた。この症例の番が回ってきたとき、演壇に立ち、事の経緯を話したのはエルナンデスだった。

長身のエルナンデスは、快活で話し上手だが、症例検討会のプレゼンテーションは感情を交えず簡潔におこなわなければならない。「これは、スピード違反で転覆事故を起こした三十四歳の女性のケースです。事故直後の患者のバイタルは安定していましたが、意識がなく、挿管されない状態で運び込まれました。到着時のGCS値は七です」。GCSはグラスゴウ・コーマ・スケールの略で、頭部外傷の意識障害の程度を三から十五の値で示す。「救急外来で挿管が試みられましたが、気道が閉じていたため、完遂されませんでした。輪状甲状軟骨切開の試みは成功に至りませんでした」

こんなプレゼンテーションは変だと思うだろう。報告する症例を決めるのは、常勤医ではなく主任研修医である。このため常勤医がミスをもみ消すことはなくなるが、下っ端の主任研修医は微妙な立場に立たされることになる。プレゼンテーションの成功は、詳細の省略と受動態の多用にかかっている。輪状甲状軟骨切開をしくじった人物は登場しない。「輪状甲状軟骨切開の試みは成功に至りませんでした」、なのである。だからといって、意味が取り違えられることはない。

エルナンデスのプレゼンテーションは続く。「患者が心停止に陥り、心臓マッサージが必要になりました。やがて、麻酔医が小児用気管チューブを挿入し、患者のバイタルは安定した状態に戻りました。その後、手術室にて気管切開術がおこなわれました」

ルイーズ・ウィリアムズは、心停止を起こすほどの時間、酸素を吸えなかった。つまり、機能障害に陥るかそれより悪い事態になっていたかもしれないことは、だれの目にも明らかである。エルナンデスは、幸運な結末で話を締めくくった。「精密検査の結果、永続的な大脳損傷やその他の重大な問題は起きていないことがわかりました。気管切開チューブは、二日目にはずされています。患者は安定した状態で三日目に退院しました」。家族が、そして私も胸をなで下ろしたことに、手術翌日の朝、ウィリアムズは目を覚ました。少々ぼんやりはしていたものの、食欲があり、意識ははっきりしていて精神的な問題はなかった。数週間もすれば、切開部分の傷も小さくなるだろう。

しかし、説明のために担当医が呼ばれる前に、前列から大きな声があがった。「輪状甲状軟骨切開の試みは成功に至りませんでした、とはどういう意味かね？」私は体を縮めた。顔がほてる。

「これは私のケースです」ボール博士が前列から発言を求めた。これは、すべての常勤医が話し始めるときの決まり文句であり、この短いフレーズに、外科の文化が凝縮されている。ビジネススクールと米国実業界がいくら声高に「階層のない組織」の美徳を宣伝しても、外科医たちは階級という保守的な意識を守り続けている。物事がうまくいかなくなったとき、常勤医は全責任を取るものとされているのだ。うっかり大動脈を切り裂いてしまったのが研修医であったとしても、常勤医が自宅で眠っているときに看護師が投薬を間違えたとしても、そんなことは問題ではない。症例検討会では、責任は常勤医がとる。

ボールは、救急の常勤医がウィリアムズの挿管に失敗したことを説明し、自分が患者のかたわらにいたのに事態の収拾がつかなくなったことを認めた。さらにライトが暗かったこと、患者の首が異常に太かったことを述べたが、それは物事を複雑にした要因であって、言い訳に聞こえないよう慎重な話し方をした。数人の常勤医がうなずきながら共感を示した。二人の医師が、細部を確認するために質問をした。最後まで、ボールの口調は客観的で超然としていた。彼は、クアラルンプールの社会不安を語るＣＮＮのニュースキャスターのような雰囲気をたたえていた。

いつものことだが、外科治療全体の質の保持に責任のある議長が最後の質問をした。彼は、ほかにどんな判断があり得たのかを知りたがった。尋ねられたボールはこう答えた。「刺創の患者の手術が一段落するのにはそれほど時間がかからなかったので、その時点でエルナンデスを救急外来に行かせるか、自分が救急外来に行き、エルナンデスに刺創患者の腹部を任せるべきだったかもしれません」。人々はうなずいて同意を示した。教訓は得られた。次の症例をどうぞ。

症例検討会の間、私がなぜもっと早く助けを求めなかったのかとか、なぜ私はウィリアムズが必要としていた技能や知識を持っていなかったのかと質問する人はいなかった。だからといって私の行為が許されたということではなく、この階級制度の中では、私のミスの処理がボールの役割だったというだけのことなのだ。大失敗の翌日、ボールは廊下で私をつかまえ、脇の方へ連れて行った。私の失敗について振り返る彼の声は、怒っているというより傷ついているように聞こえた。「まず、緊急気管切開の場合、頸部を横ではなく縦方向に切開すべきだった。そうすれば、上下に走る血管を切らずに済んだはずだし、気道の確保がずっと楽にできたろう」と彼は言った。確かに、本で読んだことがあるような気がする。「第二に、無知よりも悪いのは、気道の確保がむずかしいとわかったときに、すぐに私を呼ばなかったことだ」。弁解の言葉もなかった。私は、こういった症例にも対処できるようにもっと勉強し、今後はもっと早く助けを呼びます、と約束した。

ボールが蛍光灯で照らされた廊下を去っていった後も、胃が焼けるような恥ずかしさを感じていた。これは罪悪感ではない。罪悪感は、何か間違ったことをしたときに感じるものだ。私が感じていたのは、羞恥心である。私自身が間違いの元凶だった。同時に、私は外科医がこうした感情を長く持ち続けられないことも知っていた。自分の限界を思い知ることと、自信喪失に陥ることとは別なのだ。全国的に有名なある外科医が、彼がおこなった腹部の手術について話してくれたことがある。組織を切除したときに出血を止められなくなり、患者が死亡してしまったというのだ。切除した組織は後に良性腫瘍とわかったという。

「あれは、明らかに殺人だった」と外科医は言った。その後、その医師は手術をする気になれなくなった。いざ手術に立ち会うと、ためらいが生じ、素早く判断が下せなかったという。先の失敗が何カ月も尾を引いて、彼の仕事に悪影響を及ぼしたのだ。

しかし、自信をなくす以上に悪いのは、やたらと保身に走ることである。問題があったのは自分以外のすべてだ、と思っている外科医がいる。自分の能力に絶対の自信があるのだ。そのため、ミスから何も学ばず、自分の限界もわからない。ある外科医は、「怖さを知らない外科医に会うことはめったにないが、そういう医者に会ったときは警戒しなくてはならない」と語った。彼はこうも言った。「手術のときに不安が微塵もなければ、患者を傷つけることになりかねない」

症例検討会には、自信喪失と自己弁護を否定する雰囲気がある。症例検討会は外科医に、医療ミスの「正しい」取り組み方を教え込む文化的儀式なのだ。「ほかにどんな判断ができたか?」と議長は、問題の回避方法を尋ねる。「できることは何もなかった」という答えが受け入れられることはまずない。

見方によっては、症例検討会はきわめて洗練された人道的な制度である。裁判所やマスコミとは違って、人が犯したミスは刑罰によって抑止できるものではないことを参加者が十分に承知しているからだ。症例検討会は、ミスの予防は意志の問題だと見ている。十分な知識があり、物事が悪い方向に行く無数の要因を予測し、問題が起こる前に潜在的な原因を排除するように努める。ミスが起こること自体は非難すべきではないが、ミスが起こるにはそれなりの原因がある。事実、症例検討会の精神は、逆説的でさえある。つまり、この会合は「ミスは容認できない」という非常にアメリカ的な考えを支持している一方で、毎週開かれる症例検討会の存在そのものが、医療現場ではミスは避けられないという事実を示している。

それにしても、ミスがこれほど頻繁に起こるのはなぜなのか? 医療ミスの専門家であるルシアン・リーぺは、ほかのさまざまな業界――半導体製造業やリッツ・カールトン・ホテルの接客サービス業など――なら、病院並みの高い失敗率を黙認することは決してないと指摘する。航空機産業は、操作ミスの頻度をフライト十万回当たり一回にまで減らしてきたし、ミスの大部分は実害のないものだ。ゼネラルエレクトリック社の社員たちはよく「六シグマ」という統計上の用語を使う。製品のバラツキをおさえるために、標準偏差(シグマ)の六倍の幅で管理し、不良品を百万個に一個程度しか出さないことを目指すという意味だ。

もちろん、患者は飛行機に比べてはるかに複雑で、それぞれがまったく違う体質を持っている。それに、医療は完成品を納品したり製品カタログを配布したりする仕事とはわけが違う。どんな分野の活動でも、医療ほど複雑ではないだろう。認知心理学、「人間」工学、あるいはスリーマイル島やボパールの事故などの研究から、私たちが過去二十年に学んできたことだけをとっても、同じことがわかる。つまり、すべての人間が過ちを犯すだけでなく、われわれは予測可能なパターン化された方法で、頻繁に過ちを犯している。そして、この現実に対応できないシステムは、ミスを排除するどころかそれを増加させるのである。

英国の心理学者ジェームズ・リーズンは、著書『ヒューマンエラー』[5]の中で、次のように主張している。激しく変化する状況で、入ってくる知覚情報を無駄なく切り替えるためには、直観的に考え行動する能力がなければならない。人間がある一定の間違いを犯してしまう性癖は、この優れた脳の能力と引き替えに支払わなければならない代償なのである。このため、人間の完全さを当てにしたシステムは、リーズンが呼ぶところの「潜在的ミス（起きることを待っているミス）」をもたらす。医学の現場はこの実例に満ちている。たとえば、処方箋を書くときのことを考えてみよう。記憶に頼る方法は当てにならない。医者は、誤った薬や誤った分量を処方してしまうかもしれないし、処方箋が正しく書かれていても、読み間違えることもある（コンピュータ化された発注システムでは、この種のミスはほとんど起こらないが、こうしたシステムを採用している病院はまだ一握りしかない）。また、人が使うことを十分に考慮して設計されている医療器具は少なく、それが原因で潜在的なミスを引き起こすことがある。医師が除細動器を使うときにたびたび問題が起こるのは、その装置に標準的な設計規格がないためである。また、煩雑な仕事内容、劣悪な作業環境、スタッフ間でのコミュニケーション不足といったことも潜在的ミスを引き起こす。

ジェームズ・リーズンは、もう一つ重要な意見を述べている。失敗はただ起こるのではなく波及する、ということだ。複雑なシステムでは、たった一つの失敗で大事に至ることはめったにない。ミスが明らかになったとき、人はそれをうまく処置できるし、ミスを予防する仕組みが備えられている場合も多い。たとえば、薬剤師と看護師は、必ず医者の指示をダブルチェックしている。しかし、ミスが表面化しないこともあり、それゆえ補助的な機能が働かないことがある。薬剤師は、千枚の処方箋のうち一枚のチェックを忘れる。機械の警報機が誤作動する。頼りになるはずの外傷の常勤外科医が手術室にいて手が離せない。物事が予定通りに運ばないときには、たいてい一連のミスが重なって大事に発展するのである。

症例検討会は、こうした要因を一切考慮しない。そのため、ミスの分析と医療品質の向上のためには、症例検討会のやり方はあまり効果がないと考えている外科医も多い。失敗を犯したときに医者がすべきだったことを論じることで、参加者はそこから学べることがあるかもしれないが、それだけでは不十分だというのだ。失敗に至るまでの一連の出来事の中で、その医者はたまたま最後の役を演じたにすぎない。医療ミスの専門家は、慎重に検討し正すべき対象は、個人ではなくその過程にあると信じている。ある意味で、彼らは医学を工業化したいのだ。ヘルニア手術だけをおこなうショルダイス病院の「フォーカスト・ファクトリー」では、実際にその成果が証明されている。そして、以下に紹介するように、麻酔科はこの教訓に注目し、全面的に同病院のやり方を採用した結果、すばらしい実績を上げている。

米国麻酔医学会の紋章の中央には、“Vigilance（用心）”という単語が書かれている。全身麻酔で患者を眠らせるとき、医師は患者の体を完全に支配する。患者の身体は麻痺し、脳は意識を失い、呼吸、心拍、血圧などすべての生命機能が機械によって制御される。簡単な手術でも、扱う機械の複雑さと人間の身体の複雑さを考えれば、問題が起こる可能性は無限にあると言える。だが、万が一問題が起きても、麻酔医はそれを解決することができる。一九四〇年代、手術中に麻酔が原因で患者が死亡した例は、二千五百回に一回の割合だった。一九六〇年代から一九八〇年代では、一万回に一回か二回という値で安定していた。[6]

しかし、エリソン・ジープ・ピアスは、これはとんでもなく高い失敗率だと考えた。一九六〇年代に若い麻酔医としてペンシルヴェニア大学で仕事を始めたときから、ピアスは、自分が立ち会った、あるいは耳にした、すべての麻酔死亡事故を詳しく調べ、症例ファイルを作成してきた。しかし、ある症例にピアスは衝撃を受けた。ピアスの友人が連れてきた十八歳の娘の例だった。その娘は親知らずを抜歯するために全身麻酔をかけられたのだが、麻酔医は気管チューブを気管ではなく食道に挿入してしまった。これは比較的よくあるミスだが、それに気づかずに見過ごされることはめったにない。酸素欠乏で、娘は数分のうちに死んだ。ピアスは一万分の一という死亡率は知っていた。毎年、米国でこの麻酔法が推定三千五百万回実施されていることを考えると、三千五百人が、友人の娘の場合のように避けられたはずの死を迎えていることになる。

一九八二年、ピアスは米国麻酔医学会の副会長に選出され、死亡事故について具体的に行動を起こせる立場になった。同年、ABCの『20／20』が、麻酔学界に大きな波紋を投げかける暴露番組を放映した。番組はこんなふうに始まった。「麻酔を受ける予定の方は、死出の旅に出る覚悟をしてください。できるかぎり麻酔は拒否した方が無難です。全身麻酔は安全なものですが、人的ミス、不注意、そして絶対的な麻酔医不足などによって危険が生じます。今年も、死亡する患者や脳損傷に苦しむ患者は六千人に上ることでしょう」。番組は、全国から集めた恐るべき症例を紹介した。この番組によって人々は危機感を抱くようになり、医療過誤保険の掛け金が急激に上昇したため、ピアスは本腰を入れて医療ミスの問題に取り組む体勢をつくることができた。

さらにピアスは、医者ではなく人間工学の専門家のジェフリー・クーパーに意見を求めた。クーパーは、一九七八年に発表された革新的な論文『回避できる麻酔医療事故——人的要因の研究』[7]の主著者である。几帳面だが気さくな性格のクーパーは、二十六歳のときにマサチューセッツ総合病院の生体工学科に採用され、麻酔科の研究員のための機械開発を担当していた。しかし、なぜか手術室に引きつけられ、何時間も麻酔医を観察した。そしてすぐに麻酔用機械の設計の欠陥に気づいた。たとえば、半数の機械ではダイヤルを右に回すと麻酔薬の濃度が低くなるのに、残りの半数の機械では濃度が高くなるのである。クーパーは、麻酔ミスに装置類がどのように関係しているかを確かめるため、「クリティカル・インシデント分析」の技法を取り入れることにした。一九五〇年代から航空機事故の分析に用いられているこの方法では、慎重に構成されたインタビューが分析の基礎になる。インタビューによって危険な事故についてできるかぎりの詳細を聞き取り、いかにして特定の事故が起こり、どの要因がそれに影響したかを突き止めていく。インタビューの後、この情報を別のケースと照合して、パターンを見つける。

　正確な分析をおこなうためには、偽りのない率直な情報を手に入れることが非常に重要である。連邦航空局には、飛行上の危険な事故を分析および報告する定型システムがある。そして、これが航空路の安全向上に大きな成功をもたらした陰には、二つの条件があった。まず、事故が起きてから十日以内に報告したパイロットは、自動的に懲罰を免除された。そして、報告書は中立的な外部機関であるＮＡＳＡに送られる。ＮＡＳＡは個々のパイロットの責任を問う機関ではないので、安心して報告書を書けるわけだ。そして、おそらく、ジェフリー・クーパーが医者ではなく技術者であったことが幸いしたのだろう。麻酔医たちは、彼が控えめで気の置けない研究者だからこそ率直になれたのだ。

　医療ミスを初めて科学的に深く掘り下げたのがクーパーの調査だった。三百五十七件の医療ミスを詳細に検討したこの分析結果によって、麻酔医の仕事をまったく新しい角度から見直すことができるようになった。

それまで、麻酔をかけた直後（「テイクオフ」と呼ばれる）が最も危険だとされていたが、実際には患者の意識がなくなり、完全に麻酔が効いて、麻酔医の緊張がとけたときに事故が起きやすいことがわかった。麻酔事故で特に多いのは、患者の呼吸維持の失敗（通常、気管チューブの誤接続や離脱に気づかなかったために起こる）、気道の確保の失敗、および麻酔用機械の誤操作だった。また、クーパーは、ミスの原因として、経験不足、焦り、疲れ、器具の使い方の不慣れ、チームのメンバー間でのコミュニケーション不足、などの項目を含むリストを作成した。

ピアスの論文によって、麻酔医の間で活発な論争が巻き起こったが、ジープ・ピアスが立ち上がるまでは、問題を解決するための組織だった動きはなかった。最初は麻酔医学会を通じ、後には自ら創設した財団を通じてピアスがおこなったことは、クーパーが明らかにした問題を減らすために研究への助成活動を指揮すること、世界中から意見を集めるために国際カンファレンスを主催すること、安全性に関する討議に麻酔用機器の設計者を参加させることだった。

こうした努力はすべて報われた。麻酔科の研修期間は短縮され、メーカーは、設計を変更し、使用者がミスを犯しにくいような機械を作った。製品によってダイヤルを回す方向と機能の違いがないように規格が定められ、誤って麻酔ガスが複数回噴射されないようにロックが付けられ、調整レバーが改良され、酸素供給がゼロにならないようになった。

直接的な手段でミスを排除できないときに備え、麻酔医たちが問題を早めに発見できるような確実な方法が考え出された。たとえば、気管と食道は隣接しているので、気管チューブを食道に差してしまうミスは完全にはなくせない。それまでも、麻酔医は、挿管の後で必ず両肺に聴診器を当て、呼吸音が聞こえるかどうか確かめていた。しかし、クーパーは驚くほどの数の医療事故を見つけ出した。その中には、ピアスの友人の娘のように、食道への挿管が見落とされていたケースもあった。これを解決するには、もっと効果的な方法が必要だった。実はこの種のミスを検出するモニターが何年も前から販売されていたのだが、価格が高いなどの理由でそれを使用する麻酔医は少なかった。肺の二酸化炭素値を計測して、気管チューブが気道に入っていることを確認できるモニターがある。また、血中の酸素濃度を記録する酸素濃度計が付いたモニターもあり、これがあれば患者の呼吸に問題が起きたときに早期発見が可能になる。麻酔医学会は、ピアスの勧めに従い、全身麻酔を施す手術の際には両タイプのモニターの使用を義務づけた。今日では、麻酔を受ける患者の中で呼吸装置の誤接続や、誤って食道に挿管したことによる死亡者は実質的にゼロになっている。十年の間に、総合的な死亡率は二十万件余りに一件というところまで下がった。かつての二十分の一以下である。

しかし、改革者たちはこれで満足したわけではない。スタンフォード大学の麻酔学教授デイヴィッド・ギャバは、人間の能力を向上させることに注目した。飛行機の操縦においては、パイロットが経験を重ねることが非常に重要であるにもかかわらず、現実にはその機会は少ない。つまり、制御不能に陥った飛行機を操縦したことのあるパイロットなどほとんどいないのである。このため、パイロットは危機シミュレーターを使って一年間の研修を受けることが義務づけられている。医者にも同じことをすべきではないか？

人間工学の教育も受けている内科医のギャバは、「イーグル・ペーシャント・シミュレーター」という麻酔シミュレーションシステムの設計プロジェクトを指揮した。これは、コンピュータ制御による等身大の人体模型で、驚くほどリアルな動きをする。模型には体循環と心拍があり、酸素を取り入れ二酸化炭素を排出する肺もついている。模型に薬品を注射したり麻酔を吸入したりすると、システムはその種類と量を感知して心拍数、血圧、および酸素レベルを変える。設定によって「患者」に、気管膨張、出血、心臓障害などを誘発させることもできる。人体模型は、本物と同じ設備があるシミュレーションルームの手術台に横たわっている。そしてこの部屋で、研修医やベテランの常勤医が、階級の区別なく、あらゆる種類の危険な（ときには珍奇な）シナリオに的確に対処する方法を学ぶ。たとえば、麻酔機器の誤作動や停電が起きたときにどうすればいいか、手術中に心停止に陥った患者や、気道が塞がって緊急気管切開をしなければならなくなった帝王切開の患者をどう治療するかを学んでいくのである。

麻酔科は「システム上の」誤りを正すための分析と試行に関してはほかの分野に先んじているが、ほかのグループにも変化のきざしは見られる。たとえば、米国医師会は、一九九七年に全米患者安全基金を設立し、クーパーとピアスに理事就任を依頼した。この財団は研究助成、医学会の主催、そして、医療ミスでは最も件数が多い投薬ミスを防ぐ布石として、病院の薬剤発注システムの標準化を図る活動などをおこなっている。

外科でも意義ある進展があった。たとえば、誤って健康な側の膝や足、あるいは別の部位を手術してしまう例も、多くはないが繰り返し起こるミスである。こうした場合の典型的な対応法は、外科医を解雇することだ。しかし、最近になって、病院と外科医は、左右が対称な身体の部位にこうしたミスが起こる可能性があることを認めた。一九九八年、米国整形外科アカデミーは、これを予防する単純な方法として、患者が手術室に入る前に必ず切断する部位にフェルトペンでイニシャルを書き込むよう外科医に指示を出した。

ダートマスに本拠を置く、北ニューイングランド心血管疾患研究グループにも、成功談がある。このグループは、ジェフリー・クーパーがやったような徹底的な医療ミス調査はおこなっていないが、事例を統計学的に検討するだけでかなりの成果が得られることを証明した。[8] 六病院がこの共同研究に参加し、心臓手術時に起こった死亡例やその他の深刻な結果（創感染、止血できない出血、卒中など）を追跡調査し、関連するさまざまな危険因子を突き止めようとした。この調査から、バイパス手術の後貧血を起こした患者が比較的死亡率が高いこと、小柄な患者が貧血を起こしやすいことがわかった。人工心肺装置の内部循環に使われる溶液で患者の血液が薄まるため、貧血が誘発されるのである。そして、患者が小柄なほど（そして血液供給が少ないほど）、貧血の度合いが大きくなる。現在、共同研究のメンバーは、この解決策を考えているところだ。別の調査で、ある病院のグループが、手術前の検査結果を手術室のスタッフに渡すなど、申し送りの際にミスを犯していたことが判明した。研究グループはこの問題を、手術室に入る全患者のチェックリストを作成することで解決した。こうした活動によって標準化が進み、共同研究に参加した六病院では一九九一年から一九九六年にかけての死亡率が四パーセントから三パーセントに下がった。言い換えると、二百九十三人が死なずに済んだのである。しかし、残念なことに、限られた研究対象と調査手段しかないこの北ニューイングランドのグループも、今のところは例外にすぎない。ミスについての確実な情報は乏しいのだ。標準化された手順の欠如、外科医や病院の経験不足、器具類の劣悪なデザイン、スタッフ不足、チームワークの欠如、時間帯、管理医療や組織力の悪影響など、潜在的なミスと体系的要因が外科手術でのミスを誘発するというエビデンスもある。だが、どれが主な危険因子かはまだ解明されていない。大部分の内科と同様、外科も第二のジェフリー・クーパーを待つしかない。

それは、ごくふつうの日におこなわれたいつもと変わらない胆嚢手術だった。手術台には、四十代の女性が横たわり、消毒液の塗られた丸い腹部だけが見えるように青い紙製の無菌布がかけられている、胆嚢は、緑がかったオリーブ色の胆汁が入った袋で、長さは指くらい。肝臓の下に空気の抜けた風船のようにぶらさがっている。ここに胆石ができると激しい痛みが生じる。しかし、胆石を取り除けば、痛みはすぐに治まる。

この手術にも危険は伴うが、昔のように非常にむずかしい手術ではなくなっている。わずか十年前は、患者の腹部を十五センチも切開しなければならなかったため、傷が癒えるのに一週間近くの入院が必要だった。現在は超小型カメラや器具などを使って胆嚢の切除をおこなうので、切開の傷口は最小限で済む。これは、腹腔鏡下胆嚢摘出術と呼ばれ、たいていは日帰りでできる手術である。一年間に五十万人の米国人がこの方法で胆嚢を切除しており[9]、私の病院だけでも、毎年数百件の胆嚢摘出手術をおこなっている。

常勤医が「始めたまえ」という合図を送ってきたので、私は患者の臍の少し上に二センチ半ほどの切り込みを入れ、腹の内部に達するまで脂肪と筋膜を切開した。この開口部に「ポート（器材を挿入する外筒）」と呼ばれる十ミリほどの管を通す。私はポートにガスチューブを留め、腹部がタイヤのように膨らむまで炭酸ガスを送り込んだ。次に超小型カメラを挿入した。数十センチ離れたところにあるビデオモニターに患者の腸が映った。腹部を膨張させているので、カメラを動かすスペースはある。私はカメラを動かして肝臓を観察した。肝臓の下端から胆嚢が飛び出しているのが見えた。

体のほかの部位にも、器材を入れる小さなポートを三つ作った。合計四つのポートは四角形の各項点に当たる。常勤医は、自分の側にあるポートに二本の長い把持《はじ》鉗子を入れた。これは、マジックハンドを小型化したようなものだ。常勤医が操作している様子をモニターで見ていると、把持鉗子が肝臓端の下まで移動し、胆嚢をつかまえるのがわかった。常勤医はそれを引き寄せて、モニターによく映るようにした。さあ、切除だ。

胆嚢切除は、どちらかといえば単純な手術だ。胆嚢を胆管や動脈から切り離し、臍の近くのポートからゴム状の袋を引き出して切除する。次に、腹部から炭酸ガスを出してポートを引き抜き、傷口を数針縫ってバンドエイドを貼れば終わりである。ただし、この手術には一つだけ恐ろしく危険なところがある。胆嚢管は総胆管から分岐し、肝臓が脂肪の消化を助けるために分泌する胆汁を腸に送り込んでいる。もし誤ってその総胆管を傷つけてしまうと、胆汁が逆流して肝臓を破壊し始める。こうなると患者の十から二十パーセントは死亡する。死亡は免れても永久に肝損傷が残ることが多く、肝臓移植が必要になることもある。医学書には、「総胆管の損傷は、そのほとんどが手術中の偶発事故によって起こるため、外科医にとってはなはだ不名誉なことである」と書いてある。それは真に外科的なミスであり、胆囊切除をおこなうほかの外科チームと同様、私たちもこのミスだけは避けようと注意を怠らなかった。

私は、切開用の器材を使って慎重に胆囊の底部を覆い隠す繊維質の白い組織や黄色い脂肪を剝ぎ取っていった。これで、太い頸部と、胆囊管へとすぼまっていく短い部分がはっきり見える。周囲の組織から突き出しているヒナギクの茎ほどの太さしかない胆囊管だが、モニター上では主要な消化管ぐらいのサイズに拡大されていた。私は、モニターに見えている部位が総胆管ではなく胆囊管であることを今一度確認するため、さらに周囲の組織を剝がして見やすくした。常勤医と私はいつものようにここで手を止め、解剖学的構造について話し合った。胆囊の頸部は、まっすぐ私たちが見ている管に続いている。つまり、これは間違いなく正しい管なのだ。すでに周りの組織を取り除きそのかなりの長さが見えるようになっているが、それが総胆管だという形跡はない。すべてが問題なさそうだ、ということで私たちの意見は一致した。「では、やってくれ」常勤医が言った。

私はクリップアプライヤー（ハンドルを強く握ってV字型の金属製クリップを出すホチキスのような器材）をポートに入れた。管の周りをクリップで留め、さあ切断しようとしたとき、管の上部にある脂肪の小球が目に入った。それは、絶対あり得ないものではないが、どうもおかしいような気がする。クリップアプライヤーの先で、それを脇へはねとばそうとした。すると、小球の代わりに、隠れていた薄い組織が現れ、その下に分岐の入り口を持つ管が見えた。思わず息を飲んだ。あの小球に気づかなかったら、総胆管を切り取っていたところだ。

これが、医療ミスのパラドクスである。身体の内部構造を正確に見分けるための、きわめて慎重な姿勢とたゆまぬ努力があれば、外科医が総胆管を切ることなどあり得ない。こうした状況ならミスは避けられる。一方、研究によれば、経験豊富な外科医でさえ、胆囊手術で二百回に一回はこの取り返しのつかないミスを犯す。言い換えると、今回私は災難を免れたかもしれないが、統計によれば、いくら私が一生懸命やっても、この先必ずこのミスを犯すということだ。

しかし、認知心理学者やミスについて研究している専門家が立証してきたように、この話もここで終わらせてはならない。麻酔科の変革の例を見ても、人ではなく過程に目を向けることで事態を劇的に改善できる見込みは高い。しかし、制度や構造にいくら注意を向けても、機械的治療に限界があるのは明らかだ。私たちは、人間でも完璧を期すことができるという信念を捨てるべきではない。それを捨てたら医者でいられない。統計によれば、いつか私は患者の総胆管を切ってしまうことになるらしいが、胆囊切除手術をおこなうたびに強い意志と努力を怠らなければこの不利な賭けに勝てる、と私は信じている。効果的に考えられたシステムにおいても、良い医療をおこなうにはこの信念が必要なのだ。胆囊切除のような手術を通じて、私はいかに簡単にミスが生じるかを学んだが、それ以外にも気づいたことがある。それは、努力することの大切さだ。細心の注意を払うことで救われることもある。

多くの医者が「システムの問題」「継続的な品質向上」「プロセスの再設計」などの論旨に異議を唱える理由もここにあるのかもしれない。こうした言葉は、人ではなく、血の通わない構造について語る言葉でしかない。私も例外ではない。ほかの医師たちと同じように、私もどこかで自主性を認めてもらいたいと思っている。同時に、この自主性とは、すべてが私の責任に帰すということである。金曜日の救急外来での出来事を思い返してみればいい。あのとき、私はメスを手に、ルイーズ・ウィリアムズの体にかがみこんでいた。ルイーズの唇が青くなり、頸部は腫れ、出血し、突然気道が閉じた。システムエンジニアなら有効な手段を講じられたかもしれない。補助の吸引装置が手元にあれば、そしてもっと明るければ事情は変わっていたかもしれない。重大な局面でも的確に対処できるよう、医学校では学生にもっと体験を積ませ、ヤギを相手にしての手術をもっとやらせるべきなのだ。どんな状況でも緊急気管切開はむずかしい処置だから、自動的に治療をおこなう装置くらい設計すべきなのだ。

しかし、どんなに厳しい状況にあっても、私に成功のチャンスがまったくなかったわけではない。適切な治療とはあらんかぎりのものを最大限に活用することに尽きるが、それが私にはできなかっただけなのだ。問題とすべきは、私がすぐに助けを呼ばなかったこと、ルイーズの首を横方向に切開したことである。麻酔医オコーナーが、手遅れにならないうちに彼女に気管チューブを挿入できたのは、運がよかったとしか言いようがない。

私の医師免許を取り上げる、あるいは私を法廷に引っ張り出すのはお門違いだという理由はいくらでもある。だからといって、私の責任が免除されるわけではない。症例検討会の限界が何であろうと、ミスを犯したのは個人的責任であるという厳しい倫理観は、きわめて正しいものだ。どんな方法をとるにしても、医者はつまずくことがあるわけだから、医者に完璧を望むのはお門違いなのだ。それよりむしろ、完璧を目指すことを決してあきらめないことを期待してもらいたい。

九千人の外科医

「学会に行くつもりはあるかい?」と常勤医が話しかけてきた。

「私がですか?」と思わず聞き返した。常勤医が言っているのは、もうすぐ開かれるアメリカ外科学会総会[1]のことだが、自分が出席できるなどと考えたこともなかった。

学会は医学界において大きな位置を占めている。私の両親も三十年間欠かさず学会に足を運んでいる。子どもの頃両親に連れられて学会に行ったときのことを、おぼろげながら覚えている。会場はだだっ広く、ものすごい数の人が集まり活気に満ちていた。そして、研修医になって知ったのは、毎年十月の中旬になると手術のスケジュールが激減するということだった。上層部の医師がこぞって年に一度の学会に出かける。われわれ研修医は、運の悪いごく少数の常勤医(若い医師がほとんどだ)とともに病院に残り、その期間にやってくる外傷患者や救急患者の治療に当たる。私たちは研修医のラウンジで長い時間を過ごした。安っぽい茶色のカーペットが敷かれ、ボロボロのソファーと動かなくなったボートの練習マシンが雑然と置かれ、空き缶がころがり、二台のテレビがある薄暗くてかびくさいその場所にたむろし、壊れていない方のテレビでシーズン最後の野球を観て、テイクアウトの中華を食べていたものだ。

そんな中、毎年数名の上級研修医だけは学会に参加できた。そして、研修医になって六年目、しかるべき訓練を終えた私は学会に行ってよいと言われたのだ。病院が資金を積み立てていて、そこから学会の旅費が支払われるという。数日後には、シカゴ行きの飛行機チケットと第八十六回外科臨床学会の入場バッジが支給され、ハイアットリージェンシーホテルに予約が入っていた。妻と三人の子どもを家に残し、ボーイング737型機に乗ってニューハンプシャーの二万七千フィート上空付近を飛んでいるとき、ふと学会に行く目的は何なのだろうと思った。


シカゴに到着すると、学会が開催されるマコーミックプレイスに向かった。その巨大なコンベンションセンターには、私を含め九千三百十二人もの外科医が来ていた（この学会で配られる日刊紙に、毎日の入場者数が掲載される）。空港ターミナルのような巨大な建物の中は、ラッシュアワーのペンシルヴェニア駅のようにごったがえしていた。エスカレーターでメインホールを見わたせるデッキに上り、ホールを見下ろしてみた。たった一つのビルの中に、故郷オハイオの町をいくつか合わせたぐらいの人たちが集まり、外科医療について話している。外科医（ほとんどはむさくるしい中年男性で、しわのよったシャツと紺色の上着を着て、地味なネクタイをしめている）は、二、三人ずつかたまり、みんな笑顔を浮かべ、握手をし、情報収集に励んでいるようだ。ほぼ全員が眼鏡をかけ、手術台にかがむような前傾姿勢で立っている。一人でプログラムをめくりながら、これからの予定を考えている人もぽつぽつ目に入った。

会場に着くと、各参加者は、会期中に開かれる講座のスケジュールが載った三百八十八ページのプログラムを渡される。そこには、第一日目の一番最初におこなわれる高度な画像ガイドを使った胸部生体組織検査の説明会から、最終日の六日目の最後におこなわれる「肛門直腸疾患の遠隔治療はどこまで可能か？」というタイトルのパネルディスカッションまでの全講座が記載されていた。私も腰を下ろし、真剣にプログラムを読み始めた。一ページずつ入念に内容を検討し、少しでも気になった講座は青のボールペンで丸を付けた。学会というこの場所は、最新かつ有益な情報を得られ、正確な技術が伝えられるところだと私は確信した。そう思うと、あれもこれも出席したくなって、たちまちプログラムは青の丸印だらけになった。初日の午前中だけでも参加したい講座が二十を超えてしまった。そして、頸部切開の正しい処置方法に関する講義と銃創治療の最新情報のセッションのどちらに出るか迷った末、鼠径ヘルニアを修復する最新技術についてのパネルディスカッションに出席することにした。

時間より早く着いたのだが、講堂の千五百席はいっぱいだった。私は、後ろの壁際の立ち見席に隙間を見つけた。講演席はほとんど見えなかったが、特大のスクリーンに講演者のクローズアップが映っている。十一人の外科医が順ぐりに演壇の前に立ち、プレゼンテーションの画面を立ち上げ、データを示しながら説明していく。

一人目の外科医が、ヘルニア修復にはリヒテンシュタイン法が最も信頼できる方法だと述べると、二人目の外科医が、いや、それは適切な方法ではない、ショルダイス病院の技術が一番だと言う。すると三番目の医者が、どちらも間違っている、ヘルニアの修復には腹腔鏡を使うべきだと主張する。別の外科医が立ち上がり、「私は、もっと良い方法を実践している。それはたまたま私が特許をとった特別な装置を使い……」と言い出す。パネルディスカッションは、こんな調子で二時間半も続き、ときには感情的な論争も戦わされた。観客からも鋭い質問が飛ぶ。だが納得できる答えは返ってこない。それでも、最後まで席を立つ人はなく、会場は満杯のままだった。

その日の午後は映画を見た。会場には三、四百人収容できる三つのシアターが設置され、学会期間中、手術の実映像を休みなく流していた。暗い部屋に入った私の目は、いきなり画面に釘付けになった。大胆な手術、むずかしい手術、あっけないほど単純な手術など、さまざまな映像が流れた。最初に目を引いたのは、マンハッタンのメモリアル・スローン・ケタリング癌センターの記録だった。それは、切開された患者の腹部のクローズアップから始まった。顔は見えないが手袋をはめた血だらけの手から外科医とわかる人物は、患者の膵尾部にある癌を摘出するというきわめて危険でむずかしい手術に取り組んでいた。腫瘍は深く根ざし、とぐろを巻く腸、格子状の血管、胃、脾臓が周囲を囲んでいる。ところが、外科医は手品のように鮮やかな手つきで癌を切り取ってみせた。破けやすい血管をつまみとると、重要な臓器から数ミリしか離れていない組織を手早く切った。そして、カメラに向かってトラブルを避けるコツを説明してくれたのだが、次に気づいたときには、トレイの上に膵臓の半分が乗っていた。

別の映像では、フランスのストラスブールのチームが、バンドエイドだけで閉じられそうな小さな切り口から腹腔鏡を入れ、骨盤の奥深くにある大腸癌を切除した後、腸をつないでみせた。これには驚いた。奇術師フーディーニ並みの手際の良さである。びんに入った模型の帆船を分解して取り出し、代わりに箸で自動車を組み立てるようなものじゃないか。観客は目を見開き茫然自失の体で映像を見つめた。

とび抜けて見事だったのは、テキサス州ヒューストンから届いた映像だった。この中で、外科医は「ツェンケル憩室」として知られる食道の疾患を修復する手順を見せてくれた。この病気で首の側面を切る修復手術には一時間以上かかるのがふつうだ。ところが、登場した外科医はどこも切らず、患者の口からこの処置をおこない十五分で完了した。この調子で私は四時間近く手術の映像を見続けた。部屋が明るくなると、席を立ち昼間の静けさの中へ出て行った。瞬きをし、高揚した気分を味わっていた。

臨床検討セッションは、毎晩十時三〇分までスケジュールが入っていた。そのどれもが初日に参加した二つの講座と同じようなものらしい。つまり、衒学的知識と最新技術、凡庸さと非凡とが混じり合っている。こうしたプログラムが大勢の医者を集める最大の売りなのかもしれないが、実際にはほかの催しの方が目立っている。会場に来ればすぐに気づくことだが、学会は教育的な催しであると同時に、商品の見本市でもある。ホチキスを使わず組織を留める装置、三次元表示の光ファイバースコープなど、聞いたこともない魅力的な新製品のコマーシャルが、昼夜を問わずホテルの部屋のテレビ（そしてコンベンションセンターまでのシャトルバス）で流れている。薬品会社と医療機器メーカーは、毎晩市内で無料の夕食会を催し医師を招待する。そして、この学会には千二百社を超す企業から五千三百人以上の販売員が参加していた。外科医二名に対し一名以上のセールスマンがいた計算だ。

販売員の活動の中心は、サッカー場並みの広さを持つ「技術展示会」ホールである。彼らは、ここに設置したブースの前に立ち自社製品の販促をおこなう。しかし、「ブース」という言葉からは、とてもその実物を想像することはできまい。二階建ての建造物、点滅する照明、磨き込まれたスチール製の陳列物、マルチメディアを駆使したプレゼンテーションなど、やたらと派手な造りになっているのだ。ある企業は手術室を丸ごと再現していた。ターゲットは、二百ドルのはさみ、一万六千ドルの開腹器、五万ドルの手術台を、当たり前のように購入する外科医なのだ。販売員も、手を変え品を変えきめの細かい攻撃をしかけてくる。

しかも、学会の参加者は、この場所を通らないわけにはいかない仕組みになっている。学会の主催者は、コンベンションセンターで最高の立地を販売員に与えていた（もっと正確に言えば、売っていた）。展示ホールは登録デスクの隣にあり、センターに到着した外科医はまずそのホールを目にする。しかも、学問的な展示物がある会場は展示ホールのきらめく商品の迷路の先にある。翌朝、分子生物学の展示を見に行こうとして、結局そこまでたどり着けなかった。見るものすべてがおもしろく、つい足を止めてしまったのである。

安っぽい景品に引っかかることもある。各ブースでは、無料のゴルフボール、万年筆、ペンライト、野球帽、付箋、お菓子などが配られている。もちろん、自社のロゴ入りのものだ。そうした販促グッズとともに、売り込もうとしている新技術に関するカタログや資料が手渡される。年収数十万ドルの外科医は、そんなけちな景品には目もくれないと思うかもしれないが、そんなことはないのだ。ホールで一番人が群がっていたのは、ある製薬会社が運営しているブースで、その社の薬品名が書かれた丈夫そうな白いキャンバスバッグを配っていた。医者たちは電話番号や住所を教えなければならないにもかかわらず、販促グッズを手に入れるためだけに長い列を作るのだ。そんな中、一人の医者が「今年は、あまりいいものを配ってないな」とつぶやいていた。彼は、以前レイバンのサングラスをもらったこともあるそうだ。

これほどあからさまではないやり方で外科医の関心を引こうとする企業もある。たとえば、にこやかに微笑む若い三人の女性をブースに配置するのだ。すらりとした脚のブルネット美人が、長いまつげをはためかせながら「私たちの肌をご覧になりましたか？」とハスキーボイスで私にささやく。やけどの患者向けに新たに開発した人工皮膚のことを言っているのだが、こんな誘惑を退けられる男はいない。次に気づいたときには、鉗子をつかんで、ペトリ皿にある半透明に近い人工皮膚（十センチ×十五センチの一片が九十五ドル）をつつきながら、「なかなかいいじゃないか」などと思っていた。

けれども、何より効果的なのは、製品を外科医に渡して実際に使わせるという販売戦略である。販売員が、生肉の乗ったトレイと最新器材を持ってくるだけで、医者たちはカラスのようにその周りに群がる。その午後、私はクッキングシートに乗った新鮮な六キロの七面鳥（およそ十五ドル）と美しい解剖用メスのセット（およそ一万五千ドル）に目を引きつけられた。超音波の衝撃波で組織を切り裂く電子メスだった。恍惚の十分間、私はガラス張りのカウンターで、七面鳥の皮膚と筋肉の層をスライスし、組織弁を薄く、あるいは厚く切り、深くえぐったり、細かく切り裂いたりしながら、各種モデルの重さや使い心地を試した。別のブースでは、手袋をはめて、九十センチ当たり五十ドルの新しい縫合糸を使って、鶏肉の切り口を閉じて縫う作業に没頭した。ほかの医者が私の後ろで列をなして順番を待っていなければ、一時間半くらいは結び目を作ったり、二重縫いをしたりして楽しんだことだろう。その午後は、薄切りの冷肉を焼灼し、最新の腹腔鏡器材を使ってマネキンの腹から「胆石（実は、M&Mチョコレートのピーナッツ）」を取り除き、自動縫合装置を使って気味が悪いほどリアルな傷を縫合した（口のかたい販売員は、それが何でできているか最後まで教えてくれなかった）。

その日はもうほかのことはできそうもないと思い、五十人ほどの外科医が集まっているプロジェクターのところに冷やかし半分で行ってみた。映っていたのはペンシルヴェニアの病院の手術室で、重度の脱肛の切除手術を生中継していた。出展企業は、通常三十分かかる手術を五分以内で完了できるというふれこみで新しい使い捨て装置（二百五十ドル）を見せていた。スーツを着たプレゼンターは、会場の人々から質問を受け、ヘッドセットマイクを通じて数千キロ離れた場所で手術している外科医に伝えた。

「今おこなっているのは巾着縫合ですか？」とプレゼンターが尋ねる。

「そうです」と外科医が答える。「痔核の基部から二センチのところで、五、六針の巾着縫合をおこなっています」

それから、外科医はカメラの前に装置を掲げてみせた。白く輝く美しい装置だ。その技術が実際に役に立ち信頼できるものかを見極めなければという高潔な目的も忘れ、私たちはみなその装置に目を奪われていた。

ライブ映像が終わったとき、向かいの地味なブースに座っている男に気づいた。しわになった茶色のスーツを着て情けない表情をしている。人々は彼やブースに並ぶ展示品には目もくれずどんどん脇を通り過ぎていく。そのブースには、ビデオスクリーンも、輝くスチールのディスプレイも、ロゴを刷り込んだ無料の景品もなく、プリンタで打ち出した掲示（「サイエンティア」と書いてある）と外科に関する数百冊の古書があるだけだ。なんだか気の毒になって、本を手にとってみた。そして、彼が売っている本の中身に度肝を抜かれた。あのジョセフ・リスターが一八六七年に無菌手術法の詳細を述べた論文の実物があった。一九二四年に出版された偉大な外科医ウィリアム・ホールステッドの科学論文集の初刷や、臓器移植に関する世界初の学会の議事が記された一九五五年のオリジナル原稿、一八九九年の手術器具カタログ、二百年前の外科教科書、そしてマイモニデスが書いた医学テキストの完全復刻版もある。そればかりか南北戦争時北軍の外科医が書いた一八六三年の日記まであった。このブースはまさに宝の山だ。私は午後の残りの時間をそこで過ごすはめになった。

黄ばんでもろくなったページをめくりながら私は、ようやく紛うことなき本物を見出したと思った。学会の間ずっと、商売中心のフロアにおいてはもちろん、講義を聴いているときですら、だまされているのではないかと絶えず警戒している自分を意識していた。会場には確かに価値のある新しい薬品や器具や機械があった。それなのに、華々しく演出された商品や技術を見ると、いったいどれが価値のあるものなのかがわからなくなってしまう。しかし、ここにきて、やっと畏敬の念を抱けるものを見つけたのだ。

コンベンションセンターには、ほかにも「とてつもないことが起こっている」と痛感するところがあった。メインホールからだいぶ離れたところに、「外科フォーラム」が催される会議室が集まっている場所がある。そこでは商業的な要素を一切排し、医学に関する映画を見せ、実用的なセッションをおこなっていた。毎日さまざまな分野の研究者が、自分が取り組んでいる研究について論じる。話題は遺伝学、免疫学、物理学、人口統計学など多岐にわたる。ディスカッションの内容にはなかなか集中できないし、ほとんどは私の理解を超えていた。現代医学のすべての分野を視野に入れて実践的な知識を得たいと思っても、基本的な用語を理解することさえおぼつかない。しかし、そこに座って、科学者が交わす話を聞いていると、先端知識や開拓中の新しい領域の方向性がおぼろげながら見えてくる。

この年最も多く取り上げられた話題は、再生医療だった。これは、組織がどのように形成されるかを正確に解明し、その知識を使って新しい組織を無から作り出し、それを将来病気やケガで損傷した組織と取り替えることを目指した一連の研究である。この分野は驚くべき速さで進歩している。数年前に、ペトリ皿で成長し、やがてネズミの背中に移植された耳の写真が新聞紙面を賑わしたことがあった。複雑な構造の再生や人体での試みは十年以上先になりそうだが、ここにいる科学者は実験室で培養した心臓弁、血管、腸の一部などの写真を見せていた。彼らが話し合っていた課題は、いかにそれをおこなうかではなく、どうすればもっとうまくやれるかという段階まできている。たとえば、心臓弁をブタの心臓に移植した実験では、機能的な問題はなかったのだが、人間に使えるほどの耐久性がなかった。同様に腸の一部をネズミに移植する実験はめざましい成果を見せたものの、期待したほど腸が栄養を吸収しなかった。それに、数センチではなく数十センチの長さにまで腸を育てる方法はまだ明らかになっていない。この研究はロサンジェルスのシーダーズ・サイナイ病院のチームが、生体工学的に作られた肝臓を一時的に人間に使用するところまで進んでいる。

研究者は、最初の十二件の患者から得たデータを発表した。それぞれの患者は、肝不全の最終段階に入っていた。こうなってしまうと、肝臓移植を待つ間にその九十パーセントが死亡する。だが、生体工学的に作られた肝臓のおかげで、肝臓提供者が見つかるまで（多くの場合、十日余り）全員生存することができた。

これは非常に画期的な成果である。しかも驚いたことに、薬物の過量摂取が原因で肝不全の最終段階にいた四名の患者は、移植の必要さえなくなった。人工肝臓がうまく機能している間に、患者自身の肝臓が回復し再生することができたのである。ほかの聴衆に混じって座っていた私は、この医師たちが成し遂げたことに目がくらむような感動をおぼえた。そして、これは、百五十年ほど前に、ジョセフ・リスターが無菌手術法に関する研究成果を示したときに、ロイヤル外科カレッジで彼の同僚が経験したであろう感動と同じようなものかもしれない、と思った。

講義、見本市、あるいは研究発表があるから、休暇さえなかなか取れない数千人の外科医が一週間も曇天のシカゴに滞在するのだろうか？　同じ週に、市内では別の学会が開かれていた。それは、世界中の広報の専門家たちが一堂に会する年に一度の「パブリックリレーションズ学会」である（テーマは、「困難な問題に満ちた世界で才能を伸ばす」だ）。彼らも大挙してやってきたので、外科医と広報担当者で、ホテルはいっぱいだった。議事進行にも共通点が多かった。広報担当者は、私たちと同様、多数の教育的セッションを受けた（イベントには、インターネット広告の失敗の処理や広告会社の立ち上げに関するワークショップや、「カンファレンスコール　クライアントとマスコミとのコミュニケーションを円滑にする費用効果抜群のツール」というテーマの講演などが予定されていた）。彼らもまた、研究発表に丸一日を当てていた。企業広告がそこら中に貼られ、ロビーは広告会社、メディアリリースサービス、超高速ファックスマシンのメーカーの展示物で溢れていた。私たちの一週間は、彼らの一週間と同じく、二番手の有名人の基調講演で幕を閉じた。両学会の要素が奇妙なほど似通っているところをみると、その要素こそがこれだけの人々を引きつける核心だということなのだろうか。などと考えていたら、ある朝私は広報の会場に迷い込んでしまった。会議室は半分も人が入っていないのに、廊下には大勢の人々がたむろしている。外科医の学会でも、何かを学ぼうという周囲の熱意が急速に冷めていくのが肌で感じられた。週の半ばになると、講義で座席を見つけるのに苦労することはない。しかも、出席者の多くは居眠りをしたり、早目に部屋を抜け出して廊下をぶらぶらしたりしていた。

人類学者のローレンス・コーエンは、カンファレンスや学会は学術的な会合ではなく、単なるお祭り騒ぎである。つまり「各専門分野の政治的思惑、学問上の境界線を見せつけようとする儀式、男女の出会い、観光、商売、個人間あるいは国家間のライバル心、専門家同士のつながり、まったく的はずれな講演など、さまざまな要因により、学究的な目的を果たすことが不可能になった大がかりな催し」と評した。確かに、外科の学会に関しては、この指摘が当たっているように思う。会場に着いてそれほど時間がたたないうちに、注目されたいとか名前を売りたいというだけの理由で参加する人や、見せ物が目的で集まってくる人々の存在に気づく。地位をかけた戦い（新しい議長と理事が選出された）や秘密裏におこなわれる権力者のミーティングがあった。研修医の再会、スパゴ・レストランでの夕食、そしてロマンスがあった。

これがすべて事実だとしても、このイベントには単なるお祭りにとどまらない何か、私たちを引きつけるものがあった。たとえば、バスでの体験がそうだ。毎日外科医たちは、何台も連なるツアーバスに乗ってコンベンションセンターとホテルの間を行ったり来たりしていた（アトランティックシティへ向かう観光バスと似ているが、小型テレビで手術用器具のコマーシャルが流れているところが違う）。私はいつもこのバスに一人で乗り込んでいたし、ほとんど全員が知らない者同士だったが、外から見たらバスの中の人々は旧知の仲に見えただろう。バス、飛行機、列車などに乗り合わせると、人は磁石が反発するごとく、互いに距離をとろうとし、あえて隣り合わせに座ろうとはしない。しかし、このバスに乗った外科医たちは、たとえ席がガラガラにすいていても、二人ずつ並んで座ろうとした。だれが言い出したわけでもないのに、座席取りの常識が逆転していたのである。シカゴを走るほかのバスで、四分の三の座席が空いているときに、わざわざ隣に他人が座ったら身の危険さえ感じるだろう。ところが、このバスでは、人と離れて座ろうとする者がいれば、周囲の者はかえって不安を覚える。見知らぬ者同士がバスの中では同じ部族であるようなきずなを感じていたのだ。「こんにちは」と挨拶するのが当たり前で、実際、そうしないと不作法だと思われた。

あるとき、このバスで開襟シャツにブレザー姿の四十代の男性と隣り合わせた。私たちはすぐにおしゃべりを始めた。彼は、ミシガン州ロウアー半島の最北端にある人口三千五百人の町から来ていたのだが、八十キロ四方で一般外科医は彼とパートナーの二人きりだそうだ。ピックアップトラックの衝突事故、穿孔性潰瘍、虫垂切除、大腸癌、乳癌など、何から何までを二人でこなし、ときには緊急の分娩まで手がけることがある。彼はその町に住んで二十年ほどになるが、私の両親と同じく生まれはインドだという。それなのに、冬の寒さにすっかり慣れていることに私は感心した。それで私は、三十年近く前、両親が開業する土地を検討し、最終的にオハイオ州のアセンズか、ミシガン州アッパー半島のハンコックに絞り込んだときのことを話した。十一月の半ば、両親がプロペラ飛行機でハンコックに到着すると、すでに一メートル近い雪が積もっていた。サリー姿で機外に出た母はただちにハンコックを候補から外し、まだ行ってもいないアセンズに決めた。バス仲間は大笑いし、極北の人々は身を切るような寒さのときも「実際そんなにひどくはないさ」と言うんだと話してくれた。私たちの会話は、気候のことから、子どもたちのこと、研修医としての互いの体験、彼が買おうと思っている腹腔鏡手術用の器具などへと移っていった。周りの人たちも和気あいあいと話していたし、バスは明るい笑い声で満ちていた。プロ野球（ヤンキース対メッツ）や政治の話題で盛り上がる人、外科医のモラルを論じる人もいた。一週間のバス乗車の間に、ミネソタ州スリーピーアイの一般外科医と互いの外傷患者のエピソードを披露し合い、香港から来た英国風アクセントの血管外科医から中国の病院についての話を聞き、ヴァージニア大学の外科医長と検死について論じ、クリーヴランドの外科研修医からお勧めの映画を教えてもらった。

これが、広報のプロが呼ぶところの「ネットワーキング」というものなのだろうか。いや、この言葉では、このバスに乗った医師、そして会議場のあちこちにいた医師たちが、人との触れあいを求め帰属意識を持っていることが伝わらない。私たちがここに来た理由はさまざまだ。新しい発想や知識を求め、新しい器具を試用し、地位を確立するために、あるいは日々の重圧から逃れるために来ている人もいる。しかし、結局のところ、学会には私たちを引きつけてやまない大事なものがあるのだ。

医者は孤立した世界に住んでいる。出血と検査と切り刻まれる人から成る異質の世界だ。病気の人々の中で医者だけが数少ない健康な者なのだ。ふつうに暮らす人たちとは経験においても、そしてときには価値観すらも異なっている。身内の者にも理解されない世界であり、ある意味では、運動選手や兵士やプロの音楽家が置かれている状況と似ているかもしれない。だが、そういう人たちとは違って、医者は孤立しているだけでなく孤独なのである。研修期間を終え、スリーピーアイやミシガン州ロウアー半島の最北端の町、あるいはマンハッタンに居を構え、たくさんの患者を相手に孤立無援の診療に当たっていると、胃癌の切除手術の後に肺炎で患者をなくしたり、家族の責め立てるような質問に答えたり、保険会社と支払いのことでもめたりするときの気持ちをわかってくれる仲間と知り合うことなどできないのだ。

しかし、一年に一度、その気持ちを分かち合える人々が集まる場所がある。どこを向いても仲間がいる。そして、近づいてきて親しげに隣に座る。主催者はこの学会を「外科医の議会」と呼ぶが、的を射た呼び名だ。そう、私たちは数日の間、いいところも悪いところもひっくるめ、医者だけの国の住人になるのである。

良い医者が悪い医者になるとき

ハンク・グッドマンは、元整形外科医である。五十六歳で身長百八十五センチ、茶色い髪はぼさぼさで、その大きな手を見ると患者の膝をパンとたたいて骨を正しい位置に戻す姿をすぐに思い描くことができる。かつて骨の治療をしていた医師らしく、グッドマンの態度は穏やかで自信に満ちている。医師免許を剝奪される以前、グッドマンは人々から深く尊敬される人気医師だった。「この地域では、彼の右に出る者はいませんでしたね」と、かつての共同経営者である整形外科医は話す。医者仲間の家族や友達が整形外科医に診てもらわなければならないときには、迷わずグッドマンに頼んだという。十年以上の間、グッドマンは州で最も忙しい外科医として活躍していた。ところが、いつの頃からかこの流れが変わり始めた。ずさんな治療をするようになり、患者を傷つけ、ときにはひどい損傷を負わせた。グッドマンを高く評価していた同僚は驚くばかりだった。しかも、こんな状態でありながら、グッドマンは何年も診療を続けた。

「悪い医者」のことを話すとき、人々は残忍で非道な医者の姿を頭に描く。たとえば、致死量の麻酔薬を十五人の患者に与えて殺人罪で有罪になり、合計すると三百人もの殺人の容疑がかかっているイギリス北部の臨床医ハロルド・シップマン。[1] 医師免許なしで診療し、何件かの性転換手術で失敗し、完全に健康な男性の左足を切断したうえ壊疽で死なせたサンディエゴの外科医ジョン・ロナルド・ブラウン、[2] あるいは、治療のために麻酔をかけた後、「愛の外科手術」と称して、数百人の女性患者に割礼や膣の「再形成」などを行った悪名高いオハイオの婦人科医ジェームズ・バート。[3]

ところが、悪い医者というのはこのような恐ろしい異常者ばかりとは限らない。ハンク・グッドマンのように、「平凡な有害医師」とも呼ぶべき医者も悪い医者なのである。医療の現場にいると、こうした医者に出会うようになる。腕がさびついてきたのに辞めようとしない高名な心臓専門医、飲酒癖のある有名産科医、手際が悪くなった外科医などの話が耳に入ってくる。その一方で、こうした少数派の医者たちだけが医療ミスを犯すわけではないことも事実である。ミスはだれもが犯すものであり、広範囲に及んでいるので単純には説明がつかない。だが、問題のある医者は確かに存在する。良い医者でさえ悪い医者になることがある。そうなったとき、同僚医師はなすすべもなく呆然とするばかりなのだ。

私はグッドマンと一年にわたって話し合いを続けた。自分の身に起きたことに彼もまた途方に暮れているようだったが、自分の経験がほかの医師たちの役に立つのであればと話をしてくれることになったのだ。しかも、私が元同僚や患者にインタビューしてもかまわないと言ってくれた。ただし、本名だけは出さないでほしいと言われた。

最初の事件が起きたのは、一九九一年八月の暑い日だった。グッドマンは病院で勤務していた。病院は投光照明灯で照らされた現代的な複合建築で、中央に高くそびえる赤レンガの建物から扇状に各種施設が広がっており、遠隔の診療所や近くの医学校を含む大規模なネットワークが敷かれていた。本館一階の長い廊下の先には、白いタイル貼りの手術室が並んでいる。開放的なスペースの円形の照明の下で患者が横たわり、青い手術着を着た医師がそれぞれ手術に取りかかっていた。グッドマンは担当患者の手術を終え、手術着を脱いだ。そして、部屋が掃除されるのを待つ間に自分宛てのメッセージを聞いておこうと壁の電話に向かった。半ブロック先にある診療所の助手医師から「D夫人のことでグッドマン先生とお話ししたい」というメッセージが入っていた。

二十八歳のD夫人は二児の母で、夫は近くの自動車用品店で営業主任をしている。痛みはなかったのだが、膝のむくみがずっと治らないため、グッドマンの診察を受けた。グッドマンに勧められ、手術に同意した。そして一週間前、手術で水を抜いた。助手によれば、そのD夫人が再来院したという。D夫人は、熱っぽくて気分が悪いし、膝が耐えられないほど痛むと訴えている。助手は報告を続けた。「診察したところ、膝が熱を持って赤くなり、触るとひどく痛がります。関節に針を刺したら悪臭がする膿が出ました。先生、どうしたらいいでしょう？」

この症状から、患部がひどい感染を起こしていて、一刻も早く膝を切り開いて膿を出さなければならないことは明らかである。ところが、時間に追われていたグッドマンは、そのことに思い至らなかった。D夫人を病院に連れてくるように指示を出さなかったし、診療所にも出向かなかった。同僚に彼女の代診を頼むことすらしなかった。代わりに、「経口の抗生物質を処方したまえ」と言った。助手は、その指示に疑問を感じたが、グッドマンにこう言われてしまった。「なあに、彼女はちょっと大げさなだけだよ」

一週間後、D夫人がまた来たので、グッドマンは膝の膿を出すことにした。しかし、すでに遅すぎた。感染は軟骨に及び、患者の関節全体が損なわれていたのだ。後に、D夫人はほかの医師の診察を受けたが、その時点では骨と骨がこすれて絶えず痛むのを抑えるため、膝が動かないように固定する以外、手の施しようがなかった。

私がD夫人に話を聞きに行ったとき、彼女の口調はきわめて冷静だった。「もう慣れました」と言う。だが、膝が固定されているため、走ることも、かがんで子どもを抱き上げることもできない。中二階があった前の家で何度か階段から落ちたので、しきりの少ない平屋の家に引っ越すことになった。飛行機では座れない。映画館では通路側の席に横向きで座らなければならない。少し前、ある医者に会い、人工の膝をつけられないか相談してみた。だが、膝の損傷が甚だしいため安全に手術をおこなえないと言われた。

どんな医者もグッドマンがしたような愚かで傲慢な判断をしてしまうことがある。しかし、グッドマンの場合、医者をやめるまでの最後の数年間に、この種のミスを何度も繰り返した。あるときは、骨折した患者のくるぶしに長すぎるネジを使用し、ネジが深く入りすぎたことに気づかなかった。患者が痛みを訴えると、グッドマンは治療に問題はなかったと言い張った。同じようなケースで、骨折した肘にサイズの違うネジを入れたこともある。ネジの先端が肌を破って出てきたので、患者が再来院した。グッドマンは簡単にネジを切り取れたはずなのに何もしなかった。

股関節を痛めた老人の例もある。症状からは、数本のピンで留めればひびを修復できそうに思えたのだが、手術室で調べると股関節はうまくくっつかないことがわかった。グッドマンは、「あの時点で方針を変えて人工股関節置換手術をおこなうべきだった」と私に語った。しかし、その日は忙しく走り回って疲れており、長時間の手術をする気になれなかった。そこで、ピンを使った治療をおこなった。その後、老人の股関節が砕け、感染が起こった。何度病院に行っても、グッドマンは「私にできることは何もない」と言うばかりだった。そうこうするうちに、骨がほとんど溶けてしまった。患者は、やむなくグッドマンの同僚の医師を訪ね、意見を聞くことにした。同僚は、患者の状態を知って慄然とした。「グッドマンは、この患者が助けを求めて懇願しているのに、耳を貸そうとしなかった」とその外科医は私に語った。「とにかく何もしようとしなかったんだ。診療所ではなく病院で治療すべきだったのにそれをせず、X線写真に映った明らかな異常も無視した。あのままでは、患者を殺しかねなかった」

グッドマンは在職中の最後の数年間に医療過誤で数回訴えられたが、どの訴訟においても、できるかぎり迅速に示談に持ち込もうとした。グッドマンが犯した数々のミスは、所属していた科の症例検討会での重要なテーマとなった。

ダウンタウンのレストランでグッドマンといっしょに朝食をとりながら、一連の問題はどのようにして起こったのかと聞いてみた。うまく言葉が出てこないようだった。彼はやっと小さな声で「わからないんだよ」とつぶやいた。

グッドマンは、北西部の小さな町で五人兄弟の二番目として生まれた。父親は電気技師で、本人も周囲の者もグッドマンが医者になるとは想像してもいなかった。地元の州立大学に入学したときにはごく平凡な学生で、これといった将来の夢もなかった。ある夜、コーヒーを飲み、タバコを吸いながら、ヘンリー・ジェームズの小説に関するレポートを書く準備をしているときだ。そのことをふと思いついた。「自分に言い聞かせたんだ。『いいか、ぼくはきっと医者になる』って。霊感がひらめいた、という感じではなかった」とグッドマンは言う。「『これといった根拠もなく、医者になろうと決めた』。牧師から『私がこの職に召されたときよりも、はっきりした神の声のように思えますよ』と言われたことがあるそうだ。

目標が見つかったことで勉学に身を入れるようになり、名門の医学部に入学した。そして、卒業後は、外科医を目指した。空軍で軍医として勤めた後、米国でも有数の整形外科レジデンシープログラムに参加を認められた。毎日何時間も働いてへとへとになったが、仕事に心から満足していた。グッドマンは医者の仕事が得意だった。脱臼、股関節、四肢、脊椎の骨折などで激しい痛みに苦しむ患者を治していった。「あの四年間は、私の人生で最高のときだった」と彼は言う。その後、下位専門分野の訓練も受け、一九七八年に訓練期間を終了したときには、どんな勤務先でも選べる資格を得ていた。最終的には生まれ育った北西部に戻ることに決め、そこで次の十五年間を過ごすことになる。

「グッドマンがこの診療所に来たとき、ここには気むずかしい三人の整形外科医がいましてね」と同僚の小児科医が当時のことを話してくれた。「三人は、頭が古くて向上心もないうえに患者への対応も悪かった。そんなところへ、新しい知識を持った感じのいいグッドマンがやってきたわけです。彼はだれに対しても「ノー」とは言わない男でした。「股関節に水がたまっている子どもの穿刺《せんし》をしてくれないか」という電話が夜の八時にかかってきても頼みを聞いてやりました。当直でないときでもね」。グッドマンは、医学生から「最優秀教官賞」を授けられている。彼のおかげで、患者の数は急増したし、本人も大いに仕事を楽しんでいた。

ところが、一九九〇年あたりから、彼の様子が変わり始めた。あれほどの技術と経験を持ってすれば、D夫人や股関節にひびが入った男性に、そしてほかの多くの患者に適切な治療ができたはずだった。それにもかかわらずグッドマンはそうしなかった。「いったい何があったのですか？」と私が尋ねても、「最後の数年は何もかもがおかしな具合になっていた」としか答えなかった。かつてのグッドマンは手術をすることや、患者の治療をすることに喜びを感じていた。ところが、いつの間にか「とにかくさっさと患者を片づけてしまおう」ということしか考えられなくなっていたらしい。

こうなったのはお金のせいもあるのだろうか？　初めのうちグッドマンの年収は二十万ドルほどだった。

そして、診察する患者や担当する手術が多くなるに従って収入が増えていった。自分を駆り立て、おびただしい数の患者をさばくようになると、年収は四十万ドルにもなった。同僚の医師のだれと比べても飛び抜けて忙しかった。そして、彼は次第にその事実を自分の価値を判断する基準としてとらえるようになっていく。冗談まじりにではあるが、「プロデューサー」と自称し始める。数人の同僚によれば、グッドマンは「予約患者数ナンバーワン」の地位に固執するようになっていたということだ。

専門家としての自負心のために、患者の依頼を断れなくなっていた面もある（結局のところ、彼は「ノー」と言えない男なのだ）。理由はどうであれ、担当患者数は明らかに限度を超えていた。十年以上、毎週八十時間、九十時間、百時間と働き続けていたのだ。グッドマンには妻と三人の子どもがいる。現在子どもたちは成人しているが、父親の顔を見ることはめったになかった。スケジュールは常にいっぱいいっぱいで、それをすべてこなすには、一分の隙もなく行動しなければならない。たとえば、午前七時半に人工股関節置換手術を始め、二時間ほどでそれを終わらせる。手術着を脱ぎ、手術室を掃除している間に素早く書類仕事を片づけると、大股で本館のドアを抜け、晴れていても、雪や雨が降っていても半ブロック離れた外来患者病棟に向かう。そこには、膝の関節鏡検査や手根管症候群の治療を待つ患者がいる。治療が終わる少し前に看護師に指示して、次の患者を本館の手術室で待機させておく。二番目の患者の傷口を閉じると、三番目の患者の待つ部屋へ急ぐ。こんな具合に一日中患者から患者へ移動するのだ。しかし、どれほど頑張っても予期せぬことは起きる。手術室の準備が遅れる、救急外来に患者が運び込まれる、手術中に思いがけない問題が起きる。やがて、グッドマンはその思わぬ障害をどうしても許せなくなってくる。そうなると、物事は確実に危険な方向に向かう。医療では、逆境に負けない不屈の精神が要求される。スケジュールはいっぱいで、時間は押せ押せで、スイミングスクールに行った子どもが迎えを待っていることもある。しかし問題が起こったときには、やるべきことをやらねばならない。ところが、グッドマンは幾度もそれに失敗した。

このような形で「燃え尽きる」例は驚くほど多い。医者は、だれよりもタフで、冷静で、プレッシャーに強いと思われている（過酷な研修期間中に弱者は淘汰されているはずだ）。しかし、データを見ると必ずしもそうではない。たとえば、調査によれば、アルコール中毒症は、ほかの職業の人々に劣らず医者のなかにも見られる。[4] そして、おそらく入手が簡単なためだろう、医者は処方箋で手に入れられる麻薬や精神安定剤の中毒になりやすい。一般的な労働年齢内の三十二パーセント前後が、うつ病、躁病、パニック障害、心因性精神病、麻薬常用癖など、少なくとも一種類の深刻な精神障害を持つとされているが、[5] こうした障害が医師には少ないというエビデンスはない。当然ながら、医者も病気にかかり、年を取り、困難な状況に直面すれば不満をおぼえたり、気持ちが乱されたりする。そのために患者の対応に影響が出ることもある。人はみな、「問題のある医師」は、異常で例外的な人だと考える傾向にあるものだ。だが、四十年医者をやっていて、一年か二年の問題含みの年を経験しない人の方がまれなのである。言うまでもなく、「問題」を持つ医師がすべて危険というわけではない。それでも、診療をおこなう臨床医の三から五パーセントは、患者を診られる状態ではないと推定されている。[6]

こうした医師がいた場合、医療従事者が従うべきとされる方針がある。それは、同僚医師が力を合わせて迅速にこの種の医師の診療をやめさせ、医療行為を監督する公的機関に報告するというものだ。そして、報告を受けた機関は、該当医師の指導に当たるか、当人の医師免許を剝奪することになっている。とはいえ、実際にこのような手続きが踏まれることはまれである。連帯意識の強い医学界では、そう簡単にはいかないのだ。

ミシガン大学の社会学者マリリン・ローゼンタールは、米国、イギリス、およびスウェーデンの医学界が、問題のある医師をどのように扱っているかの調査をおこなった。[7] ローゼンタールは、バルビツール中毒のホームドクターから、脳卒中で大脳に後遺症が残っているのに手術をやめなかった五十三歳の心臓外科医まで、二百件以上の事例を取り上げ、その実態についてのデータを集めた。それを見ると、医療行為が危険性の高いものであっても、悪い医者に対して同僚医師が実際的な行動を起こすまでに何カ月も、場合によっては何年もかかっていることがわかる。

こうした状態は「沈黙の陰謀」と呼ばれるが、ローゼンタールの調査では、共謀は見つからなかったし、見つからなくて幸いだった。調査対象にしたグループの中で一番多かった反応は、半信半疑、否定、困惑、ためらいがちな介入といったもので、おばあちゃんの運転免許を取り上げなければならなくなった家族の態度とよく似ている。客観的に判断しにくい問題だけに、こういう反応になってしまうのだ。同僚の医者は、某ドクターは酒を飲み過ぎているとか、「年を取りすぎた」のではないかと感じているのかもしれないが、こうした問題は微妙なものであり、長い間そのまま放置されてしまう場合がある。たとえ問題がだれの目にも明らかになったときでも、同僚たちはなかなか決定的な行動に出られない。

そして、こうならざるをえない裏にはもっともな理由と恥ずべき理由の両方が存在する。「恥ずべき理由」とは、何もしないでいる方が楽だから、というものだ。医師が医療行為をおこなう特権を停止させるためには、十分な証拠と大量の賛成票を集めなければならず、相応な覚悟と煩雑な手続きを要する。一方、おそらくは大部分を占める「もっともな理由」とは、だれもそれをするだけの勇気がないことに尽きる。普段は良心的で人柄のいいベテランの同僚医師が、鎮痛剤のペルコダンをたびたび飲んでいたり、個人的な問題で気もそぞろになっていたり、患者の世話を疎かにしているのを見たとき、仲間としては、長年ともに働いてきたその医師を排除するのではなく、手を差し伸べて助けてあげたいと思う。しかし、手助けするのは容易ではない。開業医には長期休暇も有給休暇もないのに、監視機関はそんなことはおかまいなく懲戒的措置を講じ、免許の停止もしくは剝奪の処分を受けた医者の名前を報告書に載せる。こういう事情があるため、同僚医師が問題のある医師を助けようとする場合でも、内々にそれをしようとする。よかれと思っての行為であるが、良い結果を生むとはかぎらない。

長い間、ハンク・グッドマンの同僚も彼を助けようとしてきた。一九九〇年頃から、周囲の医師はグッドマンの行動を不審に思い始めた。奇妙な診断、あってはならない事故、増える訴訟のことが話題になった。時間がたつにつれ、みなの間で何か手を打たなければという気持ちが高まっていった。

年かさの医師が数人、それぞれ思うところがあって、グッドマンを近くへ呼んで話をした。ローゼンタールはこれを「きわめて静かなる話し合い」と呼んでいる。共同経営者は、カクテルパーティでグッドマンをつかまえたり、「たまたま近くに来たから」と彼の家に寄ったりした。そして、人のいないところに引っ張っていって、調子はどうだと尋ね、みんな心配してるぞと言う。中には「愛のむち」を振るう者もいた。「どうして君がそんなふうになってしまったのかわからない。君の行動は完全に常軌を逸している。こう言っては何だが、私の家族を君に治療してもらう気にはならないよ」とはっきりとグッドマンに言った。

ときには、こうしたやり方が功を奏することがある。私は、今は引退しているがハーバード大学病院で部長職にいた医師と話した。在職中、彼はかなりの数の「きわめて静かなる話し合い」をおこなっている。医学の世界では、年配の医師が倫理面での絶大な権限を持つ。その元部長が取り組んだ多くの医師は自分に問題があることを認めており、彼としてもできるかぎりの援助をした。たとえば、精神科医との面会や、麻薬中毒のリハビリセンターへの入院を手配したり、引退を勧めたりした。だが、問題を解決できない医師や、自分の非をまったく認めようとしない医師もいた。極端な場合、彼らが自己弁護のためのキャンペーンを繰り広げることもあった。元部長は、その医師の家族から怒りの電話を受けたり、義理堅い同僚に廊下で呼び止められて「あいつには何の問題もありません」と言われたり、弁護士に「訴えますよ」と脅されたりした。

グッドマンは人々の言葉に耳を傾けた。相手の話にうなずき、「働き過ぎだという自覚はあるし、時々何も判断できなくなることがある」と認めた。そして、態度を改めることを誓い、患者を減らし、大急ぎで治療することをやめ、絶対に必要な手術しかおこなわないという条件を飲んだ。しかし、結局は何も変わらなかった。

珍しくないことだが、グッドマンがどれほど危険な存在になっているかを目の当たりにする立場にあった人々は、年少の医師、看護師、補助スタッフなどであり、何か行動を起こすにはまずい立場にいる人たちだった。こうした状況では、補助スタッフが患者を護るべく策を講じることが多い。つまり、看護師は、患者に「ほかの先生に診てもらってはいかがですか」と囁き、受付嬢は突然医師のスケジュールの空きを見つけられなくなる。外科医が患者に害を及ぼすことがないように、簡単な手術に上級研修医が立ち会うこともある。

グッドマンの助手の一人も、この保護者的役割を担おうとした。グッドマンの元で、整骨、患者の予後の判定、手術などの手伝いを始めた当初、彼はグッドマンを崇拝していた。しかし、やがてグッドマンの奇矯なふるまいに気づくようになる。「先生は一日に四十人の患者を診ていましたが、それぞれに五分もかけませんでした」とその助手は語った。彼は、診療所でのトラブルを避けるために遅くまで残業して、グッドマンの下した診断を再確認した。「先生が診た患者は必ず経過を見て、治療をやり直すこともたびたびでした」。

手術室では、遠回しの提案を試みた。「ネジはもっと短い方がいいですよね?」とか、「股関節の位置がずれているように見えますけど」と言ってみたりした。それでもミスは起こり、「意味のない手術が何件もおこなわれました」と助手は言う。できるときには、グッドマンから患者を遠ざけるようにしたが、「グッドマン先生は狂っている」と声に出して言ったことはなかった。

不誠実とそしられても仕方ないほどの長い間、事態が捨て置かれることがある。だが、よかれと思ってやってきたことが無駄だとわかったとき、つまり、「きわめて静かなる話し合い」がまるで功を奏さず、ミスを減らそうと同僚が陰でどれだけ頑張っても事態が好転しないことが明らかになると、周囲の態度が急速に変わる。ちょっとしたことが大きな動きに発展することもある。グッドマンの場合、きっかけは出席が義務づけられている週一回の症例検討会に欠席したことだった。一九九三年の後期から、彼はこの会に出なくなった。なげやりな治療をするようになって以来、グッドマンはだれよりも多くの訴訟を抱えていたのだが、同僚は彼の処遇について積極的に取り上げる度胸がなかった。しかし、グッドマンが症例検討会に出なくなったため、この違反行為を理由として、同僚医師はついに彼と対峙することにした。

症例検討会に出なければ深刻な問題になると、多くの人がグッドマンに警告し、その口調は次第に鋭いものになっていた。「それなのに、彼はまったく真に受けなかったのです」と同僚の一人は私に話した。この状態が一年続くと、病院の理事会はグッドマンを保護観察に付した。ところが、その期間中、グッドマンはますます多くの患者の手術をおこない、さらなる面倒を起こした。この調子で、また一年が過ぎた。一九九五年九月の労働者の日、病院の理事会と弁護士は、会議室の長いテーブルの向こう側にグッドマンを座らせ、病院側は手術をおこなう彼の特権を停止するとともに、これまでの医療過誤を州の医師会に届けて調査してもらう旨を言い渡した。彼はクビになったのである。

グッドマンは自分が抱えていた問題についても、職を失ったことも家族に話さなかった。毎朝スーツとネクタイ姿で家を出て、診療所に向かう生活を何週間も続けた。そして、予約されていた最後の何人かの患者を診て、手術が必要な患者には別の医者を紹介した。一カ月もしないうちにやることがなくなった。妻は様子がおかしいと察した。そして、夫を問いつめ、ついに真実を知った。妻は激しいショックを受け、自分の夫が見知らぬ詐欺師のように思えた。妻に知られてから、グッドマンは自宅に引きこもり、ベッドから出なくなった。何日もだれとも話さないこともあった。

医療行為を停止されて二カ月後、グッドマンの元に新たな医療過誤裁判の通告が届いた。以前肩の関節炎で彼の診察を受けた主婦からの訴えだった。グッドマンは手術で人工関節を入れたが、結果的に治療は失敗だった。この訴訟で、忍耐の糸が切れた。「失うものは何もなかった」「友人と家族はいたが、仕事がなかったのだから」と彼は私に言った。多くの医者と同じように、グッドマンにとっても仕事こそが自分の存在を示すものだった。

地下室に四十四口径のマグナムがあった。アラスカに釣り旅行に行ったとき、熊から身を守るために手に入れた銃だ。グッドマンは自殺を考え、銃弾を詰めた。引き金の引き方は知っていたし、速やかに死が訪れることもわかっていた。どこまでいっても、彼は外科医だったのだ。

一九九八年、私はパームスプリングスの近くで開催された医学会に来ていた。講義スケジュールが記載された分厚い冊子をめくっていると、見慣れない表題が目に付いた。「有害な医療行為で訴えられた二百人の医者（講師、ケント・ネフ）」と書いてある。[8] 講義はメインホールから離れた小さな教室で開かれていた。観客はせいぜい二、三十人しかいない。講師のネフは、五十代で、白髪をきれいにカットした生まじめそうな人物だった。深刻な行動上の問題を抱える医者やパイロットなどを専門とする精神科医だ。一九九四年、ネフは、トラブルメーカーの医者のことで悩む病院や医療グループを援助する小規模なプログラムの責任者になった。まもなく、全国の病院から彼の元にそうした医者が送られてくるようになり、これまでに二百五十人以上にのぼる患者を診察してきた。ネフは、疾病管理センターの科学者が結核の感染数を分析するように、集めたデータを検討していった。

ネフの発見は、意外な内容ではない。患者に致命的な害を及ぼすまで、医者は危険とは見なされない。薬物等の中毒や精神障害などの問題を持っているのではないかと取り沙汰されることもめったにない。そして、問題が表面化したらしたで、決着が着くまで泥沼が待っている。私が感銘を受けたのは、ネフが政府の関係機関から助成金も援助も受けず、たった一人でこの難問に取り組み、成果を出そうとしていることだった。

この講義の数カ月後、私はネフに会うためにミネアポリスへ飛んだ。ネフは同市のパウダーホルン地区に近いアボット・ノースウエスタン病院でこのプログラムを実践していた。病院に着くと、本館から離れてひっそり建つ煉瓦造りのビルの五階に通された。薄暗く長い廊下の両側にはプレートのないドアが並び、床にはベージュの短毛カーペットが敷かれていた。まるで病院のようには見えない。立て看板に「専門評価プログラム」と活字体で書かれている。ドアの一つから銀縁の眼鏡をかけツイードのジャケットを着たネフが現れ、病院の中を案内してくれた。

毎日曜の夜、全国の医者がスーツケースを手にこの建物に到着する。彼らは、階下で入院手続きを済ませた後、これから四昼夜過ごすことになる寮の部屋に入る。私が訪問した週には、三人の医者が患者として滞在していた。患者はいつでも好きなときに出入りすることができます、とネフは説明した。それでも、ここにいる間はあまり自由な行動はとれないだろう。多くの場合所属する病院がこのプログラムにかかる七千ドルの費用を負担しており、患者である医者は、「診療を続けたければミネアポリスに行かなければならない」と言われてここに来ている。

本プログラムで特に注目すべき点は、ネフが自ら医療機関を説得して、医者を自分のところに来させているところだと思う。ネフは手助けを申し出るだけなのに、患者がどんどん集まってくる。結局、病院や診療所はネフの助けを心待ちにしていたということだろう。しかも、困っていたのは病院だけではなかった。やがて、航空会社からパイロットが送られてくるようになった。そして裁判所からは判事が、企業からは最高経営責任者がやってきた。

ネフのしていることは、おせっかいに近い。つまり、子どもが咳をするからと診療に来た親に、人生論をぶつ医者のようなものだ。ネフは医者を受け入れるが、組織側が問題をあまりにも長く放置していた場合には、そのことを明言した。ネフによれば、問題行動のパターンには、彼が「象徴的行動」と呼ぶものがあり、患者がその行動をしたら、非常に問題は深刻であると考えなければならない。たとえば、外科医が手術室でメスを投げつける、パイロットが飛行中に我を忘れるほどの怒りに駆られるといった行動だ。ところが、現実にこうしたことが起こっても、人々は「彼は優秀な医者だよ。だけど、時々、カッとすることはあるね」という程度にしか感じない。

ネフは、象徴的行動には少なくとも四つのタイプがあるとしている。まず、怒りを抑えることができず、しかもそれが一過性ではないもの。二番目は、常軌を逸した行動（机を整理することがやめられず、一日のうち二時間をその作業に費やしている医者をネフは知っている。この医者は後に重度の強迫性障害と診断された）。三番目は職業の枠を越えた行為（ネフの患者のホームドクターは、若い男性患者と二人きりで夕食に出かけたり、いっしょに休暇旅行に行ったりした。このホームドクターは、思春期の少年に対して抑えがたい性的幻想を抱いていることがわかった）。そして、四番目は、（グッドマンの場合のように）異常な数の訴訟や苦情を抱えこむ場合で、ほかのタイプよりも多く目につく事例である。ネフは、このプログラムを通じて、こうした行動を軽視しないよう、かなりの数の病院（および航空会社、企業）に説いてきた。現在、多くの企業が雇用契約の中に、象徴的行動が見られたときには評価の対象となり得ることを明記している。

とはいえ、ネフのプログラムで肝心な部分は、心臓の専門医が患者の胸の痛みを診断するように、患者を診断することであった。ネフは、自分の元に送られてきた人物を診察し、いくつかのテストを受けさせた後、今その人に何が起こっているのか、その人が安全に仕事を続けられるか、あるいは今後どうなる可能性があるかについて、専門家としての意見を述べる。ネフは、だれもが絶対にやりたくないと思っていること、つまり同僚の医者を裁く（ネフは「査定」という言葉を好んで使う）ということを、進んでやっていたのである。しかも、彼のやり方は医者の同僚には及びもつかないほど冷静で徹底したものだった。

私がミネアポリスを訪れた週に病院にいた三人の医者の例を見てみよう。ネフはまず徹底した情報収集をおこなう。月曜の朝から始め、丸三日間を費やして、ネフと四人の臨床医は患者である医者と個別に面談をした。患者は、六回以上も繰り返し同じ話をさせられるのだが、こうすることで、言い逃れや自己弁護で築かれた壁を破って、細部にわたる真実を明らかにできるという。患者が到着する前に、ネフはあらかじめ各患者について分厚い資料を入手している。そして、プログラムが実施されている週の間も、遠慮なく患者の同僚に電話をかけて、患者が語ったことの矛盾点やあいまいな箇所を確認した。

ネフは、患者に血液検査を含む一通りの身体検査を受けさせ、問題行動が身体的な原因によるものではないことを確認した（手術中に何度か体が動かなくなったため、ネフのところに送られたある医者は、進行性パーキンソン病だったことがわかった）。また、アルコールと薬物の検査、そしてギャンブル中毒や妄想型統合失調症まで視野に入れた一連の心理テストもおこなわれる。

プログラムの最終日になると、ネフは診断チームのメンバーを狭い会議室に集めて、結論を出すための話し合いに入る。この間、患者の医者たちは自室で待機する。メンバーは、約一時間かけて各患者のデータを検討する。その結果を踏まえて、まず診断を下す。大部分の患者は、うつ病、躁うつ病、薬物やアルコール中毒、完全な精神病など、何らかの精神的疾患を持っている。そして、ほとんど例外なく、こうした診断を受けたことも、治療を受けたこともない。離婚、悲しみ、病気といったストレスにさらされているだけで、精神的疾患はない患者も中にはいる。診断を下したら、次に当該の患者が職場に戻って医療行為を続けることができるか否かについて話し合う。ネフは報告書の一例を私に見せてくれた。「アルコール中毒症により、現時点でX医師が正しい医療行為を安全におこなうことは不可能である」というように、査定結果は、きわめて明確に記される。診断チームが最後にするのは、各患者への細かいアドバイスを書くことだ。職場に復帰できると判断された医者に関しては、予防措置を提案する。たとえば、抜き打ちの薬物テストをおこなうこと、同僚の中から監視担当者を決め医者の行動を見守ること、医療行為には一定の制限を設けることなどだ。また、仕事は続けられないと判断した医者については、いついつまでは絶対に医療行為をしてはならないという期間を示し、詳しい治療手順と、再評価のための明確な基準を記す。この会議が終わると、ネフは患者を一人ずつ彼のオフィスに呼んで、勤務先の病院や診療所に送付する最終的な報告書の内容を説明する。「たいてい、患者は驚きますね」とネフは言う。「九割の人が、予想していたよりもわれわれの勧告の方が厳しいと感じるようです」

私たちは提案をするだけです、とネフは一度ならず私に言った。とはいえ、報告書に記された以上、病院や医療グループはその勧告に従い、該当の医者にも治療方針に沿って行動してもらうしかなくなる。ネフのプログラムの優れた点は、ひとたび問題が起こったら、ほとんど自動的に後処理がおこなわれるところにある。つまり、ミネアポリスへ行き、評価と診断が下され、治療計画が作られる。同僚たちはもう裁判官や陪審員の役を演じなくてもよくなる。そして問題を抱えた医者には救いの手が差し伸べられる。ネフとチームのメンバーは、これまでに、職を失っていたかもしれない数百人を救い、おそらくは数千人の患者を危険から救ってきたのだ。

この種のプログラムを実施しているのは、ネフだけではない。ここ数十年の間に、米国および海外の医師会は「病んだ」医者を診断し治療する多数のプログラムを立ち上げてきた。しかし、ネフのプログラムは、個人レベルでおこなわれている数少ないものであり、ほかの多くのプログラムに比べより体系的な理論に基づいていた。

それにもかかわらず、私の訪問から数カ月後にネフのプログラムは廃止された。全国的な注目を集め、患者の数も増えていたのだが、この専門評価プログラムは経済的に立ちゆかなくなったのだ。ネフは、アボット・ノースウエスタン病院に支援の継続を求めたが断られた。私が最後にネフと話したとき、彼は別の場所でプログラムを立ち上げるための後援者を探していた。

ネフのプログラムが成功したといえるかどうかはともかく、彼は何ができるかを示してくれた。ただ、医者のために、そしてそれ以上に患者のために、私たちがこうした方法を受け入れられるかどうかはむずかしい問題である。ネフがやっていたようなプログラムは、まったくごまかしがきかないため、直接的すぎると思うむきもある。医者が問題のある同僚（悪質ではないありふれた悪い医者）をしかるべき機関に届け出るときには、その結果同僚が逮捕されたり起訴されたりするのではなく、診断と治療がなされる可能性が高い場合に限られる。そのためには、社会が悪い医者を反社会的人間のごとく扱うのではなく、葛藤して苦しむ一人の人間として見るようにならなければならない。ネフは「行為を憎んで人を憎まず」という信念を持っている。世間の人々は、何も訊かず何も語らない世界の方が居心地がよいのかもしれない。自分がどう感じているかを知りたければ、こう自問してほしい。「元は麻薬中毒だった麻酔医、躁病だった心臓専門医、小さな女の子によからぬ欲望を持っていた小児科医に治療を受けさせて復職させる制度があって、そうした不適格者をより多く見つけられるとすれば、それを受け入れられますか？」と。あるいは、こういう質問でもいい。「ハンク・グッドマンが再びメスをとる姿を見たいと思いますか？」

ハンク・グッドマンの人生は、そしておそらく彼の職業も、ケント・ネフが救ったと言えるだろう。一九九五年の十二月半ば、グッドマンは自殺について思い悩んだ末ネフに電話をかけた。ネフのプログラムのことを知ったグッドマンの弁護士が電話番号を渡してくれていたのだ。ネフは、すぐに来てください、と彼に言った。翌日グッドマンはミネアポリスに向かい、二人は一時間ほど話した。「ネフと話した後、また息ができるようになったと感じた」とグッドマンは語っている。ネフは率直で親しみやすい態度で「きっと助けてあげます。あなたの人生は終わってはいない」と断言した。そして、グッドマンはその言葉を信じた。

グッドマンは、自分で費用を払い、翌週からネフのプログラムに参加した。それは苦しい四日間であった。ときにはネフの診療チームと対立したこともある。グッドマンは、診療チームが見つけ出した事実をすべて受け入れ、自分がしてきたことをすべて認めるための心の準備ができていなかった。主たる診断は、長期的なうつ病だった。チームが出した結論はいつものように歯に衣着せぬものだった。報告書にはこう書かれている。「当医師は、重度のうつ病のため、安全な診療をおこなうことは不可能であり、当分の間診療はおこなえない」。これに続いて、「ただし、長期的に適切な治療を施すことにより、いずれは完全に復職できる見込みがあると思われる」となっていた。グッドマンにつけられた診断名よりも大切なのは、専門機関として の権限を持って、本人に問題があること、診療をおこなってはならないこと、そしていつの日か医者に戻れ る見込みがあることを彼に告げた調停行為そのものだった。

ネフのアドバイスに従って、グッドマンは精神科病院に入院した。その後、地元の精神科医と彼の監督を命じられた内科医が協力して自宅での彼を見守った。グッドマンは抗うつ剤のプロザックを服用し、次にエフェクサーを飲むようになった。グッドマンは忠実にプログラムをこなしていった。「最初の年は、自分が生きていようが死んでいようがどうでもよかった」と彼は話す。「二年目になると生きていたいけれど、仕事はしたくないと思い、三年目には仕事に戻りたいと考えるようになった」。そして、ついに地元の精神科医、内科医、そしてネフが全員一致でグッドマンの職場復帰に同意した。主にこの三人からの助言により、州の医師会はグッドマンが診療を再開する許可を与えた。ただし、最初は週に二十時間以上働かないこと、しかもほかの医者の監督下で診療をおこなうこと、という制限付きだった。また、定期的に精神科医と内科医に会うことになっていた。診療所に戻ってからも最低六カ月は手術が禁じられた。その期間が終わると、完全な診療行為がおこなえると再評価されるまで補助として手術に立ち会うことだけが許された。加えて、抜き打ちの薬物検査とアルコール検査を受けなければならなかった。

それにしても、彼を受け入れる病院はあるのか。かつてグッドマンの共同経営者だった医者は「私には荷が重すぎる」と言った。グッドマンは、自分の別荘がある湖に面した田舎町で腰を落ち着けることになりそうだった。その町には小さな病院があり、夏の間は四万五千人の人々が来院するが、整形外科医はいなかった。町の医者たちはグッドマンがかつて起こした問題を知っていたが、何年も整形外科医を探していたため、ついに彼を受け入れることにした。それでも、グッドマンが医療過誤保険を手に入れるのに、一年近くかかった。そうこうするうちに、「患者を相手にする仕事に完全復帰するのはストレスが多すぎるのでやめたほうがよいかもしれない」と考えるようになり、グッドマンは、保険会社のために身体検査をおこなう仕事から始めることにした。

つい先頃、私はグッドマンの自宅を訪れた。煉瓦作りの農家で、居間は犬と猫と鳥と小さなおもちゃに占領されていた。台所の隅にコンピュータが置かれ、整形外科の専門誌とCD－ROMが並んでいる。ポロシャツとカーキ色のパンツを着た彼は、見方によってはだらしなく思えるほどにおおらかでくつろいだ様子だった。家族とともに過ごす時間と、専門分野の最新情報を得る時間を除けば、拘束するものはないに等しい。新しい生活はふつうの外科医の生活からはかけ離れていたが、グッドマンは仕事に対する情熱が芽生えるのを感じていた。再び私は、緑の手術着を着たグッドマンが手術室の電話に向かい、膝に感染を起こした患者の件で助手から質問されているところを思い描こうとした。そういう未来があってもおかしくはない。

何をしようと、われわれはみな、完全でない人間の手に委ねられているのだ。この事実を認めるのはつらいことだが、逃れられないことである。どんな医者も、知っておくべきことを学んでおらず、判断ミスを犯すかもしれず、精神的に弱いところがある。私は、今のグッドマンよりも強靱だろうか？　信頼できる人間か？　良心的か？　自分の限界を理解しているか？　そうだと思いたい。そう思わなければ毎日の仕事を続けられない。だが、本当のところはわからない。わかる者などいないのである。

グッドマンと私は町に食事に出かけ、それから二人でドライブした。彼が前に勤めていた病院のところを通ったので、ちょっと寄っていいですか、と尋ねた。いっしょに来ていただかなくていいですよ、と私は言った。グッドマンはこの四年間で二度か三度しか、この病院に来ていないという。しばらくためらった後、いっしょに行きますと言った。自動ドアを抜けて、白で統一された玄関に入った。すると、明るい声が聞こえてきた。そのとき私は、グッドマンは来たことを後悔しているだろうなと思った。

「まあまあ、グッドマン先生じゃありませんか！」とにこやかに話しかけてきたのは、受付に座る品のいい白髪女性だ。「何年ぶりかしら。どうしてらしたんですか？」

グッドマンは、足を止めた。答えようと口を開けたが、なかなか言葉が出てこない。「引退したんだよ」そう彼は言った。

女性は、明らかに困惑した様子で首をかしげた。グッドマンはすこぶる健康そうだし、自分よりも二十歳は若いはずだ、と。それから、目を細めると、状況を理解したような表情に変わった。そして、「そうでしたか、自由を満喫してらっしゃるのでしょうね」と愛想よく言った。

グッドマンは、釣りに挑戦しようとしていることなどをぎこちなく付け加え、私たちはその場から離れていった。するとグッドマンは立ち止まり、もう一度女性に話しかけた。「でも、復帰するつもりだよ」

第二部　不可解

十三日の金曜日、しかも満月

ジャック・ニクラウスは、トーナメントのとき必ずポケットに三ペニーを入れてプレイする。マイケル・ジョーダンは、いつもシカゴ・ブルズのユニフォームの下にノースカロライナ大学のボクサーショーツをはいていた。デューク・エリントンは、黄色い物を着てステージに上がることはなかったし、バンドのメンバーにも演奏させなかった。音楽家やスポーツ選手にとって、縁起かつぎは絶対に必要なものらしい。プロ野球の選手は特に縁起をかつぐと言われている。かつてボストン・レッドソックスのスター選手だったウエイド・ボッグス三塁手は、試合の前に必ずチキンを食べることで有名だった。また、トミー・ラソーダは、ロサンジェルス・ドジャーズの監督をしていた時期、欠かさずリングイーネを食べていた。それも、相手チームのピッチャーが右利きのときはトマト味のクラムソース、左利きのピッチャーのときはホワイトソースと決めていた。こうしたこだわり屋の中でも、異彩を放っているのがニューヨーク・メッツのピッチャー、タークク・ウェンデルだ。試合中の幸運を期して、動物の牙のネックレスをかけ、ソックスははかず、絶対ファウルラインを踏まず、イニングの合間に歯を磨いている。一九九九年のシーズンには、メッツに百二十万ドル九十九セントの契約金を要求した。「99って数が好きなだけだよ」とウェンデルは報道陣に語った。

しかし、こうした縁起かつぎをしている医者を、私は知らない。医者、わけても外科医は、理性的であることを旨とする。科学において最大の喜びは、とりわけ人に手術をすることは、論理的な計画と思考が思い通りに運ぶところにある。実地医学に信条があるとすれば、それは、思慮深くあれということだ。そして、実地医学に携わるわれわれ医師は、神秘主義を無条件に軽蔑することはないまでも、歓迎はしていない。せいぜい、お気に入りの靴をはいて手術に臨んだり、傷口を縫合した後、包帯を妙な形によじりながら巻いたりする外科医がいるくらいだ。しかも、「ほかの靴は履き心地が悪くてね」とか、「テープだとかぶれるんだよね」（ただし、ほかの医者はテープで問題ないと思っている）などともっともらしい言い訳をする。だが一般には、こうしないと縁起が悪いからね、と言う医者はいないはずである。

だから私は、ある日の午後、仲間の外科研修医たちとテーブルを囲んで救急外来の来月の夜間当直医の割り振りを話し合っていたとき、十三日の金曜日の当直を引き受けようとする者が一人もいないことに心底驚いた。私たちは順に自分の好きな日を選んでいった。順番が何度か回ってきたが、最初のうちは何もおかしなところはなかった。金曜日の夜は全部残っていたが、週末前なので当たり前のことだった。ところが、当直の決まっていない日が残りわずかになると、ある金曜日が意識的に避けられていることがはっきりしてきた。おいおい、と私は思った、みんなどうかしてるよ。そこで、自分の順番が回ってくると、その夜の欄に名前を書き入れた。「ゆっくり休んでおけよ」と研修医の一人が言った。「その晩はものすごく忙しくなるぜ」。私は笑って、すぐにそのことは忘れた。

しかし、数日後カレンダーを見ていた私は、その十三日の金曜日が満月だということに気づいた。さらに、「その日は月食らしいよ」と同僚が言った。その瞬間（ほんの一瞬だが）、自信がゆらいだ。もちろん、十分に訓練を積んだ理性的な医師である私は、そうした考えに容易に屈服したりはしない。ばかげた理屈の反証となる事実がきっとあるはずだ。そこで私はその裏付けをとるために図書館に向かった。

苦労してやっと一つの科学的研究論文を見つけた。それは、十三日の金曜日に、本当に悪運が訪れるのかを調べたものだ（こんなことを実際に研究した人がいたということと、こうした例を一つしか見つけられなかったことのどちらに驚くべきなのだろう。どうやらこの世には、思いつくありとあらゆることについての研究が溢れているらしい。そういえば前に図書館でいろいろな本を見ていたら、ガムを嚙むときに唾液はいかに口の中に広がるか、という調査報告書があった）。一九九三年に『ブリティッシュ・メディカル・ジャーナル』に発表されたその調査研究は、ロンドン郊外のある町の病院に運ばれてきた交通事故による入院患者数を、十三日の金曜日と六日の金曜日とで比較したものだった。[1] 十三日の方が幹線道路の交通量が少なかったにもかかわらず、交通事故による入院患者数は、六日より五十二パーセント多かった。「十三日の金曜日はかなり不運の度合いが高い」と筆者は結論づけ、「家にいることをお勧めします」と助言していた。残念ながら、家の中での不運をいかに回避するかは書かれていなかった。

それにしても、一つの町のたった一回だけの十三日の金曜日について調べたたった一つの研究など当てにできるはずもない。無作為に選んだデータを比較したら、たまたま事故の多い日もあるだろう。多くの研究がおこなわれてそのような結果が出ているのでなければ信じられるものではない。といっても、そんな研究はまだおこなわれていないのだが。

逆に、どんなものに対しても、人は何もないところから規則性を見つけ出す事実は証明済みである。これは私たちの脳の働きのなせる技だ。まったく意味をなさないパターンのなかから人は意味を見出そうとする。統計学者ウィリアム・フェラーは、いまや古典となっているある事例でこれについて説明している。[2] 第二次世界大戦中、ロンドン南部がドイツ軍によって集中爆撃を受けたのだが、繰り返し何度も爆撃された地区がある一方で、一度も爆弾が落ちてこなかった地区があった。そこにはあえて落としていないように見えたので、人々はそこにドイツ人スパイがいるからにちがいないと思った。ところが、フェラーは爆弾の命中確率を分析し、爆撃の分布は完全に無作為であることを突き止めた。

ありもしない規則性を見出してしまう傾向は、「テキサスの名ガンマンの欺瞞」と呼ばれる。[3] 納屋の壁に向けて銃を撃ってから、その穴の周りに標的のマークを描き込むテキサスの名ガンマンのように、人は普段と違うこと（「今日一日で四つも悪いことが起こった」など）に気づくと、そこに規則性を見出そうとする。だとすれば、十三日の金曜日と同じように、きっかけさえあれば人は十三日の木曜日や五日の金曜日を恐れることだってあり得るだろう。にもかかわらず、十三日の金曜日を嫌う人たちは多い。ノースカロライナの行動科学者ドナルド・ドッシーが推定したところでは、千七百万人から二千百万人の米国人が「十三日の金曜日恐怖症」にかかっていて、その日には極度の不安に陥ったり、活動パターンを変えたりしている。この恐怖症の人は、家を出る前にちょっとした儀式をおこなったり、病気で欠勤したり、飛行機の予約を取り消したり、大きな買い物は先延ばしにしたりしている。それによる商取引の損失は年間七億五千万ドルにのぼるという。

満月に関する迷信はさらに根強い。一九九五年におこなわれた世論調査では、米国人の四十三パーセントが、月のせいで人の態度が変わると信じている。おもしろいことに、精神医療の専門家には、ほかの職種の人よりこの説を信じる傾向がある。何世紀も前から、世界中のさまざまな文化圏では、満月と狂気が関連づけて考えられてきた。狂気を意味する英語の“lunatic”もラテン語の月（luna）からきている。確かに、月の満ち欠けに人の精神が影響されるという説は、十三日の金曜日の不運説よりももっともらしく聞こえる。

科学者はかつてバイオリズムという考えを拒否していたが、現在では、季節が私たちの気分や行動に影響を与えることや、人には本来「概日リズム」が備わっているということは広く認められている。一日の時間帯によって、体温、敏捷性、記憶、気分などが変化するのは概日リズムがあるからである。

コンピュータで検索をかけると、「概月」周期で百件ほどの研究が見つかった。その中で一番興味をそそられたのは、オーストラリアのニューサウスウェールズにある病院で、自ら薬物中毒に陥った人を対象に五年をかけておこなわれた調査で、『メディカルジャーナル・オブ・オーストラリア』に発表された。[4] 一九八八年から一九九三年の間に、この病院には薬物の過量摂取または毒性物質による中毒で二千二百十五人の患者が入院した。研究者は、人が薬物中毒に陥る時期を、月の満ち欠けだけでなく、その人の星座や数霊術の値（占いで有名なゾラーの著書に書かれた公式を使って計算されたもの）も照らしながら調べた。驚くに当たらないが、自ら薬物中毒に陥る率は、患者が乙女座でも天秤座でも変わらない。ゾラーの占いに使われる数字も関係ない。しかし、女性に限っては、新月の前後より満月の時期の方が二十五パーセントほど薬物の過量摂取する率は少なかった。

不思議な話だが、薬物中毒の数の減少は、ほかの調査結果とも合致している。人の心理が満月と関連づけられるとすれば、満月はむしろ人を守る役割を果たしているようだ。フランスのドルドーニュ県で十年間自殺の調査をおこなった研究者は、一九九六年に調査の結果をほほえましくもぎこちない英語で報告している。[5]「フランス人は、満月のとき少なく死に、新月の頃には多く死ぬ」と。また、オハイオ州カイヤホガ郡とフロリダ州デード郡でおこなわれた調査でも、満月のときに自殺率が下がるという結果をあげている。ただし、これらの調査だけでは、満月には良い効果があるという説の決め手にならない。多数の調査では、自殺と月の満ち欠けとの関連性は見つからなかった。[6]

その他の狂気じみた行為に関しても、月の影響はないようだ。研究者は、警察署への通報、精神科医の相談数、殺人件数のほか、精神の変調を示す毎日の記録を詳しく検討してきた。この中には、救急外来の受付数も含まれている。そして、ここでも精神と月との関連性は認められなかった。

私はこの結果に気をよくして、満月も十三日の金曜日も、当直の夜を脅かすものではないと確信しながら図書館をあとにした。二週間後に、その日がやってきた。私は午後六時ちょうどに救急外来に入り、日勤の研修医と交替した。ところが、すでに診察しなければならない患者が列をなして待っているではないか。しばらくして、やっと患者が少なくなったときに、新しい外傷患者が運ばれてきた。スピードの出しすぎで正面衝突して意識不明に陥っている二十八歳の男性だ。血だらけで蒼白だ。警官と救急救命士によると、この男は銃を手にガールフレンドをストーキングしていた。そこへ警官が来たため、車で逃走し、カーチェイスの末、大事故を起こしたという。

その夜は、ずっとそんな調子だった。仲間同士でよく言うように、私は「ひどい忙しさだった」。そこらじゅうを走り回り、二分と座る暇もない。待合室はずっとごったがえしていた。

「十三日の金曜日で満月ですものね」と看護師はしたり顔で言った。

そんなの迷信さ、と言いかけた。だが、口を開く前に呼び出しのベルが鳴った。また新たな外傷患者がやってきたのだ。

痛みの波紋

痛みには物語がある。ローランド・スコット・クインランの痛みの物語は、五十六歳のときに起きた事故から始まる。白髪頭のクインランは船が大好きで、蝶ネクタイとオランダの葉巻シガリロを好むボストンの建築家だ。ビーコンストリートにある自分の名前を冠した建築事務所は経営も順調で、彼はマサチューセッツ大学医学部の設計も手がけていた。一九八八年三月、クインランは設計を請け負っていたフランクリンパーク動物園の建築現場で足場から転落した。背骨は無事だったが、左の肩関節がはずれて骨折し、何回か手術を受けた。秋には仕事に復帰したのだが、その頃から背中でヘビがのたくるような激しい痛みにみまわれるようになった。発作は繰り返し起こった。初めのうちこそ無視しようとしたが、まもなく我慢できないほどひどくなった。顧客と打ち合わせ中に突然背中の痛みにおそわれ、顧客に支えられてソファや床に横たわるまで悲鳴を上げないでいるのがやっとという状態が一度ならずあった。同僚とレストランで食事をしているときに激痛におそわれ、テーブルに嘔吐してしまったこともある。ほどなく仕事も日に二、三時間しかできなくなり、ついには建築事務所を共同経営者に譲り渡さなければならなくなった。

クインランの整形外科医は何枚もX線写真を撮ったが、これといった原因を見つけられなかった。関節炎の気があるが、取り立ててあげつらうほどのものではない。そこで、クインランは痛みの専門家に紹介され、注射器に入ったステロイドを長い針で脊椎に注射された。この硬膜外注射と局所麻酔の効果は、最初の数回は数日間、ときには数週間も続いたのだが、繰り返すうちに次第に薄れていき、最後にはまったく効かなくなった。

私は、クインランのCTスキャンとともにほかの検査の結果一式、および画像を見せてもらった。どれを見ても、彼の腰痛の深刻さをうかがわせるものはない。骨の損傷、腫瘍、感染はないし、関節の炎症すら見られなかった。背骨は市松模様のように規則正しく並んでいる。背骨と背骨の間でクッションの役割を果たすゲル状の椎間板もきれいだ。腰椎部分で二つの椎間板がわずかに突き出しているものの、この年の男性ではふつうであり、突起部分が神経を圧迫しているということもない。インターンであっても、クインランの腰に手術を施す理由がないことがわかっただろう。

痛みを説明する身体上の要因が見つからない患者に出会った場合（そういう患者はかなりの数にのぼるのだが）、医者は及び腰になるきらいがある。物事は論理的で理解可能であると信じている医者は、問題があれば、それを見たり感じたり、あるいは少なくとも何らかの機械で測定できるはずだと考える。だから、クインランのような痛みに対しては、その原因がすべて患者の頭の中にあると結論づけようとする。つまり、それは身体的な痛みではなく、頭で作り上げた「精神的な」痛みだというわけだ。事実、クインランの整形外科医は、理学療法士だけでなく精神科医に診てもらうように勧めている。

私がボストン郊外の海岸の町にあるクインランの自宅を訪れたとき、彼はこぢんまりした庭を見渡せる大きな窓のある台所にいて作業机に向かっていた。そこはクインランのお気に入りの場所だった。机の上には未完プロジェクトの青写真が巻かれた筒が何本か置いてある。脇には電話があり、各種の製図用ペンと小さな定規や分度器が無造作にペン皿に入っている。あいさつをしようと立ち上がったクインランは、痛そうに顔をゆがめた。彼が受けた徹底的な精密検査と、完璧に見えた背骨の画像のことを思い出した。痛みは本物なのだろうか?

率直にそう尋ねると、クインランはかすかに笑って、私自身も時々わからなくなるんですよ、と言った。「ここでは、ずいぶん楽をしています」と彼は言う。身体障害者の認可票を手に入れ、経済的な不安も経営上のプレッシャーもない。そして何かやりたくないことがあれば、腰の痛みがひどくてできない、と言うだけでいいのだ。しかし、腕に貼ったパッチから絶えず鎮痛剤のフェンタニールを大量投与しているにもかかわらず、激しい痛みのせいで、列に並ぶ、階段をのぼる、続けて四時間以上眠るといった、ごく簡単なことさえできない。「腰の筋肉を絞り上げられているような感じです」と彼は言う。

彼の妻にも「ご主人が痛いふりをしているだけなのでは、と思ったことはありませんか?」と聞いた。クインランより年下で長身の妻は、「この十年というもの来る日も来る日も夫の痛みを見守り、それが夫婦生活をどんどん不自由にしていくのを黙って見ていることしかできませんでした」と語った。そして、夫が苦痛に屈する様子も見てきたが、痛いふりをするために私にあんな姿を見せることは夫のプライドが許さないはずです、と言う。食料品の袋を持とうとしても、ばつの悪そうな表情ですぐにその袋を元に戻さなければならない。映画が好きだが、この数年は映画館に行ったことはない。痛みがあまりに激しくて、トイレまで歩けず下着を汚したこともあるそうだ。

それでも妻は、この痛みは精神的なものかもしれない、と考えることがある。夫は、いらいらしたり心配事があったりするときには痛みがひどくなり、機嫌がよかったり何かに気を取られていたりするようなときには痛みが訪れないようなのだ。クインランは、無性に気分が落ち込むときには体調とはほとんど関係なく恐ろしい発作が起こる。彼の担当医と同じように、妻もまた、身体的な異常が見られないのに、これほど手に負えない痛みが生じることが不思議でならないと思っている。それに、発作の引き金となる要因はなんなのだろう。その日の気分なのか、考えていることか、あるいはそんなことはまったく無関係なのか。彼女にしてみれば、痛みにこうした特徴があるのはおかしい、何か理由があるに違いない、と思う。しかし、意外なことにローランド・スコット・クインランの症状は少しもおかしくはない。慢性的な痛みに苦しむ人々の間では、これは典型的な症状なのだ。

四十代のエドガー・ロス医師は、ボストンのブリガム・アンド・ウィメンズ・ホスピタルの慢性疼痛治療センターのディレクターでクインランの担当医である。ロス医師の元には、腰痛、首の痛み、関節痛、全身痛、神経因性疼痛、エイズに由来する痛み、骨盤痛、慢性的な頭痛、癌の苦痛、幻肢痛など、ありとあらゆる種類の痛みを抱えた患者が訪れる。多くはすでにほかの何人もの医者やセラピストに診てもらっているのに治らない患者たちである。

当センターの待合室は、ふつうの病院と特に変わったところはない。毛足の短い空色のカーペットが敷かれ、古い雑誌が置かれ、無表情の患者が壁を背に静かに腰を下ろしている。ガラスのケースに患者からの礼状が飾られている。ただ、先日私がロス医師を訪ねたときに気づいたことだが、ここにある医者への礼状はほかの病院で見かけるような感謝の手紙とは様子が違っていた。このセンターの患者は、完治したことに礼を述べているのではなく、自分たちの痛みを真剣に取り上げてくれ、そしてそれを信じてくれたことに礼を述べているのだ。実際、私のような医者にとっても、痛みの専門家はありがたい存在である。私たちは、患者に対して感情的に中立的であろうと心がけているが、実は同業者の間では慢性的な痛みを訴える患者は悩みの種なのである。彼らは医者が説明も治療もできない病気を突きつけてきて、医者の自信と権限を揺るがす。だから、ロス医師のような専門家にこうした患者を任せることができれば、私たちは大いにほっとできるのだ。

ロスは私をオフィスに招き入れた。彼の優しげな口調とゆったりした物腰は、患者に安心感を与えるに違いない。ここではクインランのような症状の患者が多い、と彼は言う。現在、慢性的な腰痛は、労働を妨げる原因として風邪に次いで二位に挙げられており、労働者が請求する補償金の四十パーセントほどを占めている。事実、今日の米国では腰痛が流行しているのだ。だが、その理由は不明である。ふつう腰痛は背骨が変な方向に圧迫されて起こる器質的な問題だと考えられている。このため、病院は六十年近く前から職場向けの講座をおこなってきたのだが、今では、「正しい持ち上げ方」を教える「背骨教室」を開設している。不思議なことに、肉体労働に従事する人の数は減っているにもかかわらず、慢性的な腰の痛みを訴える人の数はかつてないほど増えている。

器質的な問題だとする解釈はたいてい間違っている、とロスは言う。変な姿勢で物を持ち上げると、筋肉が引っ張られたり椎間板がずれることはある。だが、その種のことは、何かの拍子にだれにでも起こることで、それが原因で持続性の痛みに悩まされることはそう多くない。突発的な背骨の損傷のうち、慢性の腰痛に発展しそうな物理的要因を見つけ出そうと、さまざまな研究がおこなわれてきたが、かんばしい結果は得られていない。[1] たとえば、医者はかつて椎間板の損傷を痛みの原因と考えていたが、最近の調査でも、これを裏付ける事実は見つかっていない。[2] 背骨のＭＲＩスキャンを撮ると、腰痛がない人々の大部分に椎間板の出っ張りが見える。逆に、クインランのように慢性の腰痛に苦しむ患者の過半数が、骨の構造に欠陥はないと診断される。そして、異常が見つかった人の中でも、激しい痛みと損傷の大きさとの相関関係は認められていない。

背骨の状態が慢性的な腰痛と関係ないとすれば、何が原因なのだろう。おそらく、それは医者と患者のどちらもがあまり考えない平凡なものなのだ。何件かの調査で、孤独を感じる、訴訟に巻き込まれる、労災補償を受ける、仕事に満足できないなどの「生物的器質に関係ない」要因が指摘されている。[3] 傷害保険会社は、かつて医者を理想的な顧客と考えていた。長い年月前屈みの姿勢で手術しても、関節炎になっても、年をとっても、医者は仕事をやめなかった。保険会社は他社より有利な補償や割引率を売り込んで、医者から契約をとろうとした。ところが、近年になり、腰や首の痛みを訴える医者の数が急激に増えてきた。言うまでもなく、医者が急に重い荷物を持ち歩くようになったわけではない。しかし、すでに危険要因の一つは明らかになっている。それは、管理医療の役割が増すにつれて、医療従事者の仕事への満足度が急に下がっていることである。

痛みの原理については、三百年以上前にルネ・デカルトが最初に唱えた説が長い間信じられてきた。[4] デカルトは、痛みは純粋に身体的な現象であり、組織の損傷が特定の神経を刺激し、その神経が脳にインパルスを伝えるために、人が痛みを知覚すると考えた。そして、この現象を紐を引っ張って脳の中でベルを鳴らす、という例で説明した。この説は非常に深く浸透していた。痛みに関する二十世紀の研究は、もっぱら痛みに特化した神経線維（現代は、AデルタとC線維と名付けられている）とその伝導路を発見することに費やされた。日々の診療でも、医者はデカルトの説に従って痛みをとらえている。すなわち、痛みを身体の変化、組織が傷ついたサインと考えるのだ。そして、椎間板の裂け目やひびや感染や腫瘍を見つけ、異常な部位を治療しようとする。

ところがかなり前から、この器質論の限界が明らかになっている。たとえば、第二次世界大戦中、ヘンリー・K・ビーチャー中佐が、戦場で重傷を負った兵士について歴史的に名高い調査を実施した。[5] デカルト説では、傷の深さが痛みの度合いを決定づけるとされる。言うなれば、傷は音量を調整するダイヤルのようなものだ。ところが、複雑骨折、銃創、もしくは四肢の裂傷を負った兵士の五十八パーセントは、「わずかに痛みがある」または「まったく痛みはない」と報告した。民間人がこの種の怪我を負ったときには麻酔薬を投与しなければ耐えられないのに、痛み止めの薬を要求したのは二十七パーセントの兵士だけだった。明らかに兵士たちの心には何かが起こっていた。ビーチャーは、戦場から生きて帰れたことを喜ぶあまり、傷から送られる痛みの信号を感じないのではないかと考えた。痛みは、傷から始まり「痛い！」と感じるまでの一方通行ではなく、もっとずっと複雑なものではないかと認識されるようになったのである。

一九六五年、カナダの心理学者ロナルド・メルザックとイギリスの生理学者パトリック・ウォールは、デカルト説に代わる、痛みの伝達のゲート・コントロール理論を唱えた。[6] メルザックとウォールは、痛みの信号が脳に達する前に、痛みは脊髄にあるゲート機構（ここで痛みの信号を増やしたり減らしたりできる）を通過しなければならないと説いた。そして、場合によっては、この仮定上のゲートにより、脳に到達する前に痛みのインパルスを止めることができると述べた。事実、まもなく脊髄の「後角」と呼ばれる部分にある痛みのゲートを割り出した。この理論によって、痛む足をさすると楽になるのはなぜかという問題が解決できる。つまり、こすることで、脊髄後角に信号が送られ、近くにある痛みのインパルスへのゲートが閉じられるのだ。

メルザックとウォールの研究で最も衝撃的だったのは、ゲートを制御するものは知覚神経からの信号だけでなく感情やその他の脳からの「出力」でもあるということだった。つまり、紐を引っ張っても必ずベルが鳴るとは限らない。ベルそのもの、すなわち心が、それを止めることができるというのである。二人の学説に刺激され、気分、性別、信念といった要素がいかに痛みに影響するかの研究が活発になった。[7] たとえば、ある研究では、イギリスのバレエ団に属する五十二人のダンサーと五十三人の大学生を対象に、寒冷昇圧試験と呼ばれる標準的な検査方法を使って痛みの閾値《しきいち》と許容度の比較調査を実施した。この検査は実に簡単なものだ（私も自宅で試してみた）。体温と同じ温度のお湯に二分間手を浸して基本の状態にしたら、今度は氷水の入った洗面器にその手を浸して時間を計っていく。まず、手が痛み始めた時間に印をつける。これが痛みの閾値である。次に、氷水に手をつけていられないほど痛みが激しくなった時間に印をつける。これが痛みの許容度である。危険がないように、検査は必ず百二十秒たった時点で中止される。

結果は驚くべきものだった。女子学生は平均十六秒で痛みを感じ始め、三十七秒で氷水から手を出した。一方、女性ダンサーは、どちらも女子学生のほぼ三倍も長かった。両グループの男性は、痛みの閾値と許容度ともに女性より高かった。さまざまな研究で、女性の方が男性よりも痛みに過敏である（ただし、出産直前の数週間は除く）という結果が出ているため、これは予想できたことであるが、男子学生と男性ダンサーの差は、女性の場合とほぼ同じだった。それにしても、学生とダンサーとの感覚の差はどこから生まれるのだろう。これはバレエダンサーの心理に関係するのではないだろうか。彼らは、日常的に怪我が多いだけでなく、自己訓練、体力、競争心を糧に生活しているグループである。厳しい努力の末に身につけたダンサーの特性と競争的な雰囲気により、痛みの耐性ができたのだろう。足首をねんざしても疲労骨折を起こしても踊り続け、ダンサーの半分が長期に及ぶ怪我を抱えているのは、このためである（一般男性と同じく、私も二十五秒付近で痛みを感じ始めたが、百二十秒いっぱいまで手を氷水に入れておくことに何の問題もなかった。これが外科の研修医として繰り返し教え込まれた従順さと関係があるのかどうかは、ご想像にお任せする)。

同じ流れをくむほかの研究では、外向型の人は内向型の人よりも痛みの許容度が大きく、麻薬常用者の痛みの閾値と許容度は低いこと、そして訓練によって、痛みを感じにくくなることが明らかになっている。また、ごく単純な心的暗示が痛みに絶大な効果をあげるという注目すべきエビデンスが明らかにされている。歯の治療を受けている五百人の患者を対象とした調査で、第一のグループには「偽薬を注射し、「これで痛みが楽になりますよ」と言う」、第二のグループには「偽薬を注射するが、何の言葉もかけない」、第三のグループには「本物の麻酔薬を与え、しかしその薬が効くという説明をしない」という違いをつけた。この調査の結果、「治療時に苦痛を感じなかった」と答えた患者が最も多かったのは第一のグループだった。今日では、脳は単に紐につながったベルではなく、痛みの経験に積極的に関わっているというエビデンスが山ほどあがっている。現在、医学の教科書にはゲート・コントロール理論が事実として載っている。ただし、この理論には弱点がある。それは、ローランド・スコット・クインランの症例には当てはまらないということだ。

ゲート・コントロール理論では、人が痛みとして感じるものは、神経によって組織の損傷から脳へと送られる信号であるというデカルトの見解を受け入れた上で、「損傷の信号に対し、脳がゲートを制御する」という概念を付加した。ところが、クインランの慢性的な腰痛の場合、損傷はどこにもない。あるいは、幻肢痛はどうだろう。幻肢痛とは、四肢を切断された人のほとんどが経験する、存在しない手足の焼けるような痛みや刺すような痛みのことである。手足がないのだから、ゲートが制御できる神経インパルスも存在しないはずだ。だとすると、その痛みはどこからくるのだろう？　紐と音を出す棒がないのに、それでもベルは鳴っているのである。

一九九四年のある春の日、ジョンズ・ホプキンズ病院の神経外科医フリードリヒ・レンツ医師は、ひどい手の震えに苦しむ患者を手術台に乗せた。ここでは仮にマーク・テーラーと呼ぶことにするが、この三十六歳の患者は、何年か前から手が激しく震えるようになり、文字を書く、シャツのボタンを留める、コップに入った飲み物を飲む、仕入れ注文のためにキーボードを打つ、といった簡単なことさえもできなくなっていた。投薬治療は効果がなく、手の震えのせいで一度ならず職を失った。テーラーは、どうしてもふつうの生活に戻りたいという切実な気持ちから、むずかしい手術を受けることに同意した。手に過剰な刺激を与えることで知られている脳の「視床」と呼ばれる小さな機構の細胞を破壊する手術である。

だが、テーラーには、ほかにも大きな悩みがあった。彼は、十七年もの間、深刻なパニック障害に苦しめられてきたのだ。コンピュータに向かって仕事をしているときや、自宅のキッチンで子どもに食事をさせているときなど、少なくとも週に一度は、心臓発作のような猛烈な胸の痛みにおそわれる。心臓は激しく鼓動し、耳鳴りがする。やがて呼吸が苦しくなり、どこかに逃げ出さなければという抗しがたい衝動におそわれる。こうした状況にもかかわらず、レンツが助言を求めた心理学者は、パニック障害が手術の妨げになる心配はないだろうと請け合った。

レンツによると、最初のうちはすべて予定通りに進んだという。この手術は患者が覚醒した状態でおこなうため、レンツは患者に局所麻酔を投与し、ドリルでテーラーの頭骨に小さな穴を開けた。次に、慎重な手つきで、細長い電気プローブを視床に到達するまで深く挿入した。レンツはしじゅうテーラーに話しかけ、舌を突き出してください、手を動かしてください、などと命じ、患者に問題が起こっていないことを確認した。この種の手術で一番危険なことは、間違った細胞を壊してしまうことである。震えに関わる視床細胞は、感覚と運動に必須な細胞から一ミリしか離れていない。このため、プローブで焼灼する前に、微弱な電気パルスで刺激しながら正しい細胞を見つけ出さなければならない。レンツが「第十九領域」と名付けたテーラーの視床部分にプローブを当て、低電圧で電気刺激を与えた。レンツはこれまで何度もこの部位の手術を手がけた経験から、その領域に電気を流すと患者の前腕がチクチク痛むのがふつうだと知っていた。果たして、テーラーも同じ痛みを感じた。次にレンツは、「第二十三領域」と名付けた隣の部分に電気刺激を与えた。この領域に電気を流すと、胸にヒリヒリと軽い痛みがあるはずだ。ところが、テーラーは、ふつうでは考えられないほどの激痛を訴えた。事実それは、パニック障害に陥ったときの胸の痛みとまったく同じで、発作のときにいつも感じる呼吸困難と死への恐怖感まで伴っていた。テーラーは叫び声をあげ、手術台から逃げ出しそうになった。しかし、レンツが電気を止めると、叫び声はぴたりとやみ、テーラーはたちまち冷静さを取り戻した。困惑しながらも、レンツは第二十三領域に再び電気を流した。すると、同じことが起こった。レンツは、いやな思いをさせて申し訳ない、とテーラーにあやまり、手の震えを制御する細胞を特定してから、それを焼灼した。手術は成功だった。

こうしてレンツは無事に処置を終えたものの、内心ではかなり動揺していた。前に一度だけ今回のような例を見たことがあった。それは、心臓には負担がかかりそうもない軽い運動をしただけで胸が締めつけられるような痛みがあると訴えてきた六十九歳の女性患者だった。この女性に同じような手術をおこなったとき、脳のある区域に電気刺激を与えると、ふつうは軽い胸の痛みしか起こらないのに、テーラーと同じように、発作時のような猛烈な痛みが起こった。この患者は、このときの気持ちを「恐ろしい力で締め上げられたようだった」と語った。ややもするとこうした例を見逃してしまいがちだが、何年も痛みについて研究してきたレンツは、この特殊な例の重大性に注目した。レンツが後に『ネイチャー・メディシン』誌で発表したように、二人の患者の刺激に対する反応はあまりに極端だった。[8]大部分の人々は「ヒリヒリ」という程度の痛みしか感じないのに、二人は拷問のような苦しみを体験した。かすかな感覚を支配する脳の領域が異常に敏感になり、まったく無害な刺激に過剰に反応してしまう。女性患者の場合、胸の痛みは心疾患の兆候として始まったものだが、このときは心臓発作を起こしそうな場合ではないのに胸の痛みが起こった。もっと不思議なのはテーラーの症例で、そもそも彼の痛みは身体的疾患から起きたものでなく、ある心理状態だと考えられるパニック障害によるものだった。レンツの発見は、あらゆる痛みは実際に「頭の中にある」ということを示していた。しかも、マーク・テーラー、そしておそらくはローランド・スコット・クインランがそうだったように、一切の器質的損傷がなくても、痛みシステムが狂うことがあるのだ。

これは痛みに関する最新の理論である。この説の中心的提唱者は、またしてもあのメルザックだ。[9]一九八〇年代の終わりにゲート・コントロール理論を捨てた彼は、懐疑的な人々に向かって、再び痛みについての認識を改めるように主張した。現在メルザックは、「エビデンスをみればわかるとおり、痛みあるいはほかの感覚は、脳で受動的に「感じられる」信号だと考えることをやめるべきだ」と言っている。確かに、損傷により神経信号が作られ、それは脊髄ゲートまで伝達されるが、痛みの体験を作るのは脳であり、脳は外的な刺激がない場合でも痛みを生じさせることができる。マッド・サイエンティストに脳だけしかない人間に改造されたとしても、その人はまだ痛みを感じられるし、それどころか、あらゆる感覚を体験できるだろう、とメルザックは言う。

この新理論によれば、痛みなどの感覚は、脳の「ニューロモジュール」として理解される。ニューロモジュールは、ハードディスクに保存された個々のコンピュータプログラムとかＣＤ上のトラックと似ている。

人が痛みを感じるとき、痛みの体験を作るニューロモジュールを動作しているのはその人の脳である。これはいわばCDプレーヤーの再生ボタンを押すようなものだ。そして、神経外科医が、低直流電圧で正しいニューロン（神経単位）に電気刺激を与える以外にも、非常に多くのものがそのボタンを押す可能性がある。メルザックの表現を借りれば、痛みのニューロモジュールは構造上の一要素ではなく、脳の全領域の構成要素を連結するネットワークである。知覚神経、記憶、気分、およびその他の情報源から入力が集められる（音楽を演奏するかどうかを決める委員会のメンバーのようなものだ）。信号がある境界に達すると、ニューロモジュールが刺激される。このとき演奏されるものは、単調な旋律ではない。痛みは交響曲なのだ。はっきりと識別できる感覚だけではなく、動き、感情の変化、意識の集中、新しい記憶なども含む複雑な反応なのである。

こうなると、家具につま先をぶつけたときの痛みも単純とは思えなくなる。新しい理論では、つま先からの信号は相変わらず脊髄ゲートをうまく通り抜けなければならないわけだが、その後、記憶や予想やそのときの気分や雑念などから生じた別のさまざまな信号が脳の中で合流する。それらの信号が結合し、つま先痛のニューロモジュールを活動させる。しかし、人によっては、身体的な刺激が無効にされて、つま先の痛みをほとんど感じないこともある。ここまでのところは、特に驚くようなことはない。だが、この考え方に従えば、つま先を家具にぶつけていなくても、その同じニューロモジュールが勝手に機能して、本物のつま先の痛みを作り出すことがあるわけで、これこそがメルザックの理論で最も重要な点なのである。ニューロモジュールは、マーク・テーラーの脳の「第二十三領域」のように、いつでも発射できる状態になれる。そして、接触、強い恐怖心、突然のイライラ、単なる記憶など、実質上すべてのものが、その引き金を引けるのだ。

痛みの心理に関するこの新しい理論は、間接的にではあるが、痛みの薬理学に方向性を与える役割を果たした。薬理学者にとって、慢性的な痛みに対する究極の治療薬とは、モルヒネよりも効果が高く、しかも依存症、眠気、全身倦怠感などの副作用がない薬である。神経組織の過活動が問題であれば、その興奮を冷ます薬が必要になる。十年前なら奇妙に思えただろうが、近年治療が非常にむずかしい患者に対して、カルバマゼピンやガバペンチンのような抗けいれん薬を処方する痛みの専門家が増えてきたのはこの理由による。[10] つまるところ、これらの薬剤は、脳細胞の興奮度を調節するものなのだ。今までのところ、こうした薬品はほんの一握りの人々にしか効果がない。クインランは六カ月以上ガバペンチンを服用しているが、ほとんど効いていない。しかし、製薬会社はこれらと同類の「神経安定剤」を作り出そうと必死に取り組んでいる。

たとえば、シリコンヴァレーの小さなバイオテクノロジー企業、ニューレックス（現在の社名はエラン・ファーマシューティカル）は、しばらく前にイモガイ科の巻貝の毒液から鎮痛剤を作った。言うまでもなく、この毒液は生物に強い影響を与えはするが、これまで科学者が薬品として使おうとしてきた自然界から得られるタンパク質とは違って、人体内で解体されない。この性質を逆手にとって、毒物を無害化して医薬品として利用できるようにしたのである。イモガイ類の毒は、脳に至る経路を塞ぐことによりニューロンの発火（興奮）を抑えて殺すといわれる。ニューレックス社の科学者は、この毒に変更を加え、これらの経路を少しだけ塞ぐジコノタイドという薬剤を作った。それは脳細胞を停止させるのではなく、細胞の興奮を弱める効果しかないようだ。初期の臨床試験では、ジコノタイドは癌とエイズによる慢性的な痛みも効果的に抑えた。このほかに、開発中の新しい鎮痛剤として、アボット研究所のＡＢＴ-５９４がある。これは、エクアドルのカエル（エピブペドベート・トリコロール）から分泌される毒液を使った合成薬である。『サイエンス』誌で発表された動物実験の結果によると、ＡＢＴ-５９４はモルヒネの五十倍の鎮痛効果があった。製薬会社は、ニューロンの興奮を減じることで効果をあげるNMDA拮抗薬として知られる薬種を含む、各種の鎮痛薬も製造ラインにのせている。いずれ、こうした薬の一つが、クインランのような患者が待ち望む鎮痛剤として歓迎される日が来るかもしれない。

とはいえ、鎮痛剤では問題の半分しか解決しない。研究対象になっている基本的な問題は、こうした患者の狂ってしまった痛みのシステムをいかに停止させるかということである。患者が長期に及ぶ痛みの物語を語るとき、最初の怪我から話を始めることが多い。このため医者は、身体に極度の緊張を与えないように指導することで、慢性的な痛みを予防しようとしてきた。人間工学の分野も、この考えを元に製品開発を進めている。しかし、ロスのペインクリニックやレンツの手術台から得られたのは、痛みの前駆症状は患者の筋肉や骨ではなく別のところにあるという教訓だった。事実、慢性痛の形態には、伝染病と驚くほど似た経過をたどるものがある。

一九八〇年代の初頭のオーストラリアで、労働者（特にキーボードオペレーター）の間で、腕が使えなくなるという症状が突然流行したことがあった。[11] 医者はこれを、反復運動過多損傷（RSI）と名付けた。RSIは、「書痙《しょけい》」の軽い症状とは違って、激しい痛みを伴う。最初はキーボード入力などの反復的作業のときにちょっとした違和感を覚える程度だが、やがて慢性的な痛みに発展する。この疾患の患者が失業するまでの平均日数は七十四日だった。慢性的な腰痛と同じく、明確な器質的異常も効果的な治療法も見つからないまま、腕の痛みを訴える患者は伝染病のように広がっていった。この疾患は一九八一年以前にはほとんど例がなかったのだが、患者が一番多かった一九八五年には、莫大な数の労働者がこの症状を訴えた。オーストラリアの二州では、RSIのせいで一部業界の三十パーセントにのぼる労働者が働けなくなった。同時に、ほとんど影響を受けない労働者の一群もいた。この集団的分布は、組織の中でも見られた。たとえば、オーストラリア電信電話公社では、ある市内の電話オペレーターの間でＲＳＩの発症する率が、部門ごとに大きく異なった。研究者は、労働者の物理的環境（仕事はどの程度反復性の高いものか、作業設備は人間工学的に考慮されているか）とＲＳＩの間に何の関連性も見つけられなかった。その後、ＲＳＩは始まったときと同じように、突然発症率が急落した。一九八七年までに、この疾患はほとんど見られなくなった。一九九〇年代の後期になると、オーストラリアの研究者は、調査のために十分な数のＲＳＩ患者を見つけられないとこぼすようになった。

慢性的な腰の痛みは、ずっと昔から存在していたため、文化的要因が個々の痛みシステムを狂わせるのかどうかを突き止めることはおろか、概念的にも政治的にも、過去に遡ってその原因を見つけることはむずかしい。オーストラリアで起こった痛みの流行は、文化的要因が全国的な規模で身体機能を損なう本物の痛みをもたらすことを示したが、その原因と治療方法の知識はいまだに十分とは言えない。さまざまな研究から、幸福な結婚や満足のいく仕事などを社会的に支援するネットワークがあれば、腰の痛みを防げることがすでにわかっている。はっきりと診断名を与えられ、障害給付を得て公式に疾患を認められると、慢性的な痛みが長引く可能性が高くなるという統計結果も出ている。オーストラリアの例について、研究者は、流行を誘発した二つの要因は、ＲＳＩという診断名を造り出したことと、政府がこの症候群を労働に関連する障害として早期に補償制度を定めたことだと信じている。医者がＲＳＩの診断を下さなくなり、障害補償の受給資格をとることがむずかしくなると、心身の不調に伴ってこの症状が発症する率が急激に下がった。また、患者数が少ない段階で腕の痛みが深刻な病気の兆候かもしれないという情報が公開され、各地でキャンペーンがおこなわれたことで、腕痛の報告件数が増え、企業が設備や環境を変えたことも、流行を広げる結果につながったと考えられる。先頃、米国でも同様に職場で流行した症状の原因に関する論争が起こった。この症状は、反復性ストレス損傷、反復運動障害、および最近好まれるようになった命名法に従って、過労性外傷障害と呼ばれる。ここでも、目につく危険因子は身体的なものよりも、社会的なもののようだ。

身体的な損傷がなくても起こるのは、腰と腕の痛みだけではない。調査によると、骨盤痛、顎関節障害、慢性の緊張性頭痛などをはじめとする多くの慢性痛症候群は、社会情勢に大きく左右される。しかし、この症状についても、患者が痛いふりをしているというわけではない。メルザックの理論が示すように、身体的な損傷から起こった痛みではないからといって、痛みが存在しないということではない。脳の中では両者はまったく同じものなのだ。したがって、慢性痛に対して真摯に取り組もうと思えば、身体的な原因だけでなく社会的な要因も調べなければならない。慢性痛の解決策は、人体内よりも周囲で起こっていることの中に隠れているのかもしれない。痛みに関する新理論の中で、これは奇妙で、広範囲に影響を及ぼす説に思える。これによって痛みはすでに政治的なものになっている。

むかつき

最初のうち、つわりのことなど何も心配していなかった。妊娠八週目に入ったエイミー・フィッツパトリックは、超音波検査でお腹の中の子が双子だとわかっていた。姉や友人の妊娠中の様子を見ていたので、妊婦につわりがあるのは当たり前だと思っていた。だが、エイミーが初めて体験したその症状は尋常なものではなかった。ある朝、ホンダシビックに乗り、渋滞するニューヨークシティのＦＤＲドライブを職場に向かって時速八十キロで車を飛ばしていると、いつのまにか、もどしそうなくらい気分が悪くなった。

二十九歳のエイミーは背が高く、豊かな黒髪を長く伸ばし、アイルランド人特有の白い肌にはえくぼがある。ウォートン大学でＭＢＡを取得した才女だが、童顔のため子ども扱いされることもあった。家はマンハッタンにあり、夫は近くの投資銀行に勤めていた。エイミーは、ロングアイランドのマンハセットでノースショア・ヘルス・システム社の経営コンサルタントとして働いていたので、職場まで車で通勤していた。吐き気におそわれたのは爽やかな三月の朝で、エイミーはすぐにどこかに車を寄せて停めなければと焦った。ＦＤＲドライブを下りて、トライボロブリッジに差しかかる頃には、めまいがして胃はひっくり返りそうになっていた。科学者が「嘔吐の前駆症状」と呼ぶ状態にあったのだ。[1] 唾液がとめどなく湧いてくる。瞳孔が広がり、心臓が激しく鼓動する。皮膚の血管が収縮し、顔色が青白くなる（宇宙飛行士は、吐き気を起こしていてもそれを認めようとしないことがあるため、NASAの科学者は宇宙飛行士の宇宙酔いを検査するために皮膚センサーを使ったこともある）。この前駆症状にとらわれた人々は突然冷や汗をかき、数分のうちには体がだるくなり、たいてい眠気にもおそわれる。そして、注意力、反射神経、集中力が衰える。

こうした一連の症状が現れている間、人の体では嘔吐を防ぎ、緊張を解こうとして、体内活動が異常なくらい活発になる。食道が収縮すると、胃の上部が横隔膜の方へ引き上げられ、胃から食道へ続く一種の通り道ができる。そして、「逆行性大収縮」と呼ばれる一回の動きで、嘔吐に備え、小腸の上部から胃に向かって逆方向に内容物が排出される。小腸の下部では、細かい収縮により内容物が大腸に押し出される。

高速の出口まで来ると、道路が扇状に分かれ、ドライバーたちは一刻も早く料金所を出ようとしている。エイミーは、道路の右側に車を寄せる場所がないかと探したが見つからなかった。そこで、こちらの車線と対向車線の間にある空地を目指して左方向に向かおうとした。ところが、吐き気がひどくなったため、スーパーのビニール袋をたぐり寄せて、そこに吐いた。汚物はビニール袋にある程度おさまったが、着ていたワンピースとジャケットも少し汚してしまった。エイミーはなんとか目を開いて自動車をまっすぐに走らせ、車の波から抜け出し、ようやく車を停止させた。そしてシートベルトをしたまま外に身を乗り出すと、胃に残った物をすべて吐き出した。

嘔吐には、二つの段階がある。むかつきをおぼえる最初の段階では、腹部の筋肉、横隔膜、および呼吸筋に数回にわたる協調性収縮が起こる。この段階では、何も出ない。次の段階になると、横隔膜と腹部に強い収縮が起き、胃に強烈な圧迫を与える。そして、食道が弛緩すると、消火栓の栓をはずしたような状態になる。

　吐いてしまえば、少しの間は気分が良くなるものだが、エイミーのむかつきはいっこうに治まらなかった。ほかの車が横を走り抜けるその場所に車を止めたまま、吐き気が治まるのを待ったが、気分は少しも良くならない。しかたがなく、気持ちが悪いままUターンして家に帰り、なんとかベッドにはい上がった。翌日から食欲がなくなり、強いにおいに耐えられなくなった。週末は復活祭だったので、夫のボブとともにヴァージニア州アレクサンドリアの実家に行った。運転などとてもできる状態ではなく、後部座席でずっと横になっていた。それでもそのときは、ニューヨークに戻るのがそれから数カ月先になるとは思ってもいなかった。

　両親の家に着くと、エイミーの症状はたちまち悪化した。食事も水分も一切受け付けず、完全に脱水状態になった。復活祭が明けた月曜日、病院で数時間静脈点滴を受けた。産科医は、妊娠中の吐き気と嘔吐はふつうなので心配ないと言い、実際的な忠告をした。きついにおいがするものと冷たい飲み物は避け、食べられるときに少しずつでもせっせと口に入れなさい。そう、クラッカーなどの炭水化物をとるといいですね。エイミーの症状は妊婦にはよく見られるものだったので、エイミーの母親も世話になった産科医は薬を処方せず、つわりは、妊娠十四週目か、遅くとも十六週目までに治まると言った。

　エイミーは産科医の忠告に従おうとしたが、クラッカーかトーストをほんの少しかじる以外何も口に入らなかった。週末が来ないうちに、水分補給をしなければならなくなり、派遣されてきた看護師が点滴を打ってくれた。今にも吐きそうな状態が延々と続いた。妊娠前は、好き嫌いなくなんでも食べられる方だったのに、今はあらゆる食べ物のにおいに吐き気をおぼえた。そして、以前はジェットコースターに乗るのが大好きだったのに、今は車に乗ったり、立ち上がって首を傾けたりするだけで激しい乗り物酔いの症状が出る。階段を下りることができないばかりか、ベッドにいても、テレビを見たり雑誌を読んだりすると頭がくらくらした。それから数週間は一日に五、六回吐いた。双子を妊娠しているのに体重が増えず、五キロ以上やせた。最悪なのは、自分の人生を自分でどうにもできなくなっている気がすることだった。経営の専門家として、舵を失った感覚は耐えられない。今は生まれ育った家で寝込んでいる。高校教師をしていた母は、娘の世話をするために仕事をやめなければならなくなった。エイミーは、自分が無力な子どもになったような気がした。

吐き気。この恐ろしい野獣の正体は何だろう。このテーマが医学校で取り上げられることはほとんどない。だが、痛みを別にすれば、病院に来る人が一番多く訴える症状は吐き気である。吐き気は薬の副作用として典型的な症状でもある。麻酔の後には嘔吐が伴うために、回復室のベッド脇には「嘔吐用洗面器」が必ず備えられている。[2] 化学療法を受ける患者の大半は吐き気に苦しみ、治療の中で最悪の部分はこの吐き気だとこぞって訴える。[3] 六十から八十五パーセントの妊婦が「つわり」を経験し、仕事をしている妊婦の三分の一がつわりのせいで職を離れた。[4] 千人中およそ五人が、重度のつわりで体重が減る「妊娠悪阻《おそ》」になる。われわれはみな、人生のある時点でなんらかの乗り物酔いをする。船酔いは、古代ギリシア時代から軍事関係者の最大の悩みであった（吐き気を意味する“nausea”という語は、ギリシア語の「船」に由来する）。「サイバー・シックネス」は、仮想現実装置開発の足かせになっている。そして話題にはならないが、宇宙飛行士は宇宙酔いを度々経験している。

吐き気で何よりつらいのは、極度の嫌悪感を伴うことだ（キケロは、「船酔いに苛められるくらいなら、殺された方がましだ」と言った）。しかも、それが長い間続く。出産の痛みは忘れることができても、つわりの苦しさは忘れられないという女性がいる。二度とつわりを経験したくないので、子どもを産みたくないという女性すらいる。こうなるとたかが吐き気と言っていられない。スキーで足を骨折しても——確かにひどい痛みではあるが——治ればまたスキーをする。ところが、一度でもジンで悪酔いしたり牡蠣《かき》にあたったりすると、二度とそれには手を出さなくなる。アンソニー・バージェス原作の『時計じかけのオレンジ』の中で、政府当局は、主人公アレックスの暴力性を抑えるために、彼の暴力的衝動を吐き気と結びつけて解決を図るというシーンがあった。ある時期、ドイツの町で同じようなことがおこなわれた。一八四三年に書かれた資料によると、町庁舎の外に置いた箱に非行少年を押し込んで、それを警察官がものすごいスピードで回転させた。そして少年たちは野次馬たちに見るに堪えない見せ物を提供したという。

　吐き気と嘔吐による気持ちの悪さは、動物が生きていく上では意味があると思われる。傷んだり、毒のあるものを食べた後に吐いてしまうのは、毒素を排除するためである。こうして一度いやな体験をすれば、同じものは二度と食べなくなる。薬を飲んだり化学療法を受けたり全身麻酔を経験すると、吐き気がしたり実際に吐いたりするのはそのためである。つまり、人体に有害なものには拒絶反応が起きるのだ。

　それ以外のものがなぜ吐き気をもよおさせるのか。それを説明するのはむずかしいが、科学者は自然の理なのではないかと考え始めている。たとえば、胎児には栄養を与えなければならないのだから、つわりは人類の進化上はむしろ有害であるはずである。ところが、一九九二年に発表された有名な論文の中で、進化生物学者マージー・プロフェットは、つわりが胎児を保護する手段だという説得力のある例を挙げている。大人にとっては安全な自然食品でも、胎児には安全とは言えないというのだ。毒素を含まない植物は存在しないので、人間はそれを食べるために体内の解毒システムを発達させてきた。だがこのシステムでは、有害な化学物質を完全には排除できない。それで、胎児はごくわずかな毒素にも過敏に反応してしまうのだ。たとえば、じゃがいもの毒素は、母親には無害であっても、胎児の神経奇形を生じさせる。じゃがいもの消費量の多いアイルランドが二分脊椎といった神経系疾患の発生率では世界一であるのはそのせいだと考えられる。
プロフェットによれば、つわりは自然界の毒素から胎児を守るために起こるようになったのではないかということだ。そして、つわりに苦しむ女性は、パンやシリアルなどの腐りにくい安全な食べ物を好んで食べ、苦みや刺激のある食べ物や古くなった動物性食品など、自然毒素が高い食べ物には見向きもしないという。プロフェットの理論では、つわりが妊娠初期の三カ月間に主に表れる理由にも説明がつく。胎児の臓器や器官が発育する妊娠初期は、胎児が毒素にきわめて敏感になっている時期でもある。この時期なら胎児はまだ小さいので、母親の脂肪分で十分なカロリーが得られる。総じて、中程度から重度のつわりがある女性の方が、まったくつわりがないか、軽い吐き気しか感じない女性より流産の確率が低いのである。

では、何のために乗り物酔いがあるのかということになると、説明するのはさらにむずかしい。一八八二年、ハーバード大学の心理学者、ウィリアム・ジェームズは、一部の聴力障害者は船酔いにならないという調査結果を発表した。[6] それ以来、内耳の一部で、空間見当識を司る「前庭系」の役割がにわかに注目されることになった。科学者は、激しい運動によってこの器官が刺激され、脳の中で吐き気や嘔吐を引き起こす信号を発すると信じている。一方、MITの宇宙生理学者のチャールズ・オーマンは、この理論では乗り物酔いの特徴の多くが説明できないと指摘する。[7] 走る、跳ぶ、踊るといった運動では吐き気をもよおすことはないのに、遊園地で高速回転する乗り物に乗ったときなど制御できない動きで酔うのはなぜか。自動車の運転手や飛行機のパイロットが、乗客より酔いに強いのはなぜか、経験を積めば積むほど酔わなくなるのはなぜか。動かなくても酔うときがある。サイバー・シックネスや、超特大スクリーンで映画を見ると起こる「シネラマ・シックネス」がその例だ。オーマンによれば、最も極端なケースは宇宙飛行士で、ほかの宇宙飛行士が逆さまになって浮かんでいるのを見るだけで、逆さまになっているのは自分の方だと思い込み、突然吐き気をもよおすという。

現在、研究者の間では、人が実際に体験する動きと予想している動きとの間に対立があるときに乗り物酔いにかかる、という説に落ち着いている。頭と胴体のバランスをとるだけでも、繊細きわまりない「身体感覚」（視覚、筋肉、そしてわけても内耳からの情報に基づき、動きを予期するようになる仕組み）が要求される。吐き気をもよおすのは、脳が予期しない感覚情報を受け取るときである。たとえば、ボートに生まれて初めて乗った人が地震のような揺れを感じたり、仮想現実ヘルメットをかぶった人が体の方は動いていないことを認識しているのに頭の中では仮想の世界で動いている自分を見ていたりするときなどだ（自分で車の運転をすると、動きが予想できるので、乗り物酔いをしにくくなる）。要するに、乗り物酔いは、なじみのない運動を体験することからくる気持ちの悪さなのである。

それにしても、なじみのない動きぐらいで、なぜあれほど苦しい状態になるのだろう。ここでまたしても「毒素から身を守るために、吐き気と嘔吐が起きる」という説が登場する。人類が出現した更新世のころ、人々は今日の私たちのようにボートや車に乗って長い間受動的な動きを経験することはあり得なかった。だが、幻覚を生じさせる毒素を食べるとこれとそっくりな気分になった。酒を飲み過ぎたことがある人なら、その感覚がわかるだろう。つまり、乗り物酔いによる吐き気と嘔吐は、毒を排出し、それを避けようとする体内の仕組みから生まれた副産物なのかもしれないということだ。ただし、この説は、先に紹介したつわりの説明のようにきちんと検証されたものではない。また、不安を感じたり、血や吐瀉物を見たりするとなぜ吐き気がするのかということについて納得できる説明がない。

いくら吐き気と嘔吐が環境に適応するためのものだとしても、エイミー・フィッツパトリックのようなひどい症状は常軌を逸している。事実、第二次世界大戦の前、点滴を施す技術が発達する以前は、妊婦が妊娠悪阻で命を落とすことが少なくなかったため、中絶を余儀なくされることがあった。現在では死亡することはめったにないが、激しい嘔吐で、食道破裂、肺虚脱、脾臓裂傷などの重大な損傷が起きることがある。エイミーの吐き気と嘔吐が体のためになるなどと言う人はいないだろう。彼女を救うために何か手を打たなければならなかった。

エイミーの体重が五キロ余り減ったとき、担当医は吐き気と嘔吐を抑える薬を処方した。最初に試したのは、全身麻酔からくる吐き気を止めるために使われるレグランだった。フィッツパトリックの足に装置をつけ、そこから昼夜の別なくレグランが注入された。だが、効果は表れず、逆に、震え、開口障害、体の硬直、呼吸困難などの激しい副作用が起こった。次にコンパジンという薬を試したが、これといった変化がなかったので、フェネルガン坐薬を処方した。だが、眠くなるばかりで、吐き気はいっこうに治まらなかった。

これらの薬品はすべて、脳内にあるドーパミン受容体を遮断することで作用する。ところが、最近ではセロトニン受容体を遮断するタイプの制吐剤が開発され、吐き気と嘔吐の治療の画期的製品として市場に多数出回っている。こうした薬は安くない（一番売れているゾフランは、数日分で百二十五ドルもする）が、化学療法を受けている患者と一部の外科患者の吐き気を抑えるという研究結果が出ている。しかも、妊婦がこの薬を摂取しても、生まれた子どもに先天異常が見られない。そこで、数週間にわたりエイミーは血管からゾフランを投与されたが、やはり効果はなかった。

医者は、エイミーの血液検査や超音波診断をおこない、何人もの専門家の意見も聞いた。胃腸管の閉塞、重度の感染、あるいは中毒のために吐き気が起こることもあるからだ。だが、それらしい兆候は何一つ見つけられなかった。

「先生方は最善を尽くしてくださっています」とエイミーは言い、自分も頑張っていた。「とにかくくじけてはだめ」と自分に言い聞かせた。これほどの覚悟を決めたのはMBAを取得したとき以来のことだった。嘔吐に備えソラマメ形のプラスチック洗面器を家中に配置し、ベッドの脇にはビニールのノズルがついた吸引機を置いて、吐き気がするときにあふれ出る唾液を吸い取れるようにした。だが、吐いていないときには、目を閉じてベッドにじっとしているしかないような状態が続いた。

その間、家族と友人が協力して、一般療法から民間療法まで、さまざまな治療方法にまつわる情報を集めた[8・9]。エイミーは、ハーブセラピーや中国式マッサージを試し、水にレモンを入れることもやってみた。ショウガが効くらしいという論文を読んでショウガを試したこともある。あるいは、「内関」と呼ばれるツボ（前腕の内側、手首から指三本分肘の方にいったところにある）に継続的な圧迫を与える指圧用の腕輪も付けてみた（指圧は、つわり、化学療法、乗り物酔いなどによる吐き気に効くと大げさに宣伝されているが、一貫した効果を明らかにした研究はない）。しかし、どの方法もエイミーの吐き気を軽減してはくれなかった。もっとも、マッサージだけは気持ちが良かったが。

さらに不安をかきたてたのは、医者の言葉に反して、いつまでたっても症状が良くならないことだった。妊娠四カ月に入ると、吐き気はさらにひどくなった。これは異例中の異例といえた。エイミーは見た目も病人そのものだった。体重は七キロも減った。ついに、ジョージ・ワシントン大学病院に入院し、ハイリスク産科施設で診察を受けることにした。そこで、静脈栄養を受けて、体重がようやく増え始めた。しかし、それからの数カ月は病院で過ごす時間の方が長くなった。

医者にとって、彼女は己の失敗を思い出させる幽霊のような患者だった。その存在そのものが、医者とその専門知識を非難しているのだ。医者は、この種の患者を扱う術を身につけているものだが、一連の治療を受けるうちにエイミーはそのすべてを見てしまったに違いない。あと一、二週間すれば峠を越えて良くなりますよ、と言う医者もいた。ある医者は、「ニューヨークに戻りたくはありませんか?」と尋ねたが、エイミーは直感で、自分をここから追い出したいだけなのだということがわかった。別の医者は、吐き気が意志でなんとかなるものだと思っているのか、彼女が食べる努力を怠っていると思い込んでいるらしかった。医者たちの不満が肌で感じられるほどだった。そのうち、精神科医の診察を受けるように勧められた。このアドバイスは、決して不適切なものではない。不安やストレスが吐き気を誘発することはあるし、彼女自身効果があるなら何でも試してみたいと思っていた。しかし、エイミーは「精神科医は一人残らず、私が赤ちゃんに怒りを感じているのではないか、そして妻と母としての役割を受け入れられないのではないかという点ばかりにこだわりました」と言う。驚くほど大勢の医者が、重いつわりは、無意識に妊娠を拒否しているためだという、誤ったフロイトの説をいまだに信じているのである。

状況はすでに医者の手に余る段階になっており、もっと悪いことに医者の理解すら超えていた。それでもエイミーは、自分なりに何かできないかと努力を続けた。あるとき、エイミーと家族は、マリア・シュライヴァー(訳注　シュワルツェネッガーの妻でニュースキャスター)が書いた悪阻の体験のなかにあった治療法を試してみた。それは、外科患者の吐き気を抑える薬のドロペリドールというトランキライザーを継続的に投与するというものだった。この薬品を処方することに医者は同意した。ところが、それを注入している間、エイミーの状態はさらに悪化したのである。十分おきに吐き、食道に小さな裂け目ができた。そして、カップ一杯ほどの血を吐いてしまった。

苦しみには終わりがなかった。つわりがあまりにもひどい場合、赤ちゃんをあきらめる女性も少なくない。エイミーの向かいの部屋に入院していた妊婦も、つわりに耐えられず中絶に踏み切った。医者は、エイミーにもその選択肢があると言った。だが、中絶したいとは思わなかった。エイミーが敬虔なカトリック教徒であったということもあるが、小さな超音波装置を持って毎日やってくる看護師が、子宮でトクトクと音を立てる小さな心臓の鼓動を聞かせてくれたからだ。それを聞くだけで、頑張ろうという気になった。

万能の制吐剤というものはない。スコポラミンを含んでいるパッチを肌に貼ると、乗り物酔いや手術後の吐き気を抑えられるが、つわりの女性と化学療法を受ける患者には効き目がないようだ。抗ヒスタミン剤のフェネルガンは、つわりの女性と乗り物酔いの人によく効くが、化学療法患者には効かない。吐き気用の一種のペニシリンと見なされている「ゾフラン」のような最新の薬品ですら、あまり助けにはならない。ゾフランは、化学療法にはよく効くが、乗り物酔いまたは重度のつわりには効かないのである。（化学療法を受けている患者がマリファナを吸うと、わずかながら効果があるようだが、妊娠中の場合、マリファナはタバコと同じく胎児に有害である[10]）

吐き気が、慣れない動き、悪臭、有毒な薬、妊娠によるホルモンの変化といった刺激から生じる反応だという説に従えば、薬品によって効果の違いがあることもうなずける。科学者は、脳に組み込まれている嘔吐プログラム（または「モジュール」）があらゆる種類の情報を受け取って反応するのだと述べている。嘔吐プログラムは、鼻、胃腸、脳の中にある化学受容体、食べ過ぎの胃や口蓋垂のむずむずを感知する受容体、動きを感じる内耳の中のセンサー、そして、記憶、気分、認識などを司る脳の中枢部など、さまざまな場所から情報を得ている。現在私たちが使っている薬品は、特定の通り道を妨げるような働きを持っている。だから、状況によって違う効果が表れるのだ。

人は吐き気と嘔吐は同じ現象の一部だと考えがちだが、この二つはまったく別の症状であり、おそらく脳でも異なるプログラムが動いていると思われる。そのため、一方に効く薬品が他方には効かないことがある。嘔吐は必ず吐き気を伴うかといえば、そうでもない。私は、自分の意志でいつでも吐くことができる六年生の子どもを知っている。その子は、のどに指をつっこんだりしなくても吐けるのだが、吐き気はまったく感じていない。また、「反芻症《はんすうしょう》」として知られる珍しい病気の人がいる。食事をしてしばらくすると胃の内容物が口まで逆流してしまうという機能異常なのだが、この場合も吐き気はない（ある科学論文によれば、この病気の人々は、「その場に応じて」逆流したものを吐き出したり飲み下したりするという）[11]。逆に、猛烈な吐き気におそわれたからといって、嘔吐するとは限らない。そして、嘔吐を抑える薬が必ずしも吐き気に効果があるというわけでもない。これは多くの医師や看護師が見逃してしまいがちな事実だ。たとえば、医学に関わる人々はゾフランを高く評価しているが、患者の方は意外にもそうでもない。ロチェスター大学医学部で吐き気について研究しているゲーリー・モローがおこなった調査では、ゾフランおよび同系統の薬品が広く使われるようになったことで化学療法を受ける患者の嘔吐回数は減ったが、吐き気の苦しさは少しも軽減されていないことがわかった[12]。事実、現在の患者は、ゾフランが登場する以前の患者よりも、吐き気を感じる時間が長くなっているという報告もある。

化学療法患者について調べている研究者（吐き気と嘔吐がどのように起こるかを調べている科学者と同系列のグループ）は、さらに驚くべき事実を発見した。化学療法患者が実は三種類の吐き気と嘔吐を経験しているというのである。「急性」のタイプは、化学療法を何時間も受けてから数分のうちに激しい吐き気を覚え、次第に静まってくるというもので、これは毒性の物質が体内に入ったときに予想される反応である。しかし、多くの患者はこのあと一日か二日たってから、再び吐き気におそわれ嘔吐する。これを「遅延性嘔吐」という。さらに、化学療法を受けた患者のおよそ四分の一が、「予見性の吐き気と嘔吐」を経験している。つまり、薬品が注入される前に吐き気を感じてしまう。モローは、これについて注目すべき特徴を挙げている。急性の吐き気が重いほど、予見性の吐き気もひどくなる。そして、化学療法を受ける回数が増えていけば、予見性の吐き気を起こすきっかけも増えてくる。たとえば、初めは、薬を投与する看護師を見たときに吐いた患者が、次にはどの看護師を見ても気持ちが悪くなり、病院のにおいをかいだだけでもどすようになる。そして、しまいには病院の駐車場に車を止めると吐き気におそわれるようになる、といった具合だ。モローの患者の中には、高速道路で病院方面の出口のサインを見るだけで吐く人がいた。

言うまでもなく、こうした反応は精神状態に起因しており、さほど珍しい現象ではない。いわば、「時計じかけのオレンジ」効果の実例である。こうした精神状態が、妊娠といった別の状況にあるときに吐き気を長引かせる大きな要因になっていると考えられる。いったん遅延性あるいは予見性の嘔吐が起こると薬ではどうにもならない。モローやほかの研究者の調査から、催眠術あるいはゆったりした気持ちにさせるような行動療法だけが、条件付けられた嘔吐の抑止に効果があることがわかっている。[13] ただし、これも限られた患者にしか効き目はない。

結局、吐き気と嘔吐に対する治療法はまだまだ試行錯誤の段階だ。吐き気というのはだれもが経験するもので、この苦しみから逃れるために多額のお金を払ってもいいと思う人もたくさんいる。こうした患者をターゲットに、製薬会社は何百万ドルも投資し、もっと効果のある薬を作ろうとしている。たとえば、米国の医療品メーカーのメルク社は、ＭＫ-８６９というかなり有望な薬品を開発した。これは、「サブスタンスＰ」という脳内物質を阻害することにより作用する新種の薬品の一つである。メルク社が、この薬品がうつ病に対して客観的に見てもかなり効果があると発表して大きな注目を集めた。しかし、『ニューイングランド・ジャーナル・オブ・メディシン』にはＭＫ-８６９が化学療法患者の吐き気と嘔吐に対し著しい効果があったという報告が載った。[14]

この発見は二つの点で異例だった。まず、この薬品が事実上、急性の嘔吐と遅延性嘔吐の両方を軽減できたことだ。もう一つは、MK-869が嘔吐に効果があるだけでなく、吐き気も抑えることができたことだ。その薬品のおかげで化学療法を受けてから五日以内に、ある程度はっきりとした吐き気を訴えた患者の割合は、七十五パーセントから五十一パーセントに減った。

とはいえ、どんな薬にも限界があり、有望な新薬でも効果の表れない患者はたくさんいる。MK-869でさえ、化学療法患者の半数の吐き気は止められなかった。また、しばらくの間は妊婦に対する安全性と効果の裏付けはとれないだろう。身体上の危険と法的な問題で、製薬会社は薬物試験に妊婦を使わないのがふつうだからだ。今のところ、痛みに対するモルヒネのような圧倒的な効果をもたらす制吐剤はない。手に負えない吐き気は、解決できないままである。それでも、「緩和医療」と呼ばれるまったく新しい臨床的専門分野が生まれ、苦痛を科学的に研究する画期的なプロジェクトができてきている。このグループが、これまでだれにもわからなかった解決策を発見しつつあるのはなんと素晴らしいことだろう。

苦痛緩和の専門家は、末期患者の緩和ケアの専門家でもある。つまり、患者の延命よりも生活の質の向上に主眼をおいた医療である。何もそんなものにまで専門家は要らないだろうと思う人もいるかもしれないが、この専門家たちは確かな実績をあげているのである。[15] 体の痛みに苦しみ、吐き気を感じている末期患者は多い。肺機能に問題がある人もいる。生命の維持には十分な酸素を吸っていても、窒息するのではないかという不安を抱えて暮らしているのだ。苦痛緩和の専門家は、病気は治療できなくとも、こうした人々の大いなる支えとなっている。重要なのは、患者の苦しみを真剣に受け止め、それを解決しようとする姿勢なのだ。

医者は、痛みや苦しみを症状としてしか考えず、病名と治療法にばかり気をとられている。そして、感染部位を切除し、骨折を固定し、肺炎を治療する。確かに、こうして身体的な問題を治せば、苦痛は取り除かれる（そう思わなかったら、私は外科医になっていなかった）。しかし、この論理がいつでも通用するわけではない。そして、吐き気はこの例外の最たるものだ。ほとんどの場合、吐き気は病気の兆候ではなく、乗り物酔いや妊娠、あるいは化学療法、抗生物質、全身麻酔などの治療に対する正常な反応にすぎない。医者は「患者に問題はない」と言う。しかし、だからといって苦痛がなくなるわけではない。

バイタルサインの重要性について考えてみよう。患者が入院すると、四時間おきぐらいに看護師がやってきて、ベッドの脇に置かれたカルテに患者のバイタルサインを書き込む。医者はこの数値を参考に患者の状態を判断する。これは、世界のどの国でもおこなわれていることである。一般に、バイタルサインとは、体温、血圧、脈拍、呼吸数の四つを指す。これらの値を見ると、その患者の身体が良くなっているのか悪くなっているのかをだいたい知ることができる。ただし、バイタルサインは苦痛については何も語らないし、その値からは身体の状態以外のことはわからない。苦痛緩和の専門家は、この現状を変え、苦痛（患者が訴えるつらさのレベル）を第五のバイタルサインにしようとしている。この活動が注目されたことで、医師は、自分たちが患者の苦痛を治すことに本腰を入れてこなかったことに改めて気づいた。また、苦痛緩和の専門家は、だれにでも効くより良い治療方針を立てている。たとえば、激しい吐き気、あるいはこれに伴う苦痛の兆候が表れ、それが悪化してしまった段階では、いかなる療法も功を奏さないことがすでにわかっている。彼らが勧める最良のアプローチは、症状が穏やかなときに、あるいは、場合によっては、症状がまったく表れていないときに治療を始めるというものだ。この方法は、これから船に乗り込む乗客にも、化学療法を始めようとしている癌患者にも効果的であることが証明されている（米国癌学会は、化学療法患者にこの予防的アプローチを推奨する指針を発表した）。その昔、並みのつわりにも制吐剤を処方するのが当たり前だった時代（一九六〇年代と一九七〇年代は、妊婦の少なくとも三分の一がこの種の薬を飲んでいた）、重症のつわりは今よりも格段に少なかった。しかし、人気の高かったベンデクチンという治療薬が胎児に先天的欠損症を引き起こしたということで訴訟が起こって（さまざまな調査がおこなわれたが、危険性は立証されなかった）[16]発売中止になると、医師は以前のように薬を処方しなくなった。エイミーの場合もそうだが、今日では嘔吐のせいで著しい脱水症状や栄養不良に陥らないかぎり、薬は処方しないのが慣例になっている。その結果、妊娠悪阻による入院数は倍増した。

しかし、苦痛緩和の専門家の提言の中で最も画期的な意見は、「症状」と「苦痛」には相違点があるというものだろう。エリック・J・カッセルが自著『苦痛の本質と医療の目的』[17]の中で指摘しているが、患者の中には、痛みの原因を知ったり、なぜ痛むのかを別の観点から見つめたり、人には抑えられない痛みもあるということを受け入れたりすることで、痛みを抑えられる人も出てくる。効く薬がなくとも、医者は患者の支えとなることができるのである。

エイミー・フィッツパトリックは、「私が好きだったのは、吐き気の原因も対処法もわからないと正直に認めた医者でした」と言う。そういう医者は、エイミーのような症状はこれまでに見たことがないと言い、はっきりと同情の気持ちを示してくれた。ただ、そう言われて不安になることもあったそうだ。「この先生に任せて大丈夫かしら」と思ったり、「何か見落としてるんじゃないの」と感じたりしたという。だが、医者と協力してありとあらゆる治療法を試したにもかかわらず、吐き気が治まることはついになかった。エイミーの苦痛は人の理解を超えたものだったようだ。

妊娠五カ月目も悲惨で不安な日々が続いた。しかし、少しずつではあるが、エイミーは変化を感じるようになった。気力が湧いてきて、「結局のところ、そんなに悪い状況でもないじゃない」とまで思えるときもあった。毎日祈りを捧げ、お腹の中で育っている双子は神様の贈り物だと信じた。あの試練は素晴らしい喜びのために支払わなければならない代償だった、と思える日がきっと来ると信じた。魔法の特効薬を見つけることもあきらめた。妊娠二十六週に入ると、これ以上実験的治療は受けないと宣言した。吐き気と嘔吐は相変わらず続いていたが、それに屈するつもりはなかった。

そしてついに救済の光が見えてきた。妊娠三十週目に、不思議なことに、少量ならステーキ、アスパラガス、ツナ、ミントアイスクリームだけは食べられるようになった。それに、プロテイン飲料も飲み込めた。吐き気は残っていたが、ほんの少しましになった。三十三週目に、予定より七週早く陣痛が始まった。出産に立ち会うために、夫がニューヨークのラガーディア空港から飛行機で駆けつけた。双子は千五百グラムくらいで小さいでしょうと医者は言ったが、九月十二日午後十時五十二分に生まれたリンダの体重は、二千百五十六グラムだった。そして十時五十七分、ジャックが生まれた。体重は二千二百七十グラム。二人ともとても健康な赤ちゃんだった。

出産後すぐにエイミーは吐いた。でも、それが最後だった。翌日には、大きなコップに入ったオレンジジュースを飲み干した。そしてその夜、ブルーチーズがのった特大ハンバーガーとポテトを食べた。「すごくおいしかったわ」そう言って彼女は微笑んだ。

紅潮

一九九七年一月、NBCテレビのインディアナポリス地方局「チャンネル13」は、クリスティーン・ドルリーを夜間番組のアンカーウーマンに抜擢した。テレビニュースとトークショーの世界では、こうしたチャンスがスターへの足がかりになる（デビッド・レターマンも、最初この局で週末のニュースを読んでいた）。ドルリーは、午後九時から午前五時のシフトで働き、原稿を書き、午前〇時を過ぎると、三十秒と二分三十秒の定時ニュースを読んだ。運よく夜中に急な事件が発生したときには、スタジオか現場からニュースを伝えるため、いつもより長くテレビに映ることができた。とてつもなく運がいいとき（コンレールの列車がグリーンキャッスルで脱線事故を起こしたときなど）には、朝の番組にも出演できた。

やっとの思いでこの仕事を手に入れたとき、ドルリーは二十六歳になっていた。インディアナ州ココモで暮らしていた少女時代から、テレビに出たいとずっと思っていた。アンカーウーマンになるのが夢だった。スタジオのデスクの後ろに座るアンカーウーマンの自信と冷静さに憧れていた。高校時代、インディアナポリスのショッピングセンターに行き、当時チャンネル13のゴールデンタイムの番組でアンカーを務めていたキム・フッドを見かけた。「キムのようになりたかったの」とドルリーは言う。そして、本人に会ったことで、なんとなく夢に手が届きそうな気がした。パデュー大学ではテレコミュニケーション学を専攻し、インターンシップ制度を利用して夏にチャンネル13で働いた。卒業から一年半後、同局で制作アシスタントとして下っ端の職を得た。テレプロンプターの操作やカメラの配置など、言われたことは何でもした。次の二年間で少し身分が上がってニュース原稿を書くようになり、ついに夜間のアンカーウーマンの仕事を手にしたのである。上司たちは、ドルリーを非常に高くかっていた。きちんとしたニュース原稿が書け、テレビ向きの声を持ち、もちろんルックスもいい。要するに、ドルリーは、メグ・ライアンに代表されるような健康的なアメリカ女性ならではの魅力に満ちていた。完璧な歯並び、青い目、金髪、そしてほっとさせるような微笑み、彼女はこのすべてを持っていたのである。

ところが、ドルリーは自分が番組に出演すると赤面してしまうことに気づいた。ほんのささいなことにでも、すぐに顔が赤らんでしまう。たとえば、スタジオでニュースを読んでいるときに、一言でもとちったり、少し早口になっていると思ったりしたとたん顔が紅潮する。まず、胸がカッと熱くなり、それが首、耳、顔全体へと上がっていく。生理学的な用語を使えば、血流の逆行が起きるのだ。顔と首の表面近くには無数の血管があり、ほかの部位よりも大量の血を運ぶ。脳の神経から刺激を受けると、この血管は膨張するがほかの末梢血管は収縮する。このため、顔はほてっているのに、手が白く冷たくなる。こうした身体的な反応以上にドルリーを悩ませたのは、赤面したと思ったとたんに頭が真っ白になり、どもってしまうことだった。こうなると、両手で顔を覆って、カメラの前から逃げ出してしまいたいという衝動に駆られた。

ドルリーが思い出すかぎり、小さい頃から赤面する質だった。アイルランド系で色が白いのでよけいに赤みが目立つ。授業中に指されたり、学校の食堂で席を探したりするだけでも、すぐに赤くなるような子どもだった。大人になってからも、スーパーのレジで、店員がほかの客を待たせて彼女が買ったコーンフレークの値段を調べに行っているときや、ドライブ中にクラクションを鳴らされたときに赤面する。こんな女性がテレビカメラの前に出ようと思ったこと自体おかしいと思われるかもしれない。しかし、ドルリーは、すぐにうろたえてしまう性格を直そうと長い間努力してきた。高校のときは、チアリーダーになり、テニスチームに入り、卒業パーティーではクイーンに選ばれた。大学でもテニスを続け、仲間とボートをこぎ、成績優秀な学生しか入れない友愛会に属していた。アルバイトでウエイトレスもしたし、ウォールマートのアシスタントマネージャーを務め、朝礼で元気づけのかけ声を出すのも彼女の役目だった。社交的で明るいドルリーは、いつもたくさんの友人に囲まれていた。

しかし、放送中に赤面することは克服できなかった。ドルリーの初期の出演シーンを録画したテープを見ると、スピード違反の罰金が上がりました、ホテルの料理に毒が入っていました、ＩＱ三二五の十二歳の少年が大学を卒業しました、と報じている彼女の顔が赤いことがわかる。やがて彼女は、タートルネックのセーターを着て、顔に緑系のコンシーラーをつけ、さらにその上にファンデーションを厚塗りするようになった。顔色は少し暗くなったが、赤みはほとんど目立たなくなった。

それでも、視聴者は何か変だと感づいた。赤面すると（しまいには、放映中にはほぼ百パーセント赤面するようになっていたのだが）、表情がこわばり、目がすわり、動きが機械のようにぎこちなくなる。しかも、早口になり、うわずった声になる。「山道で車のヘッドライトを浴びた鹿みたいに、縮こまっちゃうんだよ」と、局のプロデューサーは言った。

ドルリーはカフェイン類をとらないようにした。呼吸法も試した。テレビの出演者向けの啓発本も読んで、カメラは犬か友達か母親なのだと思い込もうとした。しばらくの間、本番中はある角度に首を傾けじっとしているということまでやってみた。だが、どれも効果がなかった。

勤務が夜中で出演時間も非常に短いので、夜間のアンカーという仕事はあまり人気がない。たいていの人はこれを一年ほどやって腕を磨き、その後もっといい番組に移る。しかし、ドルリーは異動しなかった。「昼の番組に移るのはまだ無理だったね」とプロデューサーは言う。一九九八年十月、仕事を始めてそろそろ二年になる頃、ドルリーは日記にこう書いた。「足もとが崩れ落ちていくような気分。一日中泣いてばかり。仕事に行く途中も涙が止まらないので、クリネックスがいくらあっても足りない。どうしてなのかわからない。神様は私にできない仕事をなぜお与えになったの。これからのことを考えなければ。とにかく、投げ出す前にやれることは何でもやってみるのだ」

赤面という不思議な現象の正体は何だろう。皮膚の反応なのか？　感情的なものか？　血管の発現か？　それを説明する定説はない。これは生理機能であると同時に心理状態に関わるものである。だが、赤面は発疹と同じように自分ではコントロールできない現象である。その一方で、これは大脳機能の最上位での思考と理解がなければ起こらない。「赤面する動物は人間だけだ。あるいは、それを必要とするのも」とマーク・トウェインは書いている。

周りの人は、赤面した人を見ると恥ずかしがっているのだと思う。たとえば、フロイト派の学者もそのように理解し、抑制された性衝動から生じる勃起が転じたものだとしている。[1] しかし、ダーウィンは一八七二年のエッセイで、人は羞恥心からではなく、屈辱を受けたり暴露される恐れがあったりすると赤面すると述べている。[2]「私たちは、小さな嘘をついたことを心底恥ずかしいと感じていても、赤面しないでいられる。だが、自分の嘘を見破られているかもしれないと思ったとたんに顔が赤くなるはずだ。特に相手が尊敬している人物であれば」

しかし、恥をかくことを案じて赤面するのだとすると、ほめられたときに赤面してしまうのはなぜだろう。あるいは、友人たちが自分のために「ハッピーバースデー・ツー・ユー」と歌ってくれたときになぜ赤くなるのか。人に見られただけでも赤面することがあるが、それはどうしてだろう。ニュージャージー医科歯科大学の精神科教授のマイケル・ルイスは、人が赤面するところを授業で実演している。[3] ルイスはまず、「これから無作為に一人の学生を指さします」と宣言する。そのとき、指をさす行為に意味はないし、その人物について評価するようなことは一切ないと説明する。それから目を閉じて指をさす。学生は全員指さされた人を見ている。そうすると、指さされた学生は例外なく、ひどく恥ずかしがり赤面する。また、数年前、社会心理学者のジャニス・テンプルトンとマーク・レアリーが少々変わった実験をおこなった。[4] まず、被験者たちに顔の温度を測るセンサーを付け、一方からだけ見える鏡の前に座らせる。次に鏡を取り除いて、反対側から被験者を見つめている全観客が見えるようにする。実験の半分の時間観客はサングラスをかけ、残りの半分の時間サングラスを取る。不思議なことに、被験者は観客の目が見えるときにだけ赤面した。

たぶん赤面して一番困るのは、それによる副次的効果が現れることだろう。赤面すること自体ばつの悪いものだが、そのせいで強烈に自意識が高まり、混乱し、集中力が失われる。なぜこのような現象が起こるのか。ダーウィンはそれを、血の流れが顔に集まるために脳の血が少なくなるからだと推測した。

こうした反射が起こる原因について説明しようとすると、かなりややこしい。ある説では、微笑みが喜びを表すように、赤面は当惑を表現しているという。これが真実なら、外に見える部分（顔、首、胸の上部）だけが赤くなることの説明もつく。だが、だとすると、肌の黒い人々が赤面するのはおかしいのではないだろうか。調査では、肌の色に関係なくどんな人でも赤面することがわかっている。はたからでは赤面したことがすぐにはわからない人がたくさんいるにもかかわらず、である。それに、自分が恥じていることを他人に認めてもらうために、わざわざ顔を赤らめる必要はない。研究によれば、人が赤面する「前」に、周囲はすでにその人物が恥ずかしがっていることを感じ取っている。顔の赤みが最高点に達するのに十五秒から二十秒かかるとされるが、周りの人は五秒もしないうちに相手がばつの悪い思いをしていることに気づく。一秒かそこらで目線が下や左へ泳ぎ、おどおどと照れくさそうな笑いが浮かぶからすぐわかるのだ。こうしたことから、赤面の目的がもっぱら自己表現にあるという説は納得しがたい。

しかし、現在多くの科学者が支持している別の理論がある。それは、赤面して困り果てていることを相手に示すのは偶然ではなく、これこそが赤面の目的なのだという説だ。ばかげた考えだと思われるかもしれないが、これには意外と説得力がある。人は自分が当惑していることが嫌なので、当惑を感じてもそれを表に出すまいとする。だが、当惑する姿を見せることは大きな効用をもたらす。なぜなら、悲しみや怒りや愛情とは違って、当惑は道徳的な感情であるからだ。他人がどう思うかを見越して起こるこの当惑は、その人が道徳的な境界線を越えたことを明らかにしているし、同時に他者に対して一種の弁解の役割を持つ。それによって、私たちは体面が保てるのだ。本当に赤面がこのような高徳なものであるなら、長所としてとらえられてもいいだろう。

しかし、問題はこれをいかに防ぐかということだ。当惑が赤面を誘発し、赤面がさらなる当惑を呼ぶ。では、どうしたらこの悪循環を止められるのだろう。その答えはまだわかっていないが、赤面のメカニズムが完全におかしくなっている人々がいる。実に大勢の人が、手がつけられない赤面に悩んでいるのだ。赤面はいつ起こるかわからない、とても屈辱的なものだ、と彼らは言う。私が話したある男性は、一人きりで自宅にいるときに、テレビで出演者が恥をかいているところを見るだけで顔が赤らむと言っていた。その人は、上司に「この男はどうも顧客の対応が苦手のようだ」と思われたらしく、経営コンサルタントの職を失った。また、神経科学者の男性は、すぐに赤面してしまうことが原因で臨床医の仕事をあきらめ、研究者として隠遁者のような生活をしていた。ところが、研究者になってからも赤面の苦しみはついて回った。彼の遺伝性脳疾患の研究が広く世間に認められるようになると、たびたびテレビ出演や講演の話が舞い込んだ。彼はそれらを断らざるをえなかったし、CNNのスタッフに会いたくなくてオフィスのトイレに隠れたこともある。あるとき、五人のノーベル賞受賞者をはじめとする、世界でも最高クラスの五十人の科学者の前で、研究を発表することになった。これまでは、会場のライトを落としスライドを見せることでなんとか乗り切ってきたのだが、今回はいきなり聴衆から質問が出たため、神経科学者は顔を真っ赤にして立ち往生するハメに陥った。しばらく意味のないことをつぶやきながらたたずんでいたが、すっと演壇の陰に入りこそこそとポケットベルのスイッチを入れた。そして、ポケベルを見つめて、「緊急事態が起きました」と聴衆に言ったのである。誠に申し訳ないが、すぐに行かなければならない、と。そして、その日はずっと家にこもっていた。この人物は、脳と神経の障害を研究している。それなのに、自分の状態を解明することはできないのだ。

赤面症に正式な名前はないが、「重度の」赤面あるいは「病的な」赤面と呼ばれることが多い。どれほどの数の人がこの症状に当てはまるのかはわかっていない。大雑把な調査では、赤面に悩まされている人の数は一般住民の一パーセントから七パーセントだという。大部分は二十代になるとあまり赤面しなくなるが、年をとるに従って慢性的な赤面になる人もいる。かつては、赤面の度合いが問題だと思われていた。しかし現在では、問題は別にあることがわかっている。たとえば、ある調査で、まずセンサーで被験者の顔の色と温度を測定する。次に、観客の前に立って米国国歌を歌わせたり、曲に合わせて踊らせたりする。慢性的に顔が赤らむ傾向にある被験者がほかの被験者よりも色が濃くなることはなかったが、赤くなりやすいことはわかった。クリスティーン・ドルリーは、この始末におえない赤面の悪循環について次のように話してくれた。まず赤面しなければいいなと思う。ところがやはり赤らんでしまう。そうなると、赤らむことにそこまで戸惑っている自分にまた赤面してしまう。赤面と戸惑いのどちらが最初なのか、彼女にはわからない。ドルリーはただそれを止めたいだけだ。

一九九八年の秋、ドルリーは内科医の診察を受けた。「時間がたてば、治りますよ」と医者は言った。それでもドルリーの必死の頼みをきいて、薬を出すことにした。だが、どんな薬を処方すればいいのか。医学の教科書には、病的な赤面について触れていない。不安が原因だと考える医者なら、バリウムのような抗不安薬を出す。体のストレス反応を鈍らせるベータ遮断薬やプロザックなどの抗うつ薬を処方する医者もいる。薬は使わず「逆説的治療」として知られる行動療法を施す医者もいる。患者は、積極的に赤面するよう指導される。ドルリーは、まずベータ遮断薬を試し、次に抗うつ剤を飲んだ。最後に心理療法もやってみたが、症状は少しも改善しなかった。

一九九八年の十二月には、赤面はだれの目にも明らかになり、いつも屈辱的な思いでカメラに向かわなければならず、仕事に支障をきたすようになった。ドルリーは日記に、いよいよ仕事をやめる決心がついた、と書いた。ところが、そんなある日、インターネットで赤面症について調べていると、スウェーデンの病院が外科手術で赤面を治療しているという記事が目に飛び込んできた。脊髄から顔へとつながっている胸神経の一部を切断する手術だという。「私とまったく同じ悩みを持つ人たちについて書かれた記事を読んで、とても驚きました」とドルリーは言った。「自然と涙が出てきたんです」。翌日、ドルリーは父親に外科手術を受けることを伝えた。父親はこれまで娘の決めたことに異を唱えたことはなかったが、今回のことでは娘の決断が正しいとは思えなかった。「困ったことになったと思いました」とドルリー氏は当時を思い出して言う。「妻は、私以上に動揺しました。娘がスウェーデンに行ってまで手術を受けるなど、言語道断だと思ったはずです」

両親に諭されたドルリーは、手術についてもう少し調べてから改めて話し合うことにした。そして、この手術についての医学論文を探して読んだ。スウェーデンの外科医や実際に手術を受けた患者とも話をした。数週間後には、ドルリーの確信は以前にもまして強まっていた。やはりスウェーデンに行くと、両親に告げた。思いとどまらせることはできないと悟った父親は、スウェーデンまで同行することにした。

この手術は、内視鏡胸部交感神経切除術またはＥＴＳと呼ばれており、呼吸、心拍、消化、発汗、さらには、赤面を制御する自律神経系の一部である交感神経の線維を切断するものだ。胸の裏側に向かって二本のなめらかな白い糸のように脊椎の両側に沿って走っているのが交感神経幹で、そこから、交感神経が個々の器官へとのびている。二十世紀の初め、てんかん、緑内障、限られた失明の症状を治すために、外科医はこれらへの分枝を取り除く胸部交感神経切除術をおこなった。だが、患者の症状を悪くすることはあっても良くすることはめったになかった。それでも、この手術をおこなったために改善された症状が二例ほどあった。症状が悪化して手術ができない心臓病患者の難治性の胸痛が消え、多汗症の患者の手と顔の発汗が止まったのである。

以前は、胸を切開しなければならなかったので、この手術がおこなわれることはめったになかった。しかし近年になり、特にヨーロッパでは、数人の外科医が内視鏡を使ってこの処置をおこなうようになった。小さな切開口を作り、そこから内視鏡を挿入すれば大きな傷は残らない。スウェーデンのイェーテボリの三人の外科医は、この手術を施した多汗症の患者の多くが発汗だけでなく赤面も止まったことに気づいた。一九九二年、彼らは、赤面に悩む患者数人にこの手術を施した。その結果が報道されると、手術を望む患者からの依頼が殺到した。一九九八年以来、このグループが、深刻な赤面症に苦しむ患者におこなった手術は三千件にも及ぶ。

現在、この手術は世界中でおこなわれている。だが、イェーテボリのグループのように手術の結果を発表しているケースは少ない。彼らの調査によると、患者のうち赤面症が改善されたのは九十四パーセントで、そのほとんどが完治したということだった。手術の八カ月後におこなわれた調査では、副作用のために全体の二パーセントが手術に踏み切ったことを後悔していると答えた。また、十五パーセントが不満を表明している。副作用は生命を脅かすものではないが、かといってささいなものでもない。患者の一パーセントは深刻な損傷を負った。それはホルネル症候群と呼ばれており、目に栄養を運ぶ交感神経が誤って傷つけられたために、瞳孔が収縮し、まぶたがたれ、眼球が陥没するのだ。これほど深刻ではないが、胸から上の部分では汗をかかなくなったケースもある。また、ほとんどの患者が胸より下の部分の発汗が多くなると言っている（手の発汗を治すために内視鏡胸部交感神経切除手術を受けた患者に対して十年後におこなった調査では、手術に満足していると答えた患者は六十七パーセントしかいなかった。その理由としては、ほかの部分の発汗が増えたことが多かった）。患者のおよそ三分の一が、特定の味やにおいに刺激されて起こる「味覚性発汗」という興味深い反応を経験していた。そして、心臓に続く交感神経の分枝が切除されたため、患者たちの心拍数は約十パーセント少なくなる。このため、運動能力が落ちたとこぼす患者もいる。こうしたことを考えてみれば、この手術は「最後の手段」だと思った方がいい。外科医たちの言うように、これ以外の治療法にすべて失敗したとき初めて試みるべきものなのだ。だが、イェーテボリに連絡しようと思った患者は絶望的な気分に陥っているのがふつうだ。手術を受けたある患者が私にこう言った。「死亡率が五十パーセントだと言われたとしても、私は手術を受けたでしょう」

一九九九年一月十四日、クリスティーン・ドルリーと父親はイェーテボリに到着した。イェーテボリはスウェーデンの南西の海岸に面した四百年の歴史のある港町だ。雪まじりの寒い日だったが、ドルリーの目には美しい町に映った。カーランデルスカ医療センターは、古くて小さな病院だ。壁にはツタがからまり、入り口にはアーチ形をした木製の大きな二重扉がある。建物の中は薄暗く静まりかえっていて地下牢のようだ。ドルリーはこのとき初めて、家から一万四千キロ以上離れたこんな見知らぬ病院で、自分はいったい何をしているのだろう、と思った。それでも、入院の手続きをした。看護師は検査用の血液を採取し、ドルリーの医療記録がきちんと整っていることを確認し、手術費用の六千ドルを請求した。ドルリーはクレジットカードで支払った。

あてがわれた病室は清潔で現代的で、白いシーツと青い毛布が備えつけられていた。担当外科医のクリスター・ドロットが、朝早く診察に来た。医者は完璧なクイーンズ・イングリッシュで話し、とても優しかった。「私の手をとった先生は、ものすごく思いやりに満ちていました。あそこの先生方は、私のような症例を何千件も見てきているのです。ひと目で先生が大好きになりました」とドルリーは言う。

その日の午前九時半、看護師に手術室へ連れて行かれた。「そのときちょうど読んでいたのが、麻酔医が居眠りしたせいで死んだ子どもの記事でした」とドルリーは言う。「それで、麻酔医の先生に、居眠りして私を死なせたりしないでくださいと頼んだんです。そうしたら先生は「大丈夫ですよ」と言ってくれました」

ドルリーが麻酔で眠っている間、無菌手術着を着たドロットは、患者の胸と脇の下に消毒薬を塗り、無菌布をかけて脇の下だけ見えるようにした。左脇の下の肋骨の間にある部分を指でさぐって、メスで五ミリほど開けた。その穴に太い針を入れ、胸まで押し込む。針の穴から二リットルの炭酸ガスを注入し、左の肺を下に圧して処置の邪魔にならないようにした。それからドロットは、切除用内視鏡（接眼レンズ、光ファイバーの照明、および焼灼部を持つ長い金属管）を挿入した。実はこれは、尿道を通せるほど細い泌尿器用の器具である（もちろん、泌尿器科の患者にしてみれば、ちっとも細いとは思えないのだが）。レンズを通して体内を見ながら、ドロットはドルリーの左の交感神経幹を探した。心臓から出ている大血管を傷つけないように注意しながら作業を進めていくと、脊柱にぶつかる位置で、肋骨の末端に沿って走る滑らかなひものような組織が見つかった。交感神経幹のうち、二番目と三番目の肋骨の上にある二カ所を焼灼し、目に通じる組織以外の分枝組織をすべて破壊した。そして、出血がないことを確認してから、器具類を引き出し、カテーテルを入れて炭酸ガスを吸い出して患者の肺をもとの大きさに戻した。最後に五ミリの切り口を縫合した。次に手術台の反対側に移動して、胸の右側にも同じ処置をおこなった。手術はすべて順調に進み、二十分ほどで終わった。

人が赤面する機能をなくすとどうなるのだろう。緑系のコンシーラーを塗るのと同じで、赤みが消えるだけで、自意識は変わらずにあるのだろうか。それとも、末梢神経の線維を何本か切り取ると、人格にも影響が出るのだろうか。私は十代の頃、ミラーサングラスを買った。それをかけているとき、私は無遠慮に人をじろじろ見つめ、普段より肩を怒らせて歩いた。サングラスをかけると、気後れせず、自由になった気がした。この手術を受けると、そんな気持ちになるのだろうか？

手術から二年近くが過ぎた頃、私はインディアナポリスのスポーツバーでドルリーと昼食をともにした。顔色を制御する神経がなくなって、彼女の顔はどんなふうになっているのだろう、と考えていた。くすんでいるのだろうか、もしかしたらしみが出て不自然な色になっているかもしれない。ところが、ドルリーの顔は少しピンクがかって色つやが良かった。本人も「以前と何も変わっていませんよ」と言った。手術後は、赤面しなくなった。たまに、これといった理由もなく、赤くなっていると思うときがある。確かに顔が赤らんでいる感じがするのだが、実際には赤くなってはいない。走ると顔が赤くなりますか、と聞いてみると、答えはノーだった。でも、逆立ちすれば、赤くなるでしょうねと答えた。体のほかの部分の変化について、ドルリーはほとんど気にしていなかった。きわだった変化といえば、顔と腕に汗をかかなくなり、お腹と背中と脚にかなり汗をかくようになったことだが、困るほどのことではないと言う。もともと小さかった手術の痕も完全に消えた。

「手術をした翌日から生まれ変わった感じがしました」とドルリーは言う。その朝、ハンサムな看護師が病室に来てドルリーの血圧を測った。これまでなら、彼が近づいてきただけで真っ赤になっていたのに、そんなことにはならなかった。ドルリーによれば、仮面が外されたみたいだったそうだ。

その日退院の手続きを済ますと、ちょっとテストをしてみることにした。通りすがりの人に声をかけ道順を聞くのだ。以前なら必ず赤面していた。ところが、父親が見ていてくれたのだが、その日は一度も赤面しなかった。それ以上にすばらしかったのは、他人と話すことが何でもないと思えたことだ。自意識過剰になることもなかった。ドルリーは空港の出来事を話してくれた。チェックインするために、父親といっしょに長い列に並んでいるとき、ドルリーはパスポートが見つからずおろおろした。「それで、床にバッグの中身をぶちまけて、パスポートを探し始めたんです。そのとき、私ったら、こんなことをしているのに、ちっとも恥ずかしくないわ、と思いました。そして、父の顔を見上げたら、急に涙があふれてきました」

家に帰ると、世界はまったく違って見えた。人から見られても怖くなかったし、何とも思わなかった。人と話すときにいつも心の中で言っていた独白（「赤くなりませんように。赤面しませんように。ああ、神様」）がなくなり、人の話にきちんと耳を傾けられるようになった。それに、目をそらさず、相手の顔を見ていられるようになり、逆に、あまり人の顔を見つめすぎないように気をつけなければならないほどだった。

手術をしてから五日後に、ドルリーはアンカーの仕事に戻った。その夜はほとんど化粧をせず、ネイビーブルーのウールのブレザーを着た。以前は決して着なかった服である。「今日がデビューよ、という気持ちでした」とドルリーは語った。「そして、とてもうまくいきました」

後に私は、手術から二、三週間たって放送された彼女の番組のテープを見た。酒気帯び運転のドライバーが起こした事故で死亡した地元の牧師のニュースや、十九歳の少年が十六歳の少年に銃で撃たれたニュースを報じるドルリーが映っていた。彼女の態度はこれまでないほど自然だった。特に印象的だったのは、いつもの定時ニュースではなく、「インディアナ、読みなさい！」という公共放送だった。二月の朝放送された一時間の生中継で、八歳の騒々しい子どもたちに物語を読んでいるドルリーが映り、画面には「子どもに本を読んであげましょう」というテロップが流れた。子どもがあちこち走り回り、物を投げたり、カメラに顔を近づけたりする中、ドルリーは終始穏やかな態度だった。

ドルリーは手術のことをだれにも打ち明けなかったが、職場の仲間はすぐに彼女の変化に気づいた。私が話をした同局のプロデューサーは、こう言った。

「クリスティーンは、父親と旅行に行くとしか言わなかったんだが、戻ってきてテレビに出ている姿を見たとき、私は思わず叫びました。クリスティーン！　すごいじゃないか！　ってね。カメラの前でもとても落ち着いておおらかに見えました。画面を通しても、以前とはまったく違って自信満々といった感じがしましたよ」

それから数カ月後に、ドルリーは他局のゴールデンタイムの番組で、生中継のレポーターに選ばれた。

顔につながる線維を数本切っただけで、ドルリーは変わった。人の本質は身体的な細部とは完全に別のものなので、この変身には納得できないものがある。自分が写っている写真を見たことがない人やテープに録音された自分の声を聞いたことがない人は、「これは私じゃない！」と思うものだ。極端な例だが、重度のやけどを負った患者が初めて自分の姿を見たときにも、これは違う人物だ、と思う。そしてその新しい姿に人は慣れていかざるをえないのだが、それだけではない。新しい皮膚によって、内面も変わってしまうのだ。他者との関わり方、他人に求めるもの、自分が他人の目にどう映っているかということに対する認識が変わる。以前、やけど専門の病棟に勤務する看護師から、「自信のあった人が、おびえて苦痛に満ちた態度をとるようになり、逆におとなしかった人が強くなって怪我から立ち直ることがあります」と聞いたことがある。ドルリーも、自分の赤面を外的な「赤い仮面」だと感じていた。それが内面深くまで根を下ろしていたため、本当の自分が隠されていたとドルリーは信じていた。そして、仮面が外れたとたんに、大胆で「以前とはまったく違う」人物になったような気がした。しかし、「ちょっと見られただけで当惑してしまう人物」はいったいどこに消えてしまったのだろう。ドルリーはやがて知ることになるのだが、その人物はまだそこにいたのである。

ある夜、男友達と夕食に出かけたドルリーは、彼に手術のことを打ち明けることにした。家族以外の人に話すのは初めてだった。ところが、返ってきたのは、痛烈な言葉だった。「赤面を止める手術をしたって？

そんな発想、どこかゆがんでるよ」と言われた。「くだらない」と決めつけられた。そして、「君たちテレビ関係者は、有名になるためにはどんなことでもするんだな」とまで言われたのである。

ドルリーは涙にくれ、怒りを感じながら家に帰った。自分のしたことは異常で愚かなことだったのかと、屈辱的な気持ちにもなった。日を追って、手術をした自分が詐欺師のように思えてきた。「あの手術で、ジャーナリストへの道が開かれたことは事実です」とドルリーは言う。「でも、ああいう人工的な手段を使わなければ道を進めなかったなんて、とても恥ずかしいことだ、と思うようになったのです」

やがて、周りの人たちに手術したことを気づかれるのではないか、と不安でしかたなくなった。あるときドルリーの変化に気づいた同僚が、しかし、具体的に何が変わったのかわからずに、「前よりやせた？」と聞いた。ドルリーは弱々しく微笑んで「ちがうわ」と言い、それ以上何も言わなかった。「インディー500の前の土曜日、局のみんなでピクニックに行くことになったんです。そのとき最初から最後まで心の中でこう思っていました。どうか今日一日「ねえ、赤面症はどうなったの？」と聞かれませんように」と。ドルリーは、手術の前にもこれと同じ気後れを感じていたことに気づいた。あのときは、赤面のせいだったけれど、今は赤面しなくなったことが原因なのだ。

テレビに出るときにも強烈な自意識に悩まされた。一九九九年一月に新しい仕事を始め、二カ月間は番組に出演する予定がなかった。ドルリーは次第にテレビに戻れないのではないかと思うようになった。その夏のある日、大きな嵐に直撃されて木々が根こそぎ倒された近くの町を取材するスタッフに同行した。スタッフは、いい機会だからカメラの前に立って練習してみろよ、とドルリーに言った。カメラにはふつうに映るはずだとわかっていたが、心のなかではそう思えなかった。「自分はここに属していない、ここにいる資格はないと感じていたんです」とドルリーは言う。数日後、彼女は仕事をやめた。

それから一年以上が過ぎた。この間ドルリーは、見失った人生を取り戻そうとした。仕事がなく、打ちひしがれ、だれとも会わずに家に引きこもって毎日ソファに座ってテレビを見ていると、気分はふさぐ一方だった。だが、ほんの少しずつ状況は変わっていった。いやでしかたなかったが、その気持ちをなんとか抑え、以前の同僚や友達に本当のことを話し始めたのである。意外なことに、ほとんど全員が彼女の話を肯定的に受け止めてくれた。ドルリーは、一九九九年九月に「レッド・マスク財団」という組織を立ち上げ、慢性的な赤面症に関する情報と症状に苦しむ人々のコミュニケーションの場を提供した。[6] 秘密を打ち明けることで、やっと前へ進むことができるようになった。

その冬、新しい仕事を見つけた。ラジオの仕事だ。その時点では最高の選択だった。ドルリーは、インディアナポリスのメトロ・ネットワーク・ラジオ局のチーフアシスタントになった。二つのラジオ局で平日の朝のニュースを読み、午後はほかの局でも交通情報を担当した。翌年の春、自信を取り戻したドルリーはテレビ局の仕事を探すことにし、地元のフォックス局に補欠のキャスターとして雇われた。六月初め、ドルリーは三時間のモーニングショーの途中で急に呼ばれて交通情報を流した。

私はこの番組を録画したテープを見た。ふかふかの椅子に座って、特大のコーヒーカップを手にした二人の陽気な男女がニュースキャスターを務める、よくあるタイプの朝の情報番組だった。三十分ほどの間隔でキャスターはドルリーに声をかけ画面には二分間の交通情報を伝えるドルリーが映る。彼女は市街地図が投影されたプロジェクターの前に立ち、画面を操作しながら交通事故の状況を説明し、工事で封鎖されている道路を示した。時々スタジオのキャスターたちが「やあ、君はいつもの女の子と違うね」というような軽口を叩くが、ドルリーは笑いながら軽いジョークで受け流した。「刺激的ですが、大変な仕事です」とドルリーは言う。長い間顔を見せなかった自分が復活したことを、視聴者はどう感じているだろうと少しは気になる。しかし、感情に負けることはなくなった。ドルリーはこう言う。「今の自分に親しみをもてるようになりました」

結局、彼女の問題は身体的なことだったのか、それとも心理的なことだったのか、それを知りたいと思う人もいるだろう。しかし、この疑問は、赤面が器質的なものか精神的なものか、さらに言えば、人間はそのどちらなのかという質問と同じく、答えるのは不可能だ。すべての人が両面を持っていて、外科医のメスでもそれを切り分けることはできない。「手術をしたことを後悔していますか?」とドルリーに聞いた。「いいえ、まったく」と彼女は言い、イェーテボリの外科医を「私の救い主」と呼んだ。そして、こう付け加えた。「でも、外科手術をしてそれで終わりではないことを知っていなければなりません」。現在ドルリーは、自称「ハッピー・メディア」になっている。強い自意識からは解放されたが、赤面を完全になくすことは絶対にできないという事実を受け入れている。翌年の十月、フリーランスになった彼女は、ABCテレビのインディアナの系列局であるチャンネル6の生放送レポーターとしてパートタイムの職を得た。ドルリーは、これがいずれはフルタイムの仕事になることを願っている。

食べることをやめられない人々

ルーY法による胃バイパス手術は、根治処置であり、体重を減らす方法としてはきわめて強引な荒療治である。私が立ち会った手術の中でこれほど奇妙なものはない。病巣を切除するわけでも、欠陥や損傷を修復するわけでもない。これは、内臓に手を加えて患者が二度と食べ過ぎないようにするという、その人の意志を操作するための手術なのである。そして、近年この手術の人気はうなぎのぼりだ。一九九九年に米国では約四万五千人の肥満患者が胃バイパス手術を受け、二〇〇三年には倍増しそうな勢いになっている。[1] ビンセント・カセリ（仮名）も、その統計に貢献しようとしていた。

一九九九年九月十三日午前七時三〇分、私と常勤医が待つ手術室にカセリは運ばれてきた。カセリは五十四歳の重機技師で道路工事の請負いもしていた。イタリア移民の家に生まれ、結婚して三十五年、三人の娘は成人し、孫もいた。体重が百九十五キロに対し身長が百七十四センチしかないので、かなりひどい肥満体型である。肥満のせいで外出できなくなり、健康状態も悪化し、正常な生活を送ることができなくなった。

肥満の人には全身麻酔をかけることすら危険である。よくある腹部の手術だからといってあなどることができない。事実、肥満が原因で、呼吸不全、心臓発作、創感染、ヘルニアなど、あらゆる疾患にかかりやすくなるし、ひどいときには死に至ることもある。それにもかかわらず、常勤医のシェルドン・ランダルは緊張する様子もなく看護師と週末の話題で盛り上がっていた。そして、カセリに、一千回以上こうした手術をしているので何の心配もいらないですよ、と声をかけた。だが、手術を補佐する研修医の私は、やはり不安だった。カセリはストレッチャーから手術台に移るだけでも一苦労で、途中で休んではハーハーと息を整えている。そんな様子を見ていると、ストレッチャーと手術台の間に落ちてしまうのではないかと心配になってくる。やっと手術台に乗ったが、お尻が台からはみ出している。私は、患者が傷つかないように手術台の縁のパッドの具合を再点検した。カセリは袖付きの短上衣だけを身につけている。「ふつうサイズ」の上衣なのだが、よだれかけに見える。患者を気づかって、看護師が彼の下半身に毛布をかけた。患者を横たえると、呼吸が乱れて顔色も青くなったので、麻酔医はやむなく患者を座らせた状態で麻酔をかけた。気管チューブを挿入し、人工呼吸器で呼吸を調節できるようにしてから、カセリを横にした。

カセリの体は手術台の上で山のように盛り上がっていた。身長百八十八センチある私でも、手術台を一番下まで下げ、さらに踏み台に乗らなければ手術ができなかった。ランダルは、踏み台を二つ重ねてその上に立った。彼が私を見てうなずいたので、患者の腹の中央にメスを入れ、皮膚とその下でぬらぬら光る黄色い脂肪の厚い層を切り裂いた。脂肪が蓄積した肝臓は縞状に見え、腸は脂肪のエプロンで覆われていた。しかし胃は、なめらかで灰色がかったピンク色をしており、こぶし二つ分くらいの大きさで、ごく正常に見えた。金属製の開創器を胃の高さに差し込んで切開部を開いてから、手術の邪魔にならないように肝臓とずるずるすべる腸を脇へよせた。脂肪の中に肘まで深く沈めながら、カセリの胃のうち三十ccぐらいを残して、後の部分をホチキスで留めた。手術前なら胃の中に一リットルぐらいは軽く収まっただろうが、これでショットグラス分の食物も入らなくなった。次に、十二指腸から六十センチ先のところ（胆汁と膵液が食べ物を分解する小腸の入り口部分より先）で、腸のところに小さくなった胃の開口部を縫いつけた。これにより、胃に入る食べ物は吸収されにくくなる。

手術には二時間少々かかった。カセリの状態は手術の間ずっと安定していたが、回復には時間がかかった。ふつうの患者は手術後三日で退院するのだが、カセリは自分がどこにいるのかわかるようになるまでに二日を要した。二十四時間にわたり腎臓の機能が停止し、肺に水がたまった。せん妄状態になり、あるはずのないものが壁に映って見えた。酸素マスクやモニターにつながる胸の導線を勝手に外し、腕の点滴まで引き抜いてしまった。私たちも心配だったが、カセリの妻はとても動揺していた。だが、次第に状態は安定していった。

手術の三日後には、水、りんごジュース、ジンジャエールなどの澄んだ飲み物を少しずつすすれるぐらいに回復し、四時間おきに三十ccほどは飲めるようになった。午後の回診のとき私は、飲み物が飲めますか、と尋ねた。「大丈夫です」とカセリは答えた。私たちはタンパク質と適度のカロリーを補給するために百二十ccのカーネーション・インスタント・ブレクファストを与え始めた。カセリはその半分を一時間もかけて食べた。満腹になると胃がきりきりすると訴えた。「異常なことではありませんよ。固形食を口にできるまでまだ数日はかかりますが、良くなっています」とランダルはカセリを安心させた。点滴の必要がなくなり、傷口の痛みも治まってきた。そして、カセリは少しの間リハビリテーション施設で過ごしてから退院した。

二週間後、私はランダルに、「カセリさんはどうしているでしょうね」と尋ねた。「大丈夫だよ」という答えが返ってきた。私はこれまでにランダルと何件かの手術をおこなったが、術後の患者がどうなっているのかを実際に見たことはなかった。あの患者は本当に体重を落とせるんでしょうか？　それに、どのくらい食べているのでしょう、などと聞いた。ランダルは、直接本人に会いにいけばいいじゃないか、と言った。そこで、十月のある日、カセリに電話をかけた。彼は私の声を聞いてうれしそうに「ぜひお越し下さい」と誘ってくれた。その日仕事が終わってから、私は彼の家を訪ねた。

ビンセント・カセリと妻は、ボストン郊外に住んでいた。それほど大きくない家は前面が二階建てで後ろが一階建てという造りになっている。ここに来るために、私は車でルート1に入り、四軒のダンキンドーナツ、四軒のピザハウス、三軒のステーキハウス、二軒のマクドナルド、二軒のグランドラウンド（レストラン）、一軒のタコベル、一軒のフレンドリーズ（ファミリーレストラン）、一軒のインターナショナル・パンケーキハウスの前を通過した（沿道の風景としてはありふれたものだが、その日の私には自滅に向かう悲しい道のりに思えた）。カセリの家のドアベルを鳴らした後、長い一分が過ぎた。ゆっくりした足音がドアに近づいてきて、見るからに息苦しそうなカセリがドアを開けてくれた。私を見るとパッと笑顔になって、私の手をとった。カセリに案内された私は、花柄の壁紙が貼られた台所の朝食テーブルに座った。そこまで歩く間も、彼はテーブルや壁や側柱に手をついて体を支えた。

調子はどうですか、と尋ねると、「すごくいいです」という答えが返ってきた。手術の傷も治り、痛みはないし、まだ三週間しかたっていないけれども、十八キロも体重が減ったんですよ、と教えてくれた。だが、まだ体重は百七十七キロあり、サイズ六十四インチのスラックスとサイズＸＸＸＸＬのＴシャツ（地元のビッグ＆トールショップにあった一番大きな服だ）がパンパンだったので、見ただけでは変化はわからない。座ると、足の間に腹の贅肉がたれさがる。それに、硬い椅子に座っていると尻がしびれるので、一、二分おきに体を動かさなければならない。額のしわには汗の玉がびっちりと並び、薄くなった白髪まじりの髪は頭皮にぺたりとはりついていた。茶色の目はうるみ、目の下はたるんで黒ずんでいる。息をするとゼーゼー苦しそうな音がした。

退院してからのことを聞いた。最初にカセリが試した固形食はスプーン一杯の炒り卵だった。たったそれだけの量なのにひどく腹が張って痛んだ。痛みは激しく、「引き裂かれているようでした」と彼は言う。そして食べたものを吐いた。この調子では固形食は二度と食べられないのではないか、と心配になった。しかし、少しずつではあるが、マッシュポテト、マカロニといった柔らかいものなら食べられるようになった。細かく切って水分をふくませてあれば鶏肉ものどを通った。パンや水気の少ない食べ物は「詰まってしまう」ので、そんなときはのどに指を入れて吐き出さなければならなかった。

こんなにひどいとは予想していなかったので苦労しているが、しかたがないと自分を納得させた。「手術前の一、二年は地獄でした」と彼は言う。肥満との戦いは二十代の後半から始まった。体重はずっと増え続けていたという。テレサ(ここでは彼の妻をこう呼ぼう)と結婚した十九歳のときの体重は九十キロだった。十年後には、百四十キロ近くになっていた。ダイエットして三十四キロ減らしてもリバウンドで四十五キロ増えるということが続いた。一九八五年には、体重が百八十キロに達した。一度は九十キロまで落としたのだが、また元に戻った。「きっと五百キロぐらい増えたり減ったりしているでしょうね」とカセリは言う。

肥満のせいで血圧とコレステロール値が高まり、糖尿病になった。年中膝と背中が痛い。移動もかなり制限されている。以前はプロのアイスホッケーチーム、ボストン・ブルーインズのシーズン入場券を買って、しょっちゅう試合を観に行っていた。毎年夏はシーコンクのレース場に出かけ、何年か前までは運転も自分でしていた。ところが、今は自分のピックアップトラックまで歩くことさえおぼつかない。一九八三年以来飛行機には乗っていないし、階段を登れないので自宅の二階にも二年あがっていない。「一年前、テレサが二階にある彼女のオフィスにコンピュータを入れたのですが、私はそれを見たことがないんです」とカセリは言う。なんとか寝室を出て、二階や台所の小部屋に行けるようになりたかった。横になることもできなくなってからは、リクライニングチェアで眠るようになった。そうしていても、睡眠時無呼吸症候群のせいで切れ切れにしか眠れない。これは肥満体型者によく見られる病気で、舌と上気道の軟組織に脂肪がつきすぎているることと関連があると考えられている。三十分ごとに呼吸が止まり、窒息感で目が覚める。こんな状態だったため、カセリはいつも疲れていた。

ほかにも口に出すのがはばかられるような問題がある。カセリによれば、「清潔でいることはほとんど不可能」だという。彼は立って排尿することができず、排便の後はシャワーを浴びなければ清潔を保てない。肌のたるみがこすれて赤くなり、できものができたり感染症になったりすることもある。「結婚生活に問題はありませんでしたか?」と私は尋ねた。「もちろんあります。もうセックスライフはありません。元のようになることを心底願っていますよ」と彼は答えた。しかしカセリにとって最も耐えがたいことは、生活費を稼げなくなったことだった。

ビンセント・カセリの父親は一九一四年にイタリアからボストンに渡り、建築関係の仕事についた。ほどなく彼は五台の蒸気ショベルを手に入れ、自分の会社を作った。一九六〇年代に、ビンセントと弟が父の会社を継いで、一九七九年に独立した。彼は重機の操作に長け、特に三十万ドルもする油圧式掘削機「グレドール」の操縦が得意だった。カセリは、年間を通して道路や歩道工事を請け負えるように人も雇った。やがてグレドール、車輪が十個ついたマックのダンプカー、掘削機、そして何台ものピックアップトラックなどを自社で所有するまでになった。だが過去三年は体重が増えすぎてグレドールの操作をすることも、毎日設備を点検することもできなくなった。重機の扱いは手間賃を支払って部下にやらせ、自宅で仕事の指示を出さなければならなくなった。従業員と下請けの管理は甥に任せた。経費がかさみ、しかも自分で市庁舎を回って営業をかけられなくなったため、契約を取るのがどんどんむずかしくなってきた。ボストンの老人ホームで営業主任をしているテレサの稼ぎがなければ、夫婦は破産していただろう。

赤毛でそばかす美人のテレサ（幸い体型も標準的だ）は、ずっと以前から夫にダイエットと運動を強く勧めていた。本人も本気で体重を減らしたいと思っていたのだが、毎日毎日食事のたびに自分を律することができなかった。「私は習慣に従って行動する方なのです」と彼は私に言った。「だから、なんでも惰性でしてしまうんですね」。その中でも、食べることが最悪の習慣だという。だが、すべての人は食事を習慣としている。「ほかの人とどう違うんです？」と聞いてみた。そう、まずカセリの食事量は多すぎるし、食べ物を残すことができない。鍋にパスタが残っていれば、それもたいらげる。それにしてもなぜなのでしょう、と私は重ねて聞いた。食べ物が好きだからでしょうか？　少し考えて「食べ物が好きだからではないですね」と答えた。「食べるとてきめんに気分が良くなります。でも、気分がいいのは食べているときだけです」。では、たくさん食べてしまうのは、過度の空腹感のせいでしょうか？　カセリは「おなかがすいたと思ったことは一度もありません」と答えた。

おそらく、カセリが食べる理由はほかの人と同じなのだろう。食べ物がおいしく感じられるから、午後七時で夕食の時間だから、テーブルにおいしそうな料理が並んでいるから、などの理由だ。それに、食べるのをやめる理由もほかの人と変わらない。満腹になりこれ以上食べたいとは思わなくなったら食べるのをやめる。どうやら大きな違いは、カセリに満腹感を与える食べ物の量がふつうではないところにありそうだ（彼は、まばたきをする間に、ラージサイズのピザをたいらげた）。体重を落とすには、ダイエットに挑む者全員が直面する難問、すなわちもっと食べたいのに腹八分目で食事をやめ、さらに運動をしなければならないのである。カセリもこれを短い期間（注意や指導してくれる人がいれば、もう少し長く）やったが、結局長く続けられなかった。「私は意志が弱いのです」と彼は言う。

一九九八年の初め、カセリの内科医が厳しい口調でこう言った。「自分で体重を落とせないのでしたら、私たちは思い切った処置をとらなければなりません」。そして、外科手術の件を持ち出した。医者は胃のバイパス手術について説明してから、カセリにランダル医師を紹介した。カセリにしてみれば、手術など問題外だった。考えるだけでも嫌だった。そんなことのために仕事を後回しにするわけにはいかない。しかし、それから一年が過ぎた一九九九年の春、両足がひどい感染症になった。体重が増えて動脈瘤ができ、薄くなった皮膚が裂け、化膿性の炎症になった。焼けるような痛みにおそわれ、熱が出た。ようやく病院に行ったのは、妻から何度も医者に診てもらうよう言われたからだった。重度の蜂巣炎《ほうそうえん》と診断され、一週間入院して静脈から抗生物質を投与された。

入院中、足に凝血がないかどうかを調べる超音波検査を受けた。検査後、放射線医が来て結果を示した。「あなたは運がいい、と言われましたよ」とカセリは言った。カセリが「宝くじにでも当たりましたっけ？なんでそうおっしゃるのです?」と医者に聞くと、医者は「凝血がないことがわかったのです。いやいや、驚きました」と言う。「がっかりしないでいただきたいのですが、あなたのような人、つまりあなたみたいな体つきの人には、たいてい凝血があるんですよ。それがないのだから、あなたはとても健康だということです」。そして医者はこう付け加えた。「ただし、あなたがその体重をなんとかすればの話ですけど」

それから少しして、今度は感染症の専門医がやってきた。その医者は、包帯を取って傷口を調べるとまた包帯で巻きなおした。足は良くなっていますね、と医者は言った。しかし、話はこれで終わらなかった。「お話ししておかなければならないことがあります」と彼は切り出した。「あなたのファイルを隅から隅まで読み、どこに住み、何の仕事をし、どんな生活をしてきたのかを知りました。そしてあなたは今ここにいて、こんな状態になっています。体重を落とさなければなりませんよ。批判するつもりで言っているのではありません。体重を落とせば、あなたはとても健康になれると申し上げているのです。心臓は丈夫だし、肺もきれいです。あなたは恵まれた体を持っているのです」

「私は先生たちの言葉を真剣に受け取りました」とカセリは言う。「だって、二人の医師が同じことを言ったのです。二人とも、私のことはファイルに書いてあることしか知らないのです。わざわざ親身になって話をしてくれる義理などないんですよ。それなのに、二人とも体重が問題だと気づいた。そして、私が体重を減らしさえすれば……」

カセリは退院したが、体調がすぐれず二週間ほど寝込んだ。その間、事業はひどいことになっていた。新しい契約を取れないので、現在進行中の仕事が終われば従業員を解雇しなければならない。テレサがランダル医師に連絡して夫の診察予約を入れ、カセリは病院に行った。ランダルは胃のバイパス手術と、その手術に伴うリスクについて率直に語った。この手術では、二百件に一件の割合で患者が死亡する。手術をしても十分の一は不本意な結果になる。たとえば、出血、感染、胃潰瘍の形成、凝血、腹部への漏出などが起こるかもしれない。さらに、食習慣が永久的に変わることもあり得るとも言った。しかし、仕事ができず、悲観的な気分に陥り、体調が悪いまま、痛みに苦しんでいたビンセント・カセリは、もはや外科手術にすがるしかなかった。

われわれは自分の生活について意見を言えるか否かをまったく考えずに、人間の食欲のことをあれこれ思いめぐらすことは難しい。われわれは意志の力を信じている。つまり、座るか立つか、話すか話さないか、パイを食べるか食べないか、といった単純なことに対して自ら選択していると思っている。ところが、長い期間自らの意志で体重を理想的な状態に保てる人はごくわずかである。減量治療の歴史は、絶え間ない失敗の歴史ともいえる。飲み物ダイエット、高タンパクダイエット、グレープフルーツダイエット、あるいは、ゾーン式、アトキンス式、ディーン・オーニッシュ式ダイエットなど。どんな方法でも体重を減らすのは簡単だが、その体重を維持するのはむずかしい。一九九三年、国立衛生研究所の専門家グループが、数十年にわたるさまざまなダイエット研究を検討したところ、ダイエットをした人の九十から九十五パーセントが、一年以内に、減量した分の三分の一から三分の二の体重がリバウンドしていることがわかった。[2] 五年以内となると減量分すべてが元に戻る。医者はなんとか体重を減らすために患者のあごを針金で閉じたり、胃の中でビニール風船をふくらませたり、体脂肪を大量に切除したり、食欲抑制のアンフェタミン（覚醒剤）や大量の甲状腺ホルモンを処方したり、果ては脳の視床下部にある空腹中枢を破壊する神経外科手術をおこなったりするが、それでも人々は減量した状態を維持することができない。[3] あごを針金で留めればかなりの体重が減るし、この処置を望む患者は本気で減量に取り組むつもりがあるのだが、それでも閉じたあごの隙間から液体のカロリーを摂りすぎて体重が増えてしまう。あるいは、針金を外したとたんに体重が戻ってしまう人もいる。人間は飢餓から生き残るべく進化してきたのであり、飽食に抵抗するようにはできていないのだ。

しかし、この悲しい失敗の歴史の中で、例外的なグループがある。意外に思われるかもしれないが、それは子どもたちだ。子どもは大人より自制心がある、などと言う人はいない。にもかかわらず、無作為に選ばれた四件の肥満児調査（対象年齢は六歳から十二歳）では、簡単な生活指導（八週から十二週の間、週一回の授業を受け、その後一年間は月一回のミーティングがある）を受けた子どもたちは、授業を受けなかった者に比べて、十年後の肥満度がきわめて低かった。[4] また、この子どもたちの三十パーセントは肥満を克服していた。明らかに、子どもの食欲の方が御しやすいようだ。しかし、大人の食欲はそうはいかない。

その理由は食事のときに明らかになる。人が一度に食物を大量に食べられる方法が、少なくとも二通りある。一つは、長い時間をかけてゆっくりと休むことなく食べる方法だ。[5]プラダー・ウィリー症候群の人々はこの食べ方をする。この珍しい視床下部の機能不全に悩む人々は、満腹を感じられない。人の倍近い時間をかけて食べているのに、食べるのをやめられないのだ。食べ物がないとゴミ箱をあさったりペットフードを食べたりする人もいる。このため、厳しく管理して食物に近よらせないようにしないと重度の肥満体になる。

しかし、もっと一般的なのは、早食いのパターンだ。人は科学者が呼ぶ「肥満パラドクス」の支配下にある。[6]胃と十二指腸（小腸の上部）に食べ物が入ると、伸張受容器、タンパク質受容器、脂肪受容器が反応し、視床下部に信号を送り満腹感をもたらす。この刺激を最も早く伝えるのは脂肪だ。脂肪がわずかな量でも十二指腸に達すると、人は食べるのをやめる。それでも、私たちは過剰な脂肪を摂取してしまう。その原因は、食べる速度だ。食べ物は口の中で受容器に反応を促し、視床下部に摂取を「加速」させる。ここでも、最も強力な刺激となるのは脂肪である。ほんの少しの脂肪が舌に着くと、消化器が信号を送って食事を摂らないようにする前に、受容器が早く食べるように促してしまう。だから、おいしい食物を食べるときほど早食いになる。これは「アペタイザー効果」と呼ばれている。[7]どのように早く食べるのかというと、かむ速度を速くするのではなく、かむ回数を少なくするのである。フランスの研究グループは、より多く、より早く食べるために、人が「咀嚼の回数」を減らすことを実証した。[8]「標準的な一口分の咀嚼回数」を減らして飲み込むのだ。すなわち、ぐいと飲み下してしまうのである。

人がどのくらい太るかは、視床下部と脳幹が口と消化管からの矛盾する信号をどう判断するかにも左右される。食事を始めてすぐに満腹だと感じる人もいれば、ビンセント・カセリのように、相当に長いアペタイザー効果を経験する人もいる。過去数年で、この制御メカニズムは明らかになった。たとえば、今ではレプチンや神経ペプチドYのようなホルモンは脂肪レベルによって上下し、それに応じて食欲を調節することがわかっている。しかし、このメカニズムに関するわれわれの知識はまだ未消化である。

重度の健忘症にかかった二人の男性（BR氏とRH氏）に関する一九九八年の論文について考えてみよう。[9] 記憶を十分間しか保てなくなった、映画『メメント』の主人公のように、この二人はほかの人と筋の通った会話をすることができるが、注意が散漫になると、一分前のことも思い出せなくなり、その人と話していたことさえ忘れてしまう（BR氏はウイルス性脳炎を長く患っていた。RH氏は二十年にわたり重篤な発作障害に苦しんでいた）。ペンシルヴェニア大学の心理学教授ポール・ロジンと彼のチームは、記憶と摂食の関係を調査する実験に二人の協力を求めた。続けて三日間、ロジンと彼のチームは、被験者をふつうの昼食に連れ出した（BR氏は、ミートローフ、大麦のスープ、トマト、ポテト、豆、パン、バター、桃、紅茶を口にし、RH氏は、子牛のパルメザンチーズとパスタ、サヤエンドウ、ジュース、アップルケーキを食べた）。毎日、BR氏は昼食をすべてたいらげ、RH氏は全部は食べきれなかった。食事が済むと二人の皿は片づけられた。十分から三十分後、研究者は同じ食事を持って現れる。「さあ、昼食ですよ」と告げる。二人の男性は前回とまったく同じように食べた。それから十分から三十分後、研究者はまた同じ食事を持って現れ、「さあ、昼食ですよ」と言う。被験者たちはまた食べる。研究者は三回のうち二回は、RH氏に昼食を四度出した。その四度目で彼は、「少しばかりお腹が張っているので」と言って料理を断った。胃の伸張受容器は完全に壊れているわけではなかった。ただ、食事をした記憶がないため、人が食事を運んでくると、反射的に食欲がわいていたのだ。

脳の内部には、空腹を知らせるか、満腹を知らせるかを競り合う力がある。さらに、口と鼻には感覚器官があり、食べ物の形を確認するための視覚があり、消化器官や体内の脂肪の多少を伝えるレプチンという神経ペプチドがある。そのうえ、もっと食べるべきかどうかを左右する個々人の社会的常識や判断力なども関わってくる。このうち一つでも壊れると厄介なことになるのである。

食欲はきわめて複雑な構造を持っていて、詳しいことはまだよくわかっていない。したがって、食欲抑制剤がたいして成果をあげなくても驚くに当たらない（フェンフルラミンとフェンテルミンの化合剤（フェンフェン）はかなりよく効く薬だったが、心臓病の異常を起こすことがわかって発売中止になった）。大学の研究者と製薬会社は、血まなこになって肥満を治す薬を開発しているところだが、今のところ、そんな薬は存在しない。ただ、効果のある治療法が一つあることがわかった。おかしなことではあるが、それが外科手術なのである。

私が勤務する病院に、四十八歳の回復室付き看護師がいる。身長は百五十センチ余り、ボーイッシュな薄茶色の髪、運動選手のような体格をしている。ビンセント・カセリの家を訪ねてからまもなく、その看護師と病院のカフェでコーヒーを飲んでいたとき、彼女が昔は百十キロもあったことを知った。カーラ（仮に、そう呼ぶ）は、十五年ほど前に胃のバイパス手術を受けたそうだ。

カーラは、五歳のときから太っていた。中学生になるとダイエットを始めて、下剤、利尿薬、アンフェタミンなどのダイエット薬品を飲んだ。「体重を減らすのは簡単だったわ」とカーラは言う。「ただね、また増えないようにするのが大変なの」。友人とディズニーランドに行ったとき、入り口の回転式改札口を通り抜けられなかったという。そのときの衝撃を一生忘れない、と彼女は言った。三十三歳になったときには、百二十キロになっていた。ある日、同僚の医者とともにニューオリンズの医学学会に参加することになったのだが、ひどい息切れがしてバーボンストリートを歩いていくことができなかった。「そのとき初めて、生きていくことに不安をおぼえたの。生活の質の向上どころか、長生きもできないかもしれないと思って」とカーラは語った。

一九八五年、医師たちは根治的な肥満手術を試みていたが、士気は下がり気味だった。期待されていたのは二種類の手術だった。空腸回腸バイパスと呼ばれる方法は、小腸の大半をバイパスして、最低量の食物しか体に吸収されないようにするものだったが、これで死ぬ患者もいた。もう一つの手術は、胃をホチキスで留めて縮めるものだが、手術をして時間がたつと効果は薄れた。手術を受けた人々は小さくなった胃に慣れると、極端にカロリーの高い食べ物を頻繁に食べるようになったからだ。

しかし、病院で働いていたカーラの耳に、胃のバイパス手術（胃をホチキスで留め、さらに腸の経路を変えて、食べ物が小腸の最初の一メートルを通過しないようにする手術）が効果的らしいという噂が入ってきた。成功率についてのデータがなかったので、決心するまでに一年かかった。しかし、体重が増えるにつれて、運を天に任せようという気持ちになった。一九八六年五月、カーラはついに手術に踏み切った。

「生まれて初めて、満腹感というものを味わったわ」とカーラは私に語った。手術から半年後に、体重は八十四キロに減った。その半年後には、六十キロになった。体重が減ったために腹部と太ももの皮膚がエプロンのように垂れ下がってしまい、それを切除する手術を受けなければならなかった。以前のカーラを知っていた人は、そのあまりの変わりように彼女を見てもわからなかったし、自分でも信じられなかった。「一人でバーに行って、声をかけられるか試してみたのよ。ええ、誘われたわ」そうカーラは言い、すぐに笑いながらこう付け加えた。「もちろん、いつも断ったけどね。でも、とにかくやってみたわけ」

だが、変化があったのは体だけではなかった。カーラは食べ物に対してこれまでにないほど強い自制心を発揮できるようになった。もはや、「何でもいいから食べなければならない」という強迫観念はなかった。「食べていると、いつのまにか「これを食べていいの？　こんなに食べてまた太るつもり？」と自問しているの。そうすると、食欲がなくなるのよ」。この感情は思いがけないものだった。カーラは、大量に食べなくなったのは手術のおかげだと頭ではわかっていた。だが、心のどこかで、自分の意志で食べないでいるように感じていた。

調査では、胃のバイパス手術が成功すると患者の大半が同じ感じを抱くことがわかっている。[10]「お腹はすくのですが、考えてから食べるようになったのです」と別の女性は言っている。「本当にこれを食べたいの？　と自問し、食べるのを控えるのです」。これは、カーラの経験とよく似ている。多くの患者は、食べたいという欲求を抑えられるようになる。自信を持って、はっきりと意見を言うようになる。そのせいで、ときには周囲の人と対立もする。手術後、離婚率がかなり高くなるという調査結果を見ても、そのことはうなずけるだろう。[11] カーラも、手術から数カ月後に恋人と別れた。

カーラの劇的な体重減は異常なことではない。現在公表されているデータによれば、胃のバイパス手術を受けた患者の大部分は、一年以内に過剰だった体重（たいていは四十五キロ以上）の少なくとも三分の二を減らすことができた。しかも、リバウンドはしていない。十年の追跡調査では、体重増加の平均はわずか四キロ半から五キロ半にとどまっているという結果が出ている。さらに、健康上の変化にはめざましいものがある。患者たちは、心不全、喘息、関節炎を患わなくなった。そして、なんと糖尿病患者の八十パーセントが完治している。

二〇〇〇年一月のある朝、私はビンセント・カセリの家を訪れた。手術から四カ月後のことだった。私を出迎えに玄関まで飛んできた、とまではいかないが、今回は少なくとも息切れしていなかった。目の下のたるみは小さくなっている。顔の輪郭もはっきりしてきた。太鼓腹は相変わらずだが、ビヤ樽のようには見えなかった。

カセリの体重は百五十五キロになった。身長百七十四センチの男性にしてはまだまだ太りすぎているが、手術台によじ登ったときより四十キロも減っている。そして彼の人生にも変化が起きていた。十月にカセリに会ったときには、教会までの道を歩けないから末娘の結婚式に出席できないとこぼしていた。しかし、十二月までには、毎朝イースト・デダムの車庫まで行けるほどになっていた。「昨日は、この手でトラックのタイヤを三つはずしましたよ」と彼は言う。「三カ月前には、絶対にできなかったことです」。カセリは、一九九七年以来初めて、自宅の二階にも上がった。「クリスマスの頃でした。私は「上に行ってみよう。やらなきゃだめだ」と自分に言い聞かせました。そして、一段ずつ休みながら、ゆっくりと上りました」。二階の様子は前に見たときとすっかり変わっていた。浴室はリフォームされ、当然ながら寝室もクローゼットもテレサが占領していた。すぐにとはいかないけれど、また二階の部屋に戻るつもりです、とカセリは言う。今のところはまだリクライニングチェアに座ったまま眠らなければならないが、この頃では四時間続けて眠れるようになった。「本当にありがたいことです」と彼は言う。糖尿病も治った。二十分以上立ちつづけているのはまだ無理だが、足の潰瘍も消えた。カセリは、ズボンの裾をあげて足を見せてくれた。はいているのはふつうのデザインのレッドウィング製ワーキングブーツだ。以前なら、足をブーツに入れるために、ブーツの脇に切れ目を入れなければならなかったのだ。

「少なくともあと四十五キロは減らさなければなりません」とカセリは言った。仕事をし、孫を抱き上げ、デパートの棚にある服を買えるようになりたい。そして、階段はあるのだろうか、椅子が小さすぎて座れないかもしれない、息切れしないといいのだが、などといちいち気にしないで、いろいろな場所に行きたいと思っている。カセリは今も非常に小食だ。前日は、朝食は摂らず、昼食は一口サイズのチキンを一つ、ゆでたニンジンとこんがり焼いたじゃがいもを少々食べたという。夜は、揚げたエビ一本、照り焼きチキン一本、鶏二口分と野菜の中華そばというメニューだった。カセリはまた事業を立ち上げようとしていた。そして、先日打ち合わせを兼ねたランチに出かけたそうだ。場所はハイドパークにできた新しいレストランだった。「きれいでした」とカセリは言う。思わず特大のハンバーガーとフライドポテト一皿を注文した。だが、ハンバーガーを二口、口にしただけで、それ以上は食べられなかった。「同席した人に「それしか食べないのかい?」と言われました。だから、「もう食べられない」と答えました。そうすると「ほんとに?」としつこく言うので、私は「これ以上は無理だよ。冗談でもなんでもないんだ」と言ったんです」

しかし、カセリの口ぶりはカーラの話し方とは違っていた。カセリは、食べたくないから食べないのではなく、食べてはいけないから食べない、と言っているのだ。「まだ食べたい気持ちはあります。でも、もう一口余計に食べたら、限界を超えてしまうことがわかるんです」。それでも、カセリはたびたびその「もう一口」を食べてしまう。すると吐き気と痛みにおそわれて、吐いてしまう（胃切除後に起こる「ダンピング症候群」と呼ばれる症状である）。もっと食べられるものなら、カセリは食べてしまうだろう。「だから心配なんです」とカセリは不安を訴えた。「大量に食べてはいけないことはわかっているんですけどね」

それから三カ月後の四月、ビンセント・カセリは私と息子をイースト・デダムの車庫に呼んでくれた。以前私が、四歳になる息子のウォーカーは機械に目がないと言ったのを覚えていてくれたのだ。非番の土曜日、私たちは彼の車庫を訪れた。砂利の敷地に車を止めたとたん、ウォーカーは興奮してはしゃぎ始めた。背の高いドアがついた車庫は、電車の車庫並みに広々としており、金属の壁は黄色のペンキで塗られていた。春にしては暖かい朝だったが、車庫の中はひんやりしていた。コンクリートの床に足音が反響した。ビンセントと、重機の操作を担当する相棒（ここではダニーと呼ぶ）は、銀色に輝く陽光のもとで金属製の折りたたみ椅子に座り、ホンジュラスの葉巻をふかしていた。二人は立ち上がって私たちにあいさつした。ビンセントはダニーに私のことを「胃の手術をしてくれた先生」と紹介し、私はウォーカーを紹介した。ウォーカーは二人と握手をしたが、大きなトラックが気になってしかたない様子だ。ビンセントは車庫の隅に私たちを案内し、ウォーカーを抱き上げて先端にショベルがついた掘削機の運転席に乗せ、ノブや制御ボタンで遊ばせてくれた。その後みんなでビンセントが大切にしているグレドールのところへ行った。田舎道の幅ほどもあるこの美しい掘削機は派手な黄色で、側面には飾り文字でメーカー名が描かれていた。黒光りするタイヤは私の胸の高さまである。地面から二メートル上方に浮かぶ車体はガラスで囲まれた運転室と、三百六十度の回転台に乗った約一メートルの望遠鏡付きアームが備わっている。ウォーカーを運転室に入れると、背より高いところにあるその部屋で、彼はおそるおそるレバーを引っ張ったりペダルを踏んだりしながら、いかにも楽しそうにしていた。

カセリに仕事の様子を聞いたら、「あまり良くありません」という答えが返ってきた。冬の終わりにピックアップトラックで市内の雪かき作業を何回かしたが、昨年の八月以降収入は途絶えているという。三台のピックアップトラックのうち二台とマックのダンプカー、それに道路建設用の小さな器具の大部分を売却しなければならなかった。ダニーがビンセントをかばうように言った。「ええ、ビンセントはずっと働いていませんでした。でも、もうすぐ夏です。この仕事は暑いときが稼ぎ時なんですよ」。だが、私たち全員は、事態がもっと深刻であることがわかっていた。

カセリの体重はおよそ百四十五キロになっていた。三カ月前に会ったときよりも十キロ減っており、本人はそれを誇りにしていた。「ほとんど食べないんですよ」とダニーは言う。「私の半分しか食べない」。だが、ビンセントはまだグレドールの運転席に座って操作することはできない。そして、この状況が変わることはないと思い始めてもいた。減量のペースが落ち、以前より多く食べるようになっている。以前はハンバーガーを二口しか食べられなかったのに、今では二分の一個食べてしまうときもある。それに、相変わらず限界を超えて食べてしまうのだ。「先週、ダニーやほかの連中と仕事をしたんですよ。仕事の後で中華を食べました。どうも体に良くないものを食べてしまう。頑張ってはいるつもりなのですが、ちょっとばかり食べ過ぎるんですね。その後私はダニーをボストン大学まで送らなければならなかったのですが、駐車場を出る前に我慢できずに吐いてしまいました」

「食べてばかりいた頃のパターンに戻っているような気がします」と彼は続けた。胃のせいで暴走しないで済んではいるものの、不安はなくなっていない。いずれ制約がなくなったらどうなるだろう。ホチキスが外れて胃が元の大きさに戻ってしまった人や、別の理由で体重が戻った人の噂を聞いていた。

私はカセリを安心させようとした。カセリが先日診察に来たときにランダルがすでに同じ話をしていたのはわかっていたが、胃袋が大きくなることは予想していたことだし、そのくらいの変化はふつうだ、と言った。実を言えば、もっと悪いことも起こり得る。しかし、私は何も言わなかった。

胃のバイパス手術を受けた患者の一人と話をした。その患者の話は私にとっていまだ警告であり謎である。その男性は四十二歳の既婚者で、地元の大企業でコンピュータシステムの上級管理者をしていた。二人の娘はどちらも両親と同居していて、シングルマザーとして赤ん坊を育てている。患者は三十八歳のときに、仕事をやめて身障者手当を受けなければならなくなった。体重のせいだった。高校生のときに百三十五キロあった体重がみるみる増えて二百キロを超え、激しい腰痛にかかった。そのうち家から出られなくなった。半ブロックも歩いていけず、長く立っていられない。外出は週に一度、行き先はたいていは病院だった。一九九八年十二月、彼は胃のバイパス手術を受けた。翌年の六月までに四十五キロ減った。

その後「また食べ始めたのです」と患者は言う。ピザ、クッキー、ドーナッツ。どうやって食べたのかはうまく説明できない。胃は小さかったわけだし、一度に食べられる量は決まっていた。それに、胃のバイパス手術を受けた患者が甘い物や濃厚な食べ物を口にしたときに必ず起こる激しい吐き気と痛みを彼も経験していた。それなのに、食べ物への欲求はこれまでないほど強くなっていた。「食べ過ぎるとたんに痛みがおそってきて、吐くこともありました。吐けば、その分また食べられる。そうすると、その日はずっと食べ続けていましたね」。起きている間は何か食べずにいられなかった。「寝室に閉じこもっていました。子どもが金切り声をあげても、赤ん坊が泣いていても、知らん顔をしていました。妻は仕事に出かけ、私は食べていたんですよ」。彼の体重は二百キロに戻り、さらに増え続けた。手術は失敗したのだ。そして彼の人生に残ったのは純粋な食欲だけだった。

発表された調査結果が異なっているので正確な値はわからないが、胃のバイパス手術を受けたにもかかわらず体重が戻った患者の五パーセントから二十パーセントの一人に彼も含まれていたということだ[12]（私が会ったとき、彼は現状をなんとかしなければという必死の思いから、前回よりさらに根治的な二度目の胃のバイパス手術を受けていた）。失敗した患者は、過酷な試練を乗り越えて過食の道をひた走ることになる。手術をした後は、食べ過ぎることなどできるものではないし、そんなことをしたらとてつもない不快感におそわれるため、患者の八十パーセント以上が食欲に屈することなく変身をとげる。それでもなお、手術の失敗はある。この手術の唯一の危険因子については、今後の研究を待たなければならない。これはだれにでも起こり得ることなのである。

前回ビンセント・カセリに会ってから数カ月が過ぎていた。冬になり、どうしているかとカセリに電話してみた。カセリは、「元気でやってます」と言ったが、詳しいことは言わなかった。しかし、どこかで会おうという話になったとき、ボストン・ブルーインズの試合にいっしょに行きませんかと誘われた。おやっ、本当に調子がいいようだ、と私は思った。

数日後、カセリはガタガタと音をたてる六輪のダッジ・ラムに乗って、病院まで私を迎えに来てくれた。特大サイズのピックアップトラックの運転席に乗ったカセリがこんなに小さく見えたのは、彼に会って初めてのことだった。カセリはおよそ百十キロになっていた。「まだまだ、グレゴリー・ペックってわけにはいきません」と彼は言ったが、人混みの中で目立たない体格になっていた。ふつうの太った人に見えた。あごの下で揺れていた贅肉がなくなり、すっきりした顔だちになった。脚の間にたれていたお腹の肉もない。それに、手術から一年半近くたっていたが、まだ体重は減り続けていた。ブルーインズの試合がおこなわれるフリートセンターでエスカレーターに乗っても息切れすることはなかった。私たちは、入り口でブルーインズ対ピッツバーグ・ペンギンズのチケットを渡し、回転式改札口を通った。そのとき突然カセリが足を止め、「これを見てください」と大きな声を張りあげた。「ここを通れた。ごく当たり前に。前に来たときは、通り抜けられなかったんです」。カセリがここに来たのは何年ぶりかのことだった。

私たちはリンクから二十列ほど後ろの席に腰かけた。あまりにも簡単に座れて、カセリはちょっと笑った。席は狭かったが、きわめて快適な様子だった。背が高い私は、足が前の座席につかえて窮屈だったが、ビンセントはとてもくつろいで、幼い頃からのホッケーファンならではのさまざまな知識を披露してくれた。たとえば、ペンギンズのゴールキーパー、ガース・スノウは地元レンサムの出身で、ビンセントのいとこの友達だとか、ジョー・ソーントンとジェイソン・アリソンはブルーインズで最高のフォワードだが、どちらもペンギンズのマリオ・ルミューの足元にも及ばないとか。一万二千人ほどの観客がいたが、ビンセントは十分もたたないうちに、離れた席に座る行きつけの床屋の友達を見つけた。

試合はブルーインズが勝ち、歓声とざわめきの中、私たちは会場を後にした。帰りに病院の近くのレストランで夕食をとることにした。ビンセントは、ようやく事業が上向きになってきたと話した。グレドールの操作も楽にできるようになり、この三カ月は途切れることなく仕事の依頼があったそうだ。新しいモデルを買うことまで考えているという。自宅の二階の部屋で眠るようにもなった。妻といっしょにアディロンダックで休暇を過ごした。二人で夜出かけたり、孫の顔を見に行くこともある。

「春にお会いしてから、何か変化があったのですか？」と彼に聞いてみた。カセリは正確に何とは言えませんが、と断って、一つの例をあげた。「以前はイタリアン・クッキーが大好きでした。今も好きです。一年前は、吐き気がするまでクッキーを食べていました。ところが、どうしたものか、最近はそのクッキーが甘すぎるように思えるのです。今は、一口か二口かじると、もう食べたくなくなります」。彼にとって誘惑の種だったパスタについても同じらしい。「今は、ちょっと味をみるだけで、それで満足できるのです」

食べ物の好みが変わったことも影響しているようだ。彼は、メニューにあったナチョス、バッファローウィング、ハンバーガーを指さし、自分でも意外なことに、こういうものを食べたいと思わなくなりました、と言った。そして、「この頃は、タンパク質と野菜が好きになったんですよ」と、チキンのシーザーサラダを注文した。カセリは、もっと食べなければという思いにとらわれることもなくなっていた。「前は食べ物を残すことにすごく抵抗がありました。それが、なぜかそういう気持ちがしなくなったんですよ」。そうなったのはいつ頃からです？　どんなきっかけで？　と私が聞くと、カセリは首を横に振った。「正確に説明できればいいのですが、わからないのです」。それから少し黙って考えていた。「人は、周囲の状況に適応していきます。本人はそのつもりがなくても、やはり適応するんですね」

最近、懸念されているのは、肥満手術の失敗ではなく成功についてである。肥満手術が、尊敬すべき外科医界の異端児扱いになってから久しい。これまでにさまざまな手術法が失敗しているにもかかわらず、こんな過激な手術をおこなっている肥満症専門外科医の見識が疑われた。権威ある外科症例検討会で手術の結果を発表するだけで猛烈な反発をくらった。肥満症専門医たちは、ほかの外科医が肥満の患者を軽蔑し（感情的、あるいは道徳的な問題を抱える患者とみなされた）、自分たちのことも軽視していると感じていた。

ところが、現在この状況は一変した。アメリカ外科学会は、最近、肥満症専門外科を専門分野として公認した。国立衛生研究所は、胃のバイパス手術が現在のところ病的肥満に対する唯一の効果的療法であり、長期にわたる体重減と健康上の改善を実現する手段だ、という声明を出した。そして、大部分の保険会社が、この手術の賠償に同意している。

内科医たちは、侮蔑的な態度を改め、重度の肥満患者に胃のバイパス手術を受けるように勧め、ときには積極的に説得を試みるようになった。肥満患者の数は少なくない。病的肥満の厳密な定義に当てはまる成人（キログラム単位の体重をメートル単位の身長の二乗で割った「肥満度指数」が、四十を超す人々のこと。平均的な成人男性の場合、およそ四十五キロかそれ以上太りすぎていることになる）が米国には五百万人以上いる。[13]この判定値よりわずかに低い値の人なら一千万人を超える。肥満度指数が判定値より若干低いとはいっても、外科手術が必要なほど深刻な健康上の問題を抱えていることもある。一年間におこなわれる心臓バイパス手術と比べてみると、現在、肥満手術の候補者はその十倍もいるのだ。手術を望む患者が多すぎて、専門医は患者をさばききれない。アメリカ肥満外科学会には、全国で胃のバイパス手術をおこなう医者は五百人しか登録されておらず、その五百人のところに大勢の患者が押しかけてきているのが実状である。そのため、手術まで何カ月も待たされる。こうなると、実入りのいい新しい手術テクニック（費用は二万ドルほどかかる）につられて、お馴染みの問題が起きてくる。つまり、新参者が先を争ってこの分野に参入してきているのだ。多くは、正式の訓練を受けてはいるが処置手順を習得していない医師であったり、まったく訓練を受けていない医師もなかにはいる。さらに事を紛糾させているのは、個々の外科医が標準的な手術方法に従わず、まだ十分に研究されていない手法（十二指腸スイッチ術、腹腔鏡バイパス術など）を試したがることだ。また、一部の外科医は、十代の若者や中程度の肥満者など、新しい患者層を開拓しようとしている。

だが胃のバイパス手術の件数が急激に増えることで何よりも気にかかる点は、この手術を取り巻く状況であろう。米国では、太っているだけで無能力者と見なされるので、どれほど危険があろうと、手っ取り早くやせられる手術に人は惹きつけられる。医師は患者の健康のために手術を勧めるが、多くの患者を手術に駆り立てるのは太っていることへの引け目である。世間の人々は肥満の人を「よくもそんな見苦しい姿をさらせるものだ」と心の中で軽蔑し、ときにはそれを口に出す（カセリは、見知らぬ男にまさにこのままの言葉を投げつけられたことがあったそうだ）。女性の場合は、男性以上に世間の風当たりが強いため、男性の七倍もの女性が手術を受ける（女性が肥満になる率は、男性より十二・五パーセント高いだけだ）。

実際、肥満度指数が判定値を超えているのに外科手術を受けないと、無分別だというそしりをまぬがれない雰囲気がある。手術を拒否した体重百六十キロの女性の話では、主治医に手術を受けたくないと言うと、どなりつけられたそうだ。また、ある心臓病患者は、医師から胃のバイパス手術を受けなければ心臓の治療はしないと言われた。手術を受けなければ死にますよ、と患者にあからさまに言う医師もいる。とはいえ、私たち医者が本当のことを知っているわけではない。体重と健康の関連性についての研究はめざましい成果をあげているが、手術により死亡率が下がるという調査結果はまだ報告されていない。

この手術に慎重になるのもうなずけることではある。ケースウエスタンリザーブ大学の肥満学者ポール・アーンズバーガーによれば、胃のバイパス手術を受ける患者の大半は二十代か三十代である。「けれども、四十年後に、この手術が本当に効果的でやる価値のあるものだったと証明されるかどうかは何とも言えません」。アーンズバーガーは、長期にわたる栄養不足が健康に及ぼす影響について懸念している（栄養不足にならないよう、患者は毎日総合ビタミン剤を飲むように指導されているが）。また、マウスの実験で、胃のバイパス手術により腸癌になる危険が高くなるという結果も出ている。

医学が進歩し、安全で確かな治療法が確立されるのを私たちは望んでいるが、もちろんそんなものはまれである。新療法には患者と社会にとって必ず未知の要素が含まれるので、それをどのように扱うかを決めるのは至難のわざだ。そのうち肥満に効果があるもっと簡単で穏当な手術が登場するかもしれない。長らく待ち望まれていた満腹薬が開発されるかもしれない。しかし、今のところ、肥満に有効だとわかっているのは胃のバイパス手術だけである。まったく懸念がないわけではないが、十年の研究実績がある。だからこそ、手術を受ける人も急増しているのだ。世界中の病院が肥満手術センターの建設に着手し、特別頑丈な手術台を発注し、外科医と補助スタッフを訓練に当たらせている。同時に、私たちはみな、現在の手術が時代遅れになるような革新的な治療法が発見される日を待っている。

病院の近くのレストランで、私の向かいに座るビンセント・カセリがチキンのシーザーサラダの皿を脇へ押しのけた。サラダは半分しか減っていない。「もうたくさんです」とカセリは言って、そう感じることがうれしいと語る。手術を受けたことを後悔していない。おかげで、人生を取り戻せました、と彼は言う。だが、もう一杯ずつ飲み物を飲んで時間が過ぎていくと、カセリが今も不安を抱えていることがわかってきた。

「私は深刻な問題を抱えていて、思い切った措置を講じなければならなかったのです」とカセリは言った。「あの時点では最高の治療を受けられたと思っていますよ。でも、どうしても不安になるんです。手術の効果は一生続くんだろうか？　いつか振り出しに戻るときがくるかもしれない、もっとひどいことになるかもしれない」。カセリは口をつぐみ、しばらくグラスを見つめていた。しかし、次に顔を上げたときには晴れやかな表情でこう言った。「でも、きっとこれは神様が私に与えた人生なんですよ。自分の思うようにならないことを心配しても始まりませんね」

第三部　不確実

ファイナル・カット

患者が死亡し、家族が集まっている。ここで、尋ねなければならない最後の質問がある。それは「解剖」のことだ。こんな話を遺族にどう切り出せばいいのだろう。当たり前のような顔をしてざっくばらんに聞くのか。「では、解剖をしましょうか?」と。堅物刑事のジョー・フライデー（映画『ドラグネット』の主人公）のような口調でこう言うのだろうか。「奥様に反対なさる特別の理由がなければ、解剖しなければなりません」。あるいは、責任転嫁して、「こんなときに申し訳ありませんが、解剖を希望されるかどうか、上の者に確認するように言われたものですから」という言い方もできる。

近頃では、遠回しに言ってもすぐ解剖のことだと悟られてしまう。以前担当した八十歳の女性患者は、運転をやめる決心をしたのがもとで車にひかれてしまった。バスの停留所に行く途中で、老人の運転する車に激突されたのだ。頭蓋骨陥没骨折に脳出血を起こして病院に運ばれてきたが、手術のかいもなく数日後に死亡した。患者が息をひきとった午後、私は患者の横に立ち、涙にくれる家族に弔意を表して頭をさげていた。やがて、私は慎重に言葉を選びながらこう切り出した。「もしよろしければ、死亡原因を確認するために検査をおこないたいのですが」

「解剖するってことですか?」と、甥が勢い込んで言った。そして、ハゲタカでも見るように、いまいましげに私をにらんだ。「おばさんは、もう十分つらい目にあっているんですよ」

一昔前までは慣例的におこなわれていた解剖だが、現在はめったにおこなわれない。死者の体を切り刻むことにはどうしても抵抗がある。外科医でも、死者を冒瀆しているという思いは拭いきれない。

先日、三十八歳の女性の解剖を見学した。その女性は私の担当患者で、長年心臓病で苦しんだ末に亡くなった。解剖室は、地下二階の洗濯室と道具部屋を越えた金属ドアの向こうにあった。この部屋の天井は高く、壁のペンキははがれ、茶色のタイル貼りの床は傾斜して中央の排出口に水が流れ込むようになっている。流し台の上には、ブンゼンバーナーと吊りはかりがある。臓器の重さを計量するこのはかりは、計量皿がついた古いタイプのもので、大きな文字盤には赤い矢印形の針がついている。部屋の四面にしつらえられた棚には、タッパーのような容器が並び、ホルマリン漬けにされた灰色の脳や腸などが保存されている。解剖室は陰気で、設備も古い。部屋の隅のぐらぐらする車輪付き担架に私の患者が全裸で横たわっている。ちょうど検死チームが作業にかかろうとしているところだ。

外科手術は血なまぐさいものだが、解剖にはさらにぞっとする雰囲気がある。皮膚移植や四肢切断のようなむごたらしい手術でも、外科医は愛情をもってエレガントに処置を進めていき、生きている体にメスを入れていること、患者はやがて目を覚ますことを常に意識している。ところが、解剖室では、その人はすでに死んで、なきがらだけが残っている。このため、自然と扱いもぞんざいになり、たとえば、担架から台へ死体を移動するというようなところで態度の違いが出る。手術室で意識のない患者を担架から台に移すときには、布張りの板を用い、患者に負担をかけないように、青あざ一つ作らないよう、注意しながら少しずつ優しく動かす。ところが、解剖室では、一人が私の患者の腕をつかみ、もう一人が足をつかむと、ぐいと持ち上げて台に乗せた。そして、患者の皮膚がステンレスの解剖台にはりついて動かしにくいとわかると、ゴムホースで患者と解剖台にざーざー水をかけてから、体をひっぱって体を動かした。

今回の解剖を担当する若い病理医は少し離れたところに立ち、助手に執刀を任せていた。病理医の多くがそうだが、この女医も解剖がしたくてこの分野に入ったのではなく、生きた患者の組織を扱う先端技術を駆使した研究をしたくて入ったのだ。だから、自分より解剖の経験が多い助手に、仕事を任せていた。

助手は、薄茶色のしなやかな髪をした三十歳前後のほっそりとした長身の女性だった。解剖に備え、全身をマスク、フェイスシールド、手袋、青いビニール製の上衣で覆っていた。死体が台に移されると、十五センチの金属ブロックを背中の肩甲骨の間に差し入れ、頭を下げ、胸の部分を湾曲させた。そして六番の大きなメスを手に取り、両肩から乳首の上を通って胸の中央に達するように斜めに切開し、そこから恥骨までまっすぐに腹部を切り裂き、大きなY字形の切り込みを入れた。

外科医は、人の体を切り開くことに慣れていく。台に横たわる人物のことはひとまず念頭から消して、容易に理論と人体学の世界に入り込むことができるようになる。にもかかわらず、ここで病理医の助手が仕事をしているのを見ていた私は、思わず身をすくませた。ペンを持つようにメスを握っているため、ゆっくりぎざぎざにしか切れない。外科医は、切開する方向と平行にまっすぐ立ち、メスはバイオリンの弓のように親指と残り四本の指の間にはさみ、皮膚にメスの腹を沿わせて、なめらかに一回で切開せよ、と教えられる。メスを引くときには、ちょうどよい深さで切れるように力を加減しなければならない。だが、助手は患者の体をのこぎりで挽くように切っていた。

Y字切開が済むと、内臓を取り出す作業は早かった。助手は皮膚をまくりあげ、電気のこぎりで、肋骨の両側を切った。車のボンネットのように胸郭を持ち上げて内臓をあらわにすると、心臓、肺、肝臓、腸、腎臓といった主な臓器をすべて取り出した。さらに、頭蓋を電気のこぎりで開き、脳も切除した。この間病理医は、後ろの台で切除された臓器を確認しながら計量をおこない、顕微鏡検査や詳細なテストのためのサンプルを準備していた。

解剖は荒っぽい作業だが、患者は一向に気にするそぶりを見せない。助手は決められた手順に従っていた。耳の後ろの頭蓋の傷も、毛髪で完全に隠れてしまう。助手は胸と腹部を閉じるときにも細心の注意をはらい、七号の糸でていねいに縫合した。腹部が少々くぼんでいることを除いて、患者は解剖前と少しも変わりないように見えた（標準的な解剖同意書は、病院が検査と研究のために臓器を保持することを許可している。英国では、この伝統的ともいえる慣習が原因で大論争が巻き起こり、メディアはこの行為を「臓器の略奪」と呼ぶようになった。だが、米国では今でもこれが広く認められている）。現に、葬式では棺を開けて解剖後の遺体を見せる。葬儀屋が注意深く遺体に詰め物をすれば、解剖がおこなわれたことはわからない。

それでもなお、遺族に解剖の許可を求めなければならない場面になると、凄惨なイメージが浮かんで気持ちがしぼむ。医者として冷静な態度で臨もうとするのだが、どうしてもためらってしまう。

私が解剖の許可を得なければならなかった初めての患者は、ニューイングランド出身の七十五歳の男性で、引退した医師だった。この医師は、私が当直だった冬の夜に死亡した。彼へロドトス・サイクス（彼の本名ではないが、まったく似ていなくもない）は、腹部の大動脈瘤に感染を起こし、破裂寸前で病院に運び込まれたのだ。命に別状はなく、それから十八日間は順調に回復した。ところが、急に血圧が下がり、腹部の排膿管から血があふれだした。「大動脈の断端が破裂したんだろう」と担当外科医は言った。感染が残っていて、大動脈の患部を切除した縫合線が弱くなったと思われる。もう一度手術をするという選択肢もあったが、手術をしても助かる見込みはほとんどなかった。それに担当外科医は、患者が手術を望まないだろうと考えた。

外科医の予想は当たった。「手術はいやです」とサイクスは言った。すでにあらゆる治療を試みたのだ。私はサイクス夫人に電話をした。病院から車で二時間ほど離れた場所の友人宅にいた夫人は、すぐに病院に向かいます、と言った。

時刻は午前〇時になろうとしていた。私は、出血しながら静かに横たわっている患者の横に座った。サイクスの両腕は体の脇に弱々しく投げ出されていたが、彼の目に恐れはなかった。彼の妻は、六車線ある大きな高速の料金所を抜けている頃だろうか。この時間ならほとんど車は走っていないだろうが、病院までの長い道のりを思って、じりじりしているだろう。

サイクスはもちこたえていた。午前二時十五分に妻が到着した。夫の様子を見ると真っ青になったが、なんとか落ち着きを取り戻した。妻が夫の手を両手でそっと包んで握ると、夫の方も握り返した。私は二人を残して病室を出た。

二時四十五分、看護師に呼ばれた。サイクスの胸に聴診器を当てて心音に耳をすませる。そして、サイクス夫人の方を向き、ご主人は亡くなりました、と告げた。夫同様ニューイングランド気質の持ち主で自制心の強い女性だったが、手で顔をおおって静かに泣きだした。その姿は頼りなく小さく見えた。夫人に付き添ってきた友人が現れ、夫人の肩を抱いて病室から連れ出した。

私たち医師は、死亡原因を突きとめ、ミスがなかったことを確認するために、病院で亡くなった患者全員の解剖を要請するよう指示されている。このときも私は、嘆き悲しむサイクスの妻に解剖の許可を申し出なければならない立場だった。「それにしても、この患者を解剖する意味があるだろうか」と私は考えた。私たちは何が起こったのかを正確に把握していた（感染が完治せず、大動脈が破裂した）。疑問の余地はない。とすれば、この患者を切開する理由はないではないか。

結局サイクス夫人をそのまま帰した。集中治療室の二重扉を抜けるときに彼女を呼び止めることもできたし、後で自宅に電話することもできた。しかし、私はそうしなかった。

このときの私が下した判断が、医学の世界では通例になっている。医者が解剖を要求する件数が少ないため、『米国医師会ジャーナル』誌は、解剖がおこなわれなくなった風潮を糾弾する特集を組んだ。[1] 入手した最新の統計によれば、解剖がおこなわれたのは死亡者の十パーセント以下で、一件も解剖をおこなっていない病院も多く、以前とは大きく状況が異なっている。二十世紀の医師は、死者の大半を解剖した。だが、そうなるまでに、実は何世紀もかかったのだ。ケネス・イザーソンは著書『死から灰に』の中で、医者が二千年以上前から解剖を手がけてきたことを語っている。[2] だが、その長い歴史のなかで解剖がおこなわれた機会はきわめて少ない。宗教的に解剖が許されている場合でも（イスラム教、神道、正統派ユダヤ教、ギリシア正教会はいまだに解剖に眉をひそめる）、法的な目的がなければ解剖しないのがふつうだった。古代ローマの医者アンティスティウスが、紀元前四四年にジュリアス・シーザーにおこなった司法解剖が、最古の解剖記録である。資料によれば、シーザーには最後に受けた胸の致命傷を含めて、二十三カ所の傷があった。一四一〇年、カトリック教会が、ローマ教皇アレクサンデル五世の解剖を命じて、後継者による毒殺の仕業かどうか調べさせたことがあったが、毒殺の証拠は見つけられなかった。

一方、アメリカ大陸最古の検死解剖は、宗教的理由によるものだった。これは、一五三三年七月十九日イスパニョーラ島（現在のドミニカ共和国）で、胸の下部で結合したシャム双生児の女児に対しておこなわれたもので、双子の心臓を調べるためだった。双子が生まれたとき、司祭は双子を別々の命として洗礼を施した。ところが、後になって司祭の判断が正しかったかどうかで論争が起きた。そしてこの「結合体」が生後八日で死ぬと、騒ぎを収めるために解剖することになったのである。外科医のヨハン・カマチョは、それぞれの体に完全な臓器が備わっていることを確認し、二つの魂が生まれ死んでいったということで決着がついた。

だが、教会の規律が緩くなってから長い年月が過ぎた十九世紀になっても、西洋の人々は医学的な目的で身内の体を解剖することを承知しなかった。このため、解剖は人目をしのんでおこなわれた。病院で患者が死亡すると、親戚や家族が来て反対する前に、さっさと解剖を始めてしまう医者までいた。遺体が埋葬されるのを待って、墓をあばく医者もいたのだ。この暴挙は、単独でおこなう場合と集団でおこなう場合があり、二十世紀に入るまで続いた。遺族は夜の間、墓に見張りを立てて阻止した。深夜勤務を意味する〝graveyard shift（墓地シフト）〟という言葉はここから来ている。棺の上に重い石を乗せたりもした。一八七八年、オハイオ州コロンバスの会社は、こじ開けようとするとパイプ爆弾が爆発する「爆発棺」なるものを売り出した。それでも、医者はあきらめなかった。アンブローズ・ビアスの『悪魔の辞典』では「墓」の項で「医学生が来るのを待ちながら、死者が横たわる場所」と定義している。

しかし、十九世紀の終わりになると、ベルリンのルドルフ・フィルヒョー、ウィーンのカール・ロキタンスキー、ボルティモアのウィリアム・オスラーといった高名な医師の努力によって、解剖への理解が深まった。この医師たちは、解剖は真実解明のための手段だと述べ、解剖のおかげで結核の原因も、虫垂炎の治療法も、アルツハイマー病の存在も明らかになったと主張した。解剖すれば医師の診断が間違っていたことがわかるので、医療ミスの予防にも役立つとも主張した。当時は人が死んでも原因はわからずじまいだった。解剖すればその答えが得られる、という理由で解剖が広く受け入れられるようになったのだろう。そして遺族は、愛する家族がどのように人生を終えたかがわかるようになった。解剖は病院でおこない、死者の尊厳を傷つけない、と医者は請け合った。多くの人々が解剖を望むようになり、逆に解剖しない医師が白い目で見られるほどまでになった。第二次世界大戦が終わる頃には、ヨーロッパと北アメリカでは、死者の解剖が当たり前におこなわれていた。

それが今になって減っていく傾向にあるのはなぜだろう。実は、家族が拒否しているからではない。最近の調査によれば、現在でも八十パーセントの遺族は解剖を許可している。要するに、かつては死体を盗んでまで解剖をしたがった医者が、解剖をしたがらなくなったということなのだ。医者が解剖をしないのは良からぬ理由があるからだ、と思っている人もいる。解剖には保険がおりないので、病院が経費節減のために解剖をさせないとか、誤診が判明するのを恐れ、医者自身が解剖を避けているという噂もある。だが、解剖が慣例的におこなわれていたときにも、経費がかかったし、誤診の発見もあったはずだ。

むしろ、解剖に消極的になったのは、二十一世紀医療の確固たる自信ゆえなのではないかと思う。私がサイクス夫人に夫の解剖許可を求めなかったのは、費用のことを心配したからでも、医療ミスの暴露を恐れたからでもない。逆に、ミスが見つかるとは思えなかったからだ。現代では、ＭＲＩ画像診断、超音波検査、核医学診断、分子実験などをはじめとするさまざまな検査方法が利用できる。患者が死ねば、医者はすでにその理由を知っている。だから、解剖してまで原因を究明する必要がない。

そんなふうに私は考えていた。ところが、この考えを変える患者が現れた。

患者は六十代で、ほおひげをはやした陽気な男性だった。エンジニアだったが、引退してからアーティストとして活躍していた。ここでは、その愉快な性格にちなんで彼をジョリー氏と呼ぶことにしよう（訳注 jolly には愉快な人、の意味がある）。この患者には、動脈に疾患があるとしか思えない症状があり、私たちは彼を血管病患者と見なしていた。食生活のせいか、遺伝なのか、あるいは以前喫煙していたことが原因なのかはわからないが、ジョリー氏は、過去十年の間に、心臓発作を一回起こし、腹部大動脈瘤の治療を二回、足の動脈閉塞を避けて血液が流れるようにするバイパス手術を四回受け、硬化した動脈を拡げておくためのバルーン処置を数回経験していた。それでも、この患者は過酷な運命に悲観するそぶりはみじんもみせなかった。「いや、いや、嘆く理由なんてありゃしませんよ」とジョリー氏は言った。彼には素晴らしい子どもたちがいた。かわいい孫もいた。「でもね、ほら、かみさんはねえ」と言って言葉を切った。奥さんは彼のベッドの横に座っている。ジョリー氏は、目玉をぐるりと回すと、歯を見せて笑った。

そのジョリー氏が、足の創感染症で病院を訪れた。ところが、その直後に水が肺にたまってうっ血性心不全を起こした。呼吸困難になったため、ＩＣＵに運んで挿管し人工呼吸器につないだ。二日の入院予定が二週間に変わった。しかし、利尿剤を処方し心臓薬を変えると、心臓は落ち着き肺機能が回復した。よく晴れた日曜の朝、ジョリー氏はベッドで背もたれによりかかり、天井から吊られたテレビでのんびり朝の番組を見ていた。もう自力で呼吸している。「きわめて順調ですよ」と私は言い、午後には集中治療室を出られると伝えた。おそらく数日のうちには退院できるでしょう、と。

二時間後、患者の容態の急変を伝える「コード・ブルー」救急コールが頭上のスピーカーから流れた。ＩＣＵに着き、看護師がジョリー氏におおいかぶさって心臓マッサージをする姿を見て、まさかと思った。患者は元気でした、と看護師が説明する。テレビを見ていたとき、急に目を見開いて背筋を伸ばしたかと思ったら崩れ落ち、呼びかけにも答えなくなったという。最初に収縮不全（モニターに心臓のリズムが表れない）を起こし、すぐにリズムは戻ったが、脈拍がなくなった。たくさんのスタッフが作業に取りかかっている。私は患者に挿管し、エピネフリンを投与し、周りのスタッフに自宅にいる常勤医に電話をかけるよう指示し、別のスタッフに朝おこなった採血検査の結果を確認させた。Ｘ線技師は携帯用の装置を持ち込み患者の胸の写真を撮影している。

私は、頭の中で考えられる原因を一つずつ検討した。それほど多くの原因は思いつかない。肺虚脱か？　いや、聴診器を当てたとき、呼吸音はきれいだったし、現像されたＸ線写真でも肺は問題ない。大量出血？　腹部は膨張していなかったし、急激に症状が悪化したことを考えると出血では説明がつかない。血液の酸度が極端に上がれば、急変の可能性があるが、採血検査の結果は良好だ。ということは、心嚢内に血液が充満して起こる心タンポナーデか。私は、十五センチの脊椎穿刺《せんし》針を注射器につけ、胸骨の下の皮膚に突き刺して心嚢に達するまで押した。だが、出血はない。だとすると、残る可能性は一つ、肺塞栓症だ。肺に入った血栓のせいで急に血の流れが止まってしまう病気だ。これが原因だとすると、手の施しようがない。

私は部屋を出て電話で常勤医に状況を伝え、到着したばかりの主任研修医とも話をした。どちらも、肺塞栓症という私の所見と同意見だった。患者のいる部屋に戻りコードを外した。私は「死亡時刻、午前十時二十三分」と宣告してから、ジョリー氏の妻に電話をかけ、状態が悪化したのですぐに病院に来てください、と言った。

これは起きてはならないことだ。絶対におかしい。そこで、手掛かりを求めてジョリー氏の記録を見直してみた。すると、昨日の採血検査で、患者の凝血に若干時間がかかるという結果が出ていた。この値は別に心配するようなものではなかったが、ＩＣＵの医師が患者にビタミンＫを与えて数値を調節しようとしたのである。ビタミンKは副作用で血液の凝固を頻繁に起こす。怒りが湧いてきた。この患者にビタミンを与える必要など全然ないのに、採血検査の数字を良くしようとするためだけにそれをやったのだ。主任研修医と私は、ICUの医師のところへ行って彼を激しく責め立てた。患者を殺したと、非難したのである。

ジョリー夫人が病院に到着すると、私たちは夫人を静かな家族用病室に案内した。夫人の表情から、最悪の事態を覚悟していることがわかった。「ご主人の心臓は突然停止しました。肺動脈塞栓症を起こしたと思われます」と私は言った。病院側が与えた薬が原因だったかもしれない、ということも伝えた。それから私は、夫人をジョリー氏のところへ連れて行き、二人を残して部屋を出た。しばらくすると、夫人が部屋から出てきた。手が震え、顔は涙で濡れている。それなのに、夫人は私たちに礼を述べた。夫が何年も生きてこられたのは、先生たちのおかげです、と言う。そうかもしれないが、主任研修医も私も、今回起きてしまったことに責任を感じていた。

ジョリー夫人にいくつか質問をした後、解剖をおこないたいということ、それには夫人の許可が要ることを説明した。すでに原因は理解しているつもりですが、解剖して確認したいのです、と私は言った。夫人はしばらく考えてから、やっとこう言った。「解剖することで、お役に立てるなら、そうしてください」。私は「助かります」と言ったが、解剖してもすでにわかっていることが確認できるだけだという思いもあった。

翌朝は手術の予定がなかったので、階下の解剖室へ行き、ジョリー氏の解剖に立ち会った。私が行くと、患者は解剖台に乗せられていて、両腕を広げ、皮膚がまくり上げられ、胸部と腹部が開かれていた。私は手術着を着て、手袋をはめ、マスクをつけ、解剖台に近づいた。助手が電気のこぎりで左の肋骨を切り始めると、クランクケース油のように粘りけのある黒っぽい血がしみ出してきた。不可解に思いながら、助手が胸郭を持ち上げるのに手を貸した。胸の左側は血まみれだった。肺動脈を触って塞栓の塊がないかと探したが見つからない。彼は塞栓症ではなかったのだ。三リットルの血を吸引し左肺を持ち上げると、答えはそこにあった。胸部大動脈がふつうの人の三倍は太く、そこに一センチの穴が開いていたのだ。大動脈瘤が破裂し、その出血でほとんど即死状態だったのである。

数日後、私はビタミンのことで厳しく責めた医師に謝罪した。そして、大動脈瘤を見落とした原因を見直すことにした。患者の古いX線写真を確かめると、動脈瘤と思われるぼんやりした輪郭が見える。だが、当時は放射線医をはじめ、だれもこの影に気づかなかった。仮に気づいていたとしても、彼の感染症と心臓病の治療が終わるまで何もしようとはしなかっただろうし、その時点ではすでに手遅れになっていただろう。それでも、その日起きたことに自分があれほど確信を持っていたことが、そして、それが間違いであったことが胸に重いしこりとなって残った。

一番不思議なのは、コード・ブルーの間に撮影した胸のX線写真だ。あれだけの血が胸にあふれていたのだから、胸の左側にもやのような影が見えてもよかった。ところが、もう一度あのときのX線写真を確認しても、やはり何も見えない。

大きな診断ミスが原因で死亡したことが解剖により判明する率はどの程度だろう。私は、多くても一、二パーセント程度で、めったにあることではないと思っていた。ところが、一九九八年と一九九九年に実施された三回の調査によると、およそ四十パーセントにのぼる確率だ[3]。解剖調査を大々的に見直したある論文は、誤診が判明した死者の約三分の一は、適切な治療がなされていたら死ななかっただろうと結論づけている[4]。病理学者で、以前『米国医師会ジャーナル』の編集者をしていたジョージ・ランドバーグは、驚くべき事実を挙げ、この数字の重要性を指摘した。それは、解剖の調査で明らかになった誤診率は、少なくとも一九三八年以来改善されていない、ということだった。

　画像処理やさまざまな診断法が近年著しい進歩を見せているのに、死亡した患者の五分の二に診断ミスがあったばかりか、何十年も診断の成功率が上がっていないなどという事実はとても受け入れがたい。この調査の真偽を確かめるため、ハーバード大学の医師グループは簡単な調査をおこなった。[5] 彼らは、大学病院の記録に当たって、CTや超音波検査、核医学診断などの技術が登場する前の一九六〇年と一九七〇年に解剖で明らかになった誤診件数を調べ、次にこうした技術が広く浸透した一九八〇年のデータを調べた。結果、誤診率は下がっていないことが証明された。調査したすべての年度で、病院で死亡した患者のうち、医者は致命的な感染症の四分の一と心臓発作の三分の一を見逃し、肺動脈塞栓症に至っては三分の二近くを見落としていた。

　ほとんどの場合、ミスを犯したのは技術のあるなしではなかった。そもそも医師が正しく診断していなかったのである。優れた検査技術があっても、医師がその検査を指示しなければどうにもならない。

　哲学者のサミュエル・ゴロヴィッツとアラスデア・マッキンタイアが一九七六年に発表した評論で、誤りを犯しやすい人の性質について述べている。[6] たとえば、気象学者が、ハリケーンがどこに接近するかを正しく予測できなかった場合、その原因として何が考えられるだろう。二人の哲学者は、三つの理由が考えられるとしている。一つは無知。科学はハリケーンの動きを完全には解明していないのかもしれない。二番目の理由は無能。役に立つ知識がそこにあるのに、気象学者がそれを正しく利用できなかった。このどちらも、正すことができる誤りである。私たちは科学によって無知を克服し、訓練と技術によって無能を乗り越えられるものと信じている。しかし、二人が三番目の理由として指摘した「必然の誤り」と呼ばれる誤りは、どうすることもできないものなのだ。

科学と技術が提供できない知識もある、とゴロヴィッツとマッキンタイアは主張する。事象（たとえば、ハリケーン）の一般的な動きを説明するだけでなく、限られたもの（たとえば、南カリフォルニア沿岸からはずれた木曜日の暴風雨）の正確な動きを予測することまで科学に求めようとしても、それは無理な相談だと言う。今年のハリケーンが、去年までのハリケーンとまったく同じことはあり得ない。一般的なハリケーンの動きはある程度予想可能な法則に従っているが、それぞれのハリケーンは、周囲を取り巻く無数の偶発的要因により、絶えず形を変える。特定のハリケーンがどのように動くかを正確に予想するには、その詳細すべてをひっくるめた世界を完璧に理解しなければならない。言い換えれば、完全無欠の知恵が必要なのだ。といっても、何もかもが予測不可能ということではない。たいていのものが完全に予測可能である。ゴロヴィッツとマッキンタイアは、火に投げ入れた角氷を例として取り上げている。角氷は非常に単純に出来ていて見た目もそっくりなので、絶対的な確信をもって火に入れた角氷は溶けると予測できる。しかし、ある人物に起こることを正確に予測しなければならない場合、人が似ているのは角氷のほうなのか、それともハリケーンのほうなのだろうか？

今は真夜中で、私は救急外来で一人の患者を診ている。私はこの女性患者は角氷だと言いたい。つまり、私はこの患者に何が起こっているかを理解し、この女性に関するあらゆる特質を見分けることができると信じているのだ。そして彼女の力になれると思っている。

シャーロット・ドュヴィーン（仮名）は、四十九歳で、この二日間、腹痛に苦しんでいる。私は、救急外来のカーテンを通り抜けた瞬間からこの患者を観察し始めた。ストレッチャーの横の椅子に脚を組んで座っていたドュヴィーンは、タバコでつぶれた声で明るく私にあいさつした。一見したところ、病人のようには見えない。お腹をおさえてもいないし、話すときに喘いでもいない。顔色は赤くもなく青くもなく健康そうだ。肩まで伸びた茶色の髪はていねいにブラシがかけられ、きれいに赤い口紅が塗られている。

最初は消化不良を起こしたような痛みでした、とドュヴィーンは説明する。「ところが、時間がたつにつれて痛みは鋭く、一点に集中するようになりました」。そう言いながら腹の右下部を指でさした。患者は下痢を起こし、絶えず尿意があるという。熱も吐き気もない。逆に食欲があるくらいだ。二日前に野球場でホットドッグを食べ、その数日前に動物園へ行き外国の鳥を見たことを話し、そのどちらかがこの腹痛に関係がありそうですか、と聞いた。タバコは一日に半箱吸う。以前はヘロインをやっていたが、今はまったく手を出していないそうだ。肝炎にかかったことがあり、手術を受けたことは一度もない。

私は患者の腹部を触診した。あらゆる原因が考えられる。食中毒、ウイルス、虫垂炎、尿路感染症、卵巣嚢胞、妊娠など。ドュヴィーンの腹部は軟らかく、膨張はみられず、右下腹部に特に圧痛がある。その部分を押すと、指の下で反射的に筋肉が硬くなるのが感じられる。内診したところ、卵巣は正常だった。私は何種類かの採血検査を指示した。テストの結果、白血球の数値が高かった。尿検査は異常なし、妊娠もしていない。腹部のCTスキャンを撮ることにした。

私はこの患者の痛みの原因を見つけ出せると思っているが、そんな私のことを妙な信念を持っていると思う人もいるかもしれない。この女性に会うのは初めてなのに、これまでに診た患者たちと同じだと確信しているのだから。でも、本当にそうなのだろうか？　正直なところ、私が過去に診察した患者の中には、肝炎の既往症と麻薬の使用歴があり、最近動物園に行き野球場でホットドッグを食べ、右下腹に二日間続く痛みがあるので来院した四十九歳の女性はいなかった。それでも、私は信じているのである。毎日私たち医者は、人々を手術室に連れて行って腹部を開いている。だから、広い意味で、私たちは何が見つかるかわかっているのである。そこにあるのはウナギでも、カチカチ音を立てる機械でも、青い液体でもなく、渦巻く腸が下の方に居座り、片方に肝臓、もう一方に胃、ずっと下の方に膀胱がある。もちろん、人によって多少の違いはある（癒着や感染がみられる患者もいる）。とはいえ、私たちは、無数の例から仕分け分類し、人類の統計的概観図を作ってきた実績がある。

私の診断は虫垂炎に傾いた。痛みは右腹部にあり、兆候が現れるタイミング、検査結果、および白血球の値はすべて以前見た虫垂炎と一致する。ただし、ドュヴィーンは空腹を訴えている。歩き回れるし、元気そうだ。これらの点は典型的な症状とは違う。私は放射線読影室に行き、暗い中で放射線医の肩越しにモニターに映るドュヴィーンの腹部画像を見た。放射線医は、虫垂を指でさした。灰色の縞状の脂肪に囲まれ、虫のような形の虫垂が太くなっている。「虫垂炎だよ」と放射線医は自信たっぷりに言った。私は当直の常勤医に電話をかけて、この診断を伝えた。「手術室を予約したまえ」と常勤医は言う。虫垂切除手術をするのだ。

これは、かなりの確信をもって診断した例だ。だが、同じような症状でも、患者の腹を開けてみたら、虫垂は正常だったということもある。外科手術自体が一種の解剖である。解剖を意味する“autopsy”は、ギリシア語で「自分の目で見ること」という意味だった。知識が増え技術が発達しても、自分の目で見て初めてわかることがあり、そのたびに驚かされる。ときには、手掛かりを見失って、本当のミスを犯してしまうことがある。あるいは、すべて正しい手順でやったのに診断ミスだったとわかることもある。

とはいえ、患者が生きていても死んでいても、見てみるまで真実はわからない。今になると、サイクス氏の場合でさえ、本当に縫合は適切だっただろうかとか、もしかしたら出血はまったく別の部位だったのではないかなどと考えてしまう。医者は解剖を要求しなくなっている。同じように、悲しみにくれる人々は、医者が解剖をしないことに安堵しているようだ。一九九五年、米国健康統計ナショナルセンターは、解剖例の集計を中止した。[7] 現在では、解剖率がどれだけ低いかさえもわからない。

人体の内部を見て学んだことから私は、人間はハリケーンと角氷の間に位置するものだと考えるようになっている。どこまでも謎めいた部分もあるが、十分な科学的根拠と綿密な調査をもとにすれば、完全に理解できる部分もある。もうこれ以上知識を得ることはできないと考えるのは、あらゆることを知っていると考えるのと同じようにばかげたことである。医療はまだまだよくなっていけるし、死者からも学ぶことがあるし、医師が下した間違った診断からも得るものはたくさんあるのである。

乳児の死の謎

一九四九年から一九六八年にかけて、マリー・ノアが産んだ十人の赤ん坊は次々に死んでいった。一人は死産だった。もう一人は、出産直後に病院で息を引き取った。だが残りの八人は、自宅のベビーベッドで死んだ。気がついたときには赤ん坊がぐったりしていた、あるいは、苦しそうに喘いでいた、とノアは話した。毎回解剖がおこなわれたが、当時最も高名だった病理医を筆頭とする医師団は、八人の乳児が亡くなった原因を解明できなかった。赤ん坊が殺されたのではないかという疑いの声も根強くあったが、証拠は見つからなかった。後に医学界は、健康に見えた乳児が何の予兆もなく睡眠時に死亡するケースが毎年何千件もあることを認識するようになり、ノアの赤ん坊の死亡も、「乳幼児突然死症候群（ＳＩＤＳ）」と呼ばれるこの疾患によるものとされた。

それでも、一つの家庭で赤ん坊が八人も原因不明の死を遂げたことは、簡単には受け入れられない。マリー・ノアが失った赤ん坊の数は、ほかに例をみない。医者は解剖記録に「死因　不明」と書き込むしかできないのだろうか。ほかに何らかの手段を講じられないのだろうか。あれから三十年たって、医師がついに原因を突き止めたと思われる出来事があった。一九九八年八月四日、フィラデルフィア地方検事のリン・エイブラハムは、すでに七十歳になっていたマリー・ノアが赤ん坊たちを枕で窒息死させていたことを示す新しい医学的エビデンスが見つかったと述べた。エイブラハムはマスコミに向け「科学が、未解明の古い事件を解決しました」と発表した。検事は、八件の第一級殺人罪でノアを起訴した。[1]

エイブラハムの発表に、私は首をひねった。彼女、いや「科学」は、何を根拠に死亡原因がSIDSではなく殺人だと判定したのだろう？　科学の最大の魅力は、疑いを消し去るその力にある。とはいえ、現実には、科学は答えを出すのと同じくらいの頻度で新しい疑問を生み出す。この事件も、その例外ではなさそうだ。SIDSは実のところ病気ではなく、現代最大の医学ミステリーの一つに医者がつけた名前にすぎない。徹底した検屍解剖をおこなっても、乳児の突然死の原因となる異常所見が見出せない場合、すべてSIDSと認定される。それまで健康だった赤ん坊が、寝ている間に死亡するというのが典型的な状況である。死ぬ前に乳児が泣き声をあげることはない。発見されたときに、赤ん坊がこぶしを握りしめていたり、鼻や口から血の混じった泡状の液体を流していたりすることがある。SIDSで死亡する乳児の九十パーセントは、生後六カ月以前であるが、もっと年長の元気な幼児が同じように突然死ぬこともある。

赤ん坊がただ呼吸を停止するという初期のSIDS理論は、今では正しくないとされている。研究により、柔らかいベッドに寝かせることと、うつぶせ寝をさせることが、乳児の突然死の危険を高めることがわかっている。うつぶせに寝かせるのをやめて、仰向けか横向きに寝かせようというキャンペーンが功を奏したのか、SIDSの死亡数は四年間で三十八パーセントも減少した。[2] 将来的にSIDSは、寝返りをうてない赤ん坊が寝具で窒息する異常な事故としてとらえられるかもしれない。だが、SIDSと窒息死を正確に見分ける方法などあるのか、という疑問が湧く。特にノアの件では、当時おこなった解剖で乳児が窒息させられたという証拠は見つからなかったし、今となっては遺体の骨しか残っていないので検査はできない。法医病理学者と幼児虐待の専門家に問い合わせたところ、ＳＩＤＳで死んだ乳児と窒息で殺された乳児を見分ける解剖上の新事実も新しい検査法も見つかっていないことがわかった。だとすると、ノアを告発する根拠となったのは何だったのか？

ノアの起訴が発表されるとすぐに、私はこの事件に関わるさまざまな人々に電話をして質問した。だれもその根拠について答えてくれなかった。だが、匿名にする約束をすると、関係者の一人が、殺人の告発の根拠となる直接証拠はない、と言った。一九九七年十月、『フィラデルフィア』誌の記者が、ノアの赤ん坊について質問を始めると、フィラデルフィアの殺人課はついに捜査の再開を決定した。捜査官がフィラデルフィアの検死官事務所に過去の解剖を再調査するよう依頼したのである。といっても、手元にある解剖報告書（一件分は紛失）と死亡証明書と調査報告書を再検討するだけのことだ。この調査を実施した医師チームは、窒息の痕跡や証拠を見落としていた可能性もなければ、血液テストやその他の検査もすべてちゃんとなされていたと報告した。以前調査した病理医同様、検死官事務所の医師チームによって明らかにされた事実は、一家庭で八人の乳児が死に、乳児に身体上の危害が与えられた証拠はなく、それぞれの乳児が死んだときに唯一その場にいた母親が疑わしいということだけだった。今回違っていたのは、医師が「いずれも似通った状況であることから、乳児の死は殺人によるものであることを示唆している」と明言したがっていた点だけである。

ほかの多くの事例でもそうだが、幼児虐待の場合、科学の力では状況証拠しか見つけられないことが多い。

ただ、医者が診断するための直接的で納得のいく証拠を見つけられることもまれにある。[3] たとえば、たばこを押しつけられた跡としか考えられないやけど、コートのハンガーの形が残る打撲傷、足を熱湯に入れて押さえつけられたことを示す長靴下をはいているような形の火傷などだ。私は以前、泣き叫ぶ生後二カ月の男児を治療した。その子の顔には熱湯による痛々しいやけどがあったのだが、父親は入浴中に間違って熱湯の蛇口をひねり、お湯が顔にはねたんです、と言った。だが、やけどの跡は湯がはねたものとは思えなかったので、われわれは虐待を疑った。ほかの損傷がないかと、乳児の全身をX線撮影した。その結果、五本から八本の肋骨が折れ、両足の骨にもひびがはいっていることがわかった。数週間前のものもあれば、新しいものもある。遺伝とコラーゲンの研究で、このように広範囲にわたる損傷の原因となり得る骨と代謝の異常は存在しないことが解明されている。すなわち、この男児の状態は虐待がおこなわれている明確な証拠だったので、乳児を両親から引き離した。しかし、この件でさえ、私が法廷で証言したように、この医学的なエビデンスから両親のどちらが虐待をしたのかまではわからない。最終的に父親に対する申し立てにこぎつけ、陪審員を納得させて幼児虐待の重罪で父親を刑務所に送り込めたのは、警察が取り調べで明らかにした事実があったからだ。大半の事件では、身体に残る明らかな虐待の痕跡を見つけられない。ソーシャルサービスや警察に、虐待している疑いのある家族のことを通報するかどうか決めなければならないときでも、医者は漠然とした指標しか与えられない。たとえば、ボストンの子ども病院で使用されるガイドラインには、乳児に打撲傷、顔面の裂傷、あるいは長骨の骨折が見られたら、虐待されていることを必ず考慮にいれなければならない、とある。ただ、これだけで虐待の事実が明らかになることはめったにない。結局医者は、身体上の証拠が物語るものよりはるかに多くのことを親が話してくれることを期待するしかないのだ。

数年前、当時一歳だった娘のハッティーが遊戯室で遊んでいたときのことだ。突然ぞっとするような叫び声が聞こえた。妻があわてて駆け寄ると、娘は床に倒れ、肘と手首のあいだがまるで関節があるかのように曲がっていた。ハッティーがソファによじ登ろうとしているとき、前腕が横木にはさまり、そこへたまたま二歳のウォーカーがぶつかったのかもしれない。娘が体勢を崩して転んだとき前腕の骨が二つに折れたのだろう。私がハッティーを連れて病院に行くと、入れ替わりにやってきた三人の医師に「こうなった経緯を詳しく話してください」と繰り返し詰問された。私も、怪我をした子どもの親が疑わしい話をする実情については十分承知していた。だれも見ていないときに娘が転んで、長骨が折れた、という私の話も疑われたのだ。私が外傷を負った子どもを担当したときにするように、この病院の医師も親の話に矛盾したところや筋の通らない説明がないかを確かめようとしていた。警官でもないのに容赦なく質問されれば、怪我をした子どもの親としては腹立たしい。しかし、いくら医学が進歩しようと、虐待しているかどうかを判断するためにはやはり質問するしかないのだ。

結局、医者の疑念は消え、私はピンクのギブスをはめた娘を無事に家に連れて帰ることができた。だが、病院での騒動に、私の社会的地位が役立ったのではないかという思いは拭いきれなかった。医者は、相手の職業や生活環境で予断を持たないものだが、虐待について公的機関に通報するかどうかを決定するときには、どうしても社会的な要因に影響される。たとえば、両親が揃っている家庭に比べ、片親の家庭での虐待件数は二倍近く、貧困家庭ではおよそ十六倍になる。また、麻薬を常用する母親の三分の一が子どもを虐待または保護の怠慢・拒否（ネグレクト）をしている（ただし、人種は危険要因には含まれない）。医者は、こうしたデータを常に念頭においている。

マリー・ノアの件では、虐待を犯しやすいとされる人物のデータが逆に有利に働いた。ノアは、中流階級の品位ある既婚女性だった。だとしても、八人の乳児が死んでいるという事実には何か裏があるのではないか。再開された捜査に参加した検死官は、病理医の間で広く言われている格言を繰り返した。「一人のＳＩＤＳ死は悲劇だ。二人はミステリーだ。三人は殺人である」

だが、状況からみて絶対確実だと思われても、合理的疑いが生じる余地がないとは言えない。ピッツバーグの検死官シリル・ウェクトは、捜査に当たった検死官の言葉に同意せず、「一家庭で複数の乳児がＳＩＤＳで死んだからといって、無条件に殺人と考えることはできません」と断言した。死亡した乳児の数から、ノアが疑わしいのは確かです、とウェクトは言った。現在、専門家は、一人の乳児がＳＩＤＳで死んだからといって、その家庭で別の乳児がＳＩＤＳで死ぬ危険率が高まることはないと信じている。一つの家庭で乳児が二人死ねば、それは捜査する十分な理由になる。「とはいえ」とウェクトは続けた。「これまでに、一家庭で説明のつかない死者が二人または三人出ても、殺人ではないと判定された例があります。過去にＳＩＤＳで子どもをなくした親が不当に非難されてきました。厄介なのは、私たちがそもそもＳＩＤＳとは何かを知らないという事実です。もしかしたら複数の病気をいっしょくたにして、症候群と呼んでいるだけかもしれない。非常にまれであることは間違いありませんが、一家族に複数の自然死がないとは言い切れません」

子どもが死んだ場合でさえ虐待があったことを科学で証明できないことは多いが、それでも科学にまったく力がないわけではない。警察の尋問で、殺人の医学的「エビデンス」を突きつけられると、ノアは四人の子どもを窒息死させたことを認め、残りの子どもに何があったかは覚えていないと言った。ノアの弁護士は、徹夜の取り調べ中の供述であり、信頼性と許容性に問題があるとして、ただちに異議を申し立てた。しかし、一九九九年六月二十八日、マリー・ノアはフィラデルフィア民事訴訟裁判所の証言台に立ち、杖で体を支えながら、八件の第二級殺人で罪を認めた。傍聴席に座っていた七十七歳の夫アーサーは、当惑したように頭を振った。

ときとして、最も説得力のある証拠は、科学が明らかにしたものの中にではなく、人々が語る言葉の中にあるのである。

体はだれのものか？

その患者に初めて会ったのは、手術の前日だった。私は、その人物を見て死んでいるのではないかと思った。ジョセフ・ラザロフ（仮名）は、目を閉じてベッドに横たわり、鳥のようにやせた胸までシーツを引き上げていた。眠っている人を見たとき、たとえ麻酔をかけられ、自力呼吸をしていなくとも、死んでいるようには見えない。眠っていても、生命力を発散しているものだからだ。腕の筋肉のしなやかさ、唇の柔らかい曲線、肌の輝きなどが見てわかる。ところが、ラザロフの肩をたたこうとかがみこんだとき、私は死体に触れるときのような本能的なためらいを感じ一瞬手が止まった。顔色が悪い。青ざめていて、まったくつやがない。頬、目、こめかみは落ちくぼみ、皮膚がマスクのように顔にはりついている。しかも不気味なことに、頭が枕から五センチほど浮いて、まるで死後硬直のように見えたのだ。

「ラザロフさん？」と呼びかけると、患者は目を開けた。声も立てず動きもせず、私にも関心を示さない。

当時私は外科研修医の一年目で、神経外科チームで働いていた。ラザロフの癌は全身に広がっており、手術では脊椎の腫瘍を摘出することになっていた。私は上級研修医から言われて、ラザロフの同意をもらいに、つまり、手術の最終許可のサインをもらいにきた。「いいですよ」と軽い気持ちで言ったものの、こうして今にも死にそうな生気のない男性を目の当たりにすると、本当に手術をしていいのかと不安になった。

患者のカルテで病歴を確認した。ラザロフは八カ月前に腰痛で診察を受けた。当初は疑わしい兆候が見つからなかったが、三カ月たっても快方に向かわず、かえって痛みがひどくなったのを知り、医者はCTスキャンを指示した。この検査で、肝臓、腸、そして脊椎の上部と下部に腫瘍が見つかり、癌が全身に及んでいることが明らかになった。しかも、生体組織検査の結果、癌は悪性で治療不能だった。

ラザロフはまだ六十代そこそこで、長く市役所に勤めてきた男性である。糖尿病の気があり、時々扁桃腺が腫れることがあった。数年前に妻に先立たれて一人暮らしを始めてからは、頑固な性格になっていた。患者の状態は急激に悪化した。数カ月のうちに、二十キロ以上体重が減った。腹部の腫瘍が大きくなると、腹と陰嚢と足に水がたまった。やがて、衰弱と痛みで仕事を続けられなくなった。三十代の息子が引っ越してきて、父親の世話をした。ラザロフは痛みを抑えるために二十四時間モルヒネを投与された。主治医は、余命は数週間かもしれないと彼に告げた。だが、ラザロフはその事実を受け入れようとせず、相変わらず仕事に復帰する日のことを話していた。

それから、何度かひどい転び方をした。足がすっかり弱っていたのだ。排泄もままならない。ラザロフは再び腫瘍専門医のもとを訪れた。スキャン画像から、転移した腫瘍が胸髄を圧迫していることがわかった。彼は入院し、ひととおりの放射線療法を施されたが効果はなかった。右足が動かせなくなって、右半身が麻痺してきた。

手術しようがすまいが、ラザロフの余命は長く見積もっても数カ月であり、治療の効果は望めない。彼に残された選択肢は二つあり、その一つが脊椎の手術を受けることだ。脊髄損傷の進行を止め、足と括約筋を多少回復させられるかもしれない。しかし、危険は大きい。手術では、胸を切開し脊椎までメスを入れるため、肺を虚脱させなければならない。しかも、回復には長い時間がかかり、その間の苦痛は筆舌に尽くしがたい。心臓病の前歴は言うまでもなく、これだけ体力が落ちていることを考えると、手術を乗り切って退院できる見込みは少ない。

もう一つの選択肢は、何もしないことだ。家に帰り末期患者として世話を受ける。こちらを選べば、激しい苦痛はなく人生の最後をある程度コントロールできる。ますます体の麻痺は進み、失禁も止められないが、自宅のベッドで愛する家族に別れを告げ、平和に死んでいける見込みが高い。

だが、決めるのはラザロフだ。

このこと自体、注目すべき事実なのである。わずか十数年前までは、治療上の決定は医者がするもので、患者はただそれに従っていた。医者は患者の意向を尋ねず、情報を明かさないのがふつうだった。ときには、どんな薬を投与され、どんな治療を受け、どんな診断を下されているかといった、重大な情報さえ患者には伝えられなかった。患者は自分のカルテも見せてもらえなかった。医療情報は患者のものではない、と医者は言った。患者は子どものように扱われた。無知で頼りない患者は真実に向かい合うことはできないから、自分たち医者が決めよう、というわけだ。だが、つらい思いをするのは患者だ。機械につながれ、薬を与えられ、自分で望んだわけでもない手術を受ける。知っていれば選んだかもしれない治療法を受けるチャンスも与えられなかった。

父に聞いた話だが、一九七〇年代から一九八〇年代の終わりまで、精管切除を希望する人がいた場合、手術が医学的に適切であるかだけでなく、その男性が人格的にも問題がないかを判断したのは医者である父だった。その男性が、未婚の場合、結婚していても子どもがいない場合、そして「若すぎる」場合は手術を拒否したという。振り返ってみると、すべての患者にとって正しい判断をできていたのかどうか確信がない、と父は言う。今となっては、あんなやり方は二度としたくない、と。実際、過去数年で精管切除手術を拒否したケースは一度もないそうだ。

医学における決定権の所在が大きく変わった背景には、一九八四年に出版された『静かなる医者の世界』という本の影響がある。[1] 著者はエール大学の医師で倫理学者のジェイ・カッツである。これは、伝統的に医師が下してきた医学上の意思決定の仕組みを痛烈に批判した本で、多方面に大きな波紋を投げかけた。本書の中でカッツは、治療上の決断は、当の患者ができるし、患者がすべきであると主張している。そして、この主張を裏づけるために、実際の患者を例にあげている。

一つは二十六歳の「イーピゲネイア・ジョーンズ」の事例だ。この患者の乳房に悪性腫瘍が見つかった。今と同じく当時も、ジョーンズには二つの選択肢があった。すなわち、乳房と脇の下付近のリンパ節を切除するか、最小限の外科手術（腫瘍とリンパ節だけを切除する）と放射線治療をおこなう方法のいずれかだ。生存率は変わらないが、後者では乳房を残すので、腫瘍が再発して結局は乳房切除しなければならなくなるおそれがある。この外科医は乳房切除の方が良いと判断し、患者にそのことを伝えた。ところが、手術の日が近づくと、外科医は落ち着かない気持ちになってきた。あんな若い女性の乳房を切っていいものかと自信がなくなってきたのだ。そこで手術の前日、彼は異例の決断をした。医者は治療オプションについて患者と話し合い、決定を彼女にゆだねたのである。ジョーンズは乳房温存術を選択した。

その後しばらくして、この患者と外科医は、乳癌の治療方法についてのパネルディスカッションに参加した。二人の話は、白熱した議論を呼んだ。ほかの外科医は全員、患者に決定をゆだねるとはけしからん、と主張した。一人の外科医はこう詰問した。「医者が最善の治療法を決められないのに、患者が決められると思うのかね？」。しかし、カッツが書いているように、決定するためには技術的な面だけでなく患者個人の事情も関わってくる。ジョーンズにとって、乳房を温存するのと、腫瘍再発の可能性が低い安全な生活を確保するのとどちらが重要なのか、ということだ。これは、医者が口出しするようなことではない。決められるのはジョーンズだけなのだ。それなのに、こうした状況では必ず医者が介入し、たいていは患者の意思を無視して決定を下していた。決定するに当たって、資産、職業的な偏り（たとえば、外科医は手術を好む傾向がある）、あるいは個々の性格が微妙に影響を及ぼすこともあり得る。

結局、医学部のなかにはカッツの意見に同調するところも出てきた。私が医学部に入学した一九九〇年代初頭には、患者を自立した意思決定者として見るようにと教えられた。教授からたびたび「君は、患者のために働くんだ」と言われたものだ。昔のやり方を貫こうとする頭の硬い医師は一方的に治療方針を決めようとするが、今は患者の方が黙ってはいない。現在では大半の医師が、自分の運命は患者が決めるべきだと考え、治療に伴う選択肢と危険性を患者に告げるようになっている。少数ではあるが、患者の意思決定に誤った影響を与えたくないと思い、アドバイスすらしない医者もいる。患者は質問し、インターネットで情報を仕入れ、他の医者にセカンドオピニオンを求める。そして、自分で決めるのだ。

とはいえ、現実には事はそれほど単純ではない。患者が間違った決定をすることもままある。また、一つの意見と別の意見の間に差がないこともある。だが、自分の患者が誤りを犯そうとしているとき、医者はただ患者の意思を尊重するだけでいいのだろうか？　現在の医療現場では、そうすることが正しいとされている。しかし、実のところ体はだれのものなのだろう。

ラザロフは手術を望んだ。腫瘍専門医は彼の選択に賛成できなかったが、とにかく神経外科医を呼んだ。こざっぱりした身なりに蝶ネクタイを好み、輝かしい名声を誇る四十代の神経外科医は、その午後ラザロフと息子に面談した。医師は、ラザロフ父子に、手術には大きなリスクが伴い、うまくいっても回復する身体機能はごく限られていることをていねいに説明した。後でこの医者から聞いたのだが、患者は危険な面については耳を貸さないこともあるので、そういう場合には、具体的な説明をするという。肺が機能しなくなって人工呼吸器につながれ、脳卒中を起こし、死亡するかもしれないことを説明する。それでも、ラザロフは頑として考えを変えなかった。そこで、外科医は正式に彼の手術スケジュールを組んだ。

「ラザロフさん、私は外科の研修医です。明日の手術のことでお話しに来ました」と私は言った。「あなたは胸椎切除および固定術を受けます」。ラザロフは無表情に私を見返した。「つまり、背骨を圧迫している腫瘍を取る、ということです」と言い直したが、患者の表情は変わらなかった。「うまくいけば、麻痺の悪化を止められるかもしれません」

「私は麻痺なんかしてませんよ」ラザロフはそこで初めて言葉を発した。「だから、手術で麻痺しないようにするんです」

私はすぐに謝罪した。「失礼しました。私が申し上げたかったのは、麻痺にならないようにする、ということです」。これは単に意味のとらえ方の違いだ。患者はまだ多少左の足を動かせるので麻痺していると思っていない。「明日の手術をおこなうために、同意書にサインをいただきたいのです」

「インフォームド・コンセント（説明と同意）」の書式は、比較的最近できたものである。そこには、軽いアレルギー反応から死に至る危険性まで、思いつくかぎりの合併症が書き出される。この書類にサインすれば、患者はこれらの危険をすべて了解したと見なされる。これは法曹界と官僚制度の賜であり、患者がこの同意書を読んで、十分な説明を得たと実感するかどうかは疑わしい。それでも、手術に含まれる危険性を再検討する機会は与えられるわけだ。

神経外科医がすでに詳細を説明している。そこで、私はすぐに要点を切り出した。「サインをいただくのは、あなたが危険を理解しておられることを確認するためです」と私は言った。「身体機能を保持するためにこの手術を受けられるわけですが、手術が失敗することもあれば、麻痺が残ったりすることもあります」。きつい言い方にならないように気をつけながらも、私ははっきり言った。「脳卒中や心臓発作が起きるかもしれませんし、死ぬこともあるのです」。そう言って、同意書とペンをラザロフに差し出した。

「手術で死ぬかもしれないなんて聞いておりませんよ」と動揺した様子で彼は言った。「これが最後の望みなんです。先生は、私が死ぬとおっしゃるんですか？」

どう答えていいかわからず、言葉が出なかった。そのとき、ラザロフの息子のデイヴィッドが現れた。しわだらけの服を着て、もじゃもじゃのひげをはやした小太りの男性だ。すると、父親の態度が急に変わった。そういえば、カルテのメモに、先日デイヴィッドが父親に、「勇ましいところを見せることに意味があるのだろうか」と言ったと書いてあった。今、ラザロフはしゃがれた声で「私を見捨てないでくれ」と息子に訴えていた。そして、「最後のチャンスなんだ」と言って同意書とペンを私の手からひっつかんだ。ラザロフが、署名欄にのたくるような文字でサインを書き入れる間、私とデイヴィッドは厳粛なおももちで静かに立っていた。

部屋を出ると、デイヴィッドは、手術をすることが賢明な選択なのかどうかわかりません、と私に言った。彼の母親は、肺気腫で死ぬまでの長い間、集中治療室で人工呼吸器につながれていた。そのことがあって、父親は、絶対あんなふうにはなりたくないと思うようになった。ところが、今ラザロフは、「あらゆる手段」

を使うことに一片の迷いもない。デイヴィッドは、あえて父の意向に逆らおうとはしなかった。

ラザロフは翌日手術を受けた。麻酔がかかると、彼は左腹を下に寝かされた。胸部外科医が患者の胸の中央から胸腔にメスを入れ、第八肋骨に沿って背中まで長く切り開いた。開胸器を差し込んで切開部を大きく広げ、すぼんだ肺が邪魔にならないようにする。これで、胸の裏側から脊柱まで見渡せるようになった。肉付きのいいテニスボールほどの大きさの塊が十番目の椎骨を覆っていた。神経外科医が手術を引き継ぎ、慎重にその臓器の周囲と下部を切った。この作業に二時間かかったが、最後には椎体に侵食した腫瘍だけが残った。神経外科医は骨鉗子（骨などを切断する金属の器具）を使い、椎体に食い込んだ小さな腫瘍を一つずつ取り除き始めた。こうしてビーバーが木の幹を少しずつ前歯でかじりとるように、椎骨とともに腫瘤を除去した。脊椎を再建するために、空洞になった部分に餅状のメタクリル樹脂の詰め物とアクリル接合剤を入れ、それがゆっくりと固まるのを待った。新しい人工椎骨の背後にプローブを滑り込ませた。十分な空間があった。四時間以上かかったが、脊髄への圧迫はなくなった。胸部外科医がラザロフの胸を縫合し、肺を再び膨らますために突き出したゴム製の胸腔チューブは残した。患者は集中治療室に移された。

技術的には手術は成功だった。だが、ラザロフの肺は回復しなかった。私たちは人工呼吸器を外そうと、できるかぎりの努力をした。だが、数日すると、患者の肺が硬直し繊維が多くなってきたため、人工呼吸器の圧力を高めなければならなかった。鎮静剤で落ち着かせようとしたが、患者はたびたび目を覚ましもがき苦しんだ。デイヴィッドは、生気のない表情で寝ずの看病を続けた。その後のX線検査で、肺の損傷が悪化していることがわかった。ラザロフの肺に小さな血塊があったので、これ以上血の塊ができないように血液抗凝固薬を投与した。今度はゆるやかな出血が始まったが、どこからの出血かは特定できず、毎日のように輸血をしなければならなくなった。一週間が過ぎると、発熱が始まった。感染箇所は不明だ。手術から九日目、人工呼吸器の圧力のために肺に小さな穴が開いた。このため、胸部を切開して肺虚脱が起こらないように挿管した。患者を生かしておくために膨大な費用と労力が費やされたが、結果は惨憺たるものだった。われわれの努力が功を奏していないことが明らかだった。これは、ラザロフが死を迎える方法として一番望んでいなかった状態だ。ベッドに縛りつけられ、眠らされ、穴という穴に管をつながれ、さらには人工的に開けられた穴にまで挿管され、人工呼吸器で息をしている。十四日目、デイヴィッドは神経外科医に、もうあきらめたい、と申し出た。

神経外科医はその知らせを私に伝えた。私はＩＣＵのラザロフの部屋へ向かった。ナースステーションから半円状に集中治療室の八区画が並んでおり、それぞれにタイル貼りの床と窓とスライド式のガラス戸（騒音は閉め出すが、看護師の視線は遮らない）がある。看護師と私はそっとラザロフの部屋に入った。まず、ラザロフのモルヒネの点滴量が最大になっていることを確認した。そしてベッドの脇に立つと、ラザロフの方へかがみこんだ。私の声が聞こえているかもしれないので、「これから口の気管チューブを抜きますよ」と話しかけた。管を固定している結び目をハサミで切り、気管内で管を支えるバルーンの空気を抜いた。そして、気管チューブを引き抜いた。ラザロフは数回咳込み、少しの間目を開けてから、また閉じた。看護師が患者の口から痰を吸い出した。私が人工呼吸器のスイッチを切ると、急に部屋が静まりかえり、苦しそうに喘ぐラザロフの呼吸音だけが聞こえた。看護師と私は患者が弱っていく様子を見守った。彼の呼吸は次第に遅くなり、やがてとぎれとぎれの息づかいになり、ついには停止した。聴診器をラザロフの胸に当て、心音が消えるのを確認した。人工呼吸器を切ってから十三分後だった。私は、ジョセフ・ラザロフの死亡を記録するよう看護師に言った。

ラザロフは、選択を誤ったと私は思う。しかし、それは彼が悲惨な死に方をしたからではない。良い選択が悪い結果につながることもあり（ときに人は、大きな危険を冒さなければならない）、逆に悪い選択が良い結果に転じることもある（外科医は好んで「正しくあるより、幸運である方がずっといい」と言う）。私がラザロフの選択が誤っていたと思うのは、その選択のせいで、ほかならぬ彼自身の心からの願いに反した結果をもたらしてしまったからだ。何よりも彼は生き延びたいと思っていた。生きるためならば、どんな危険をも（たとえ死の危険をも）冒しただろう。ところが、医者が提供できるのは生命ではない。私たちにできるのは、ラザロフの残された短い余命のために、下半身の機能を少しでも維持するチャンスを提供することだけだった。だが、そのためには患者は過酷な思いを味わい、惨めな死に方をする危険に身を投じなければならなかった。それでも、彼は私たちの言葉に耳をかそうとしなかった。全身麻痺をかろうじて逃れていたので、死からも身をかわせると信じていたのかもしれない。不利な状況をはっきり理解した上で手術を受ける患者もいる。だが、妻のような死に方を心から恐れていたことを考えると、彼がそういう類の患者だったとは思えない。

では、患者に手術という選択肢を与えたことが間違いだったのだろうか？　現代医学は、患者の自主的な希望を尊重することを信条としている。だが、現代でも場合によっては、医師が患者に正しい選択をしてもらうために患者の舵取りをしなければならないことがある。そして、そうした場面は、驚くほど頻繁に起きるのである。

この方法に異論を唱える方もおられるだろう。人は、自分以上に最良の選択をできると言い張る他人を信じる気にはなれない。だが、善良な医師は、患者が誤った選択や自滅的な選択、つまり患者の心の奥底にある願いに反するような選択をした場合、黙って傍観してなどいられないのである。

インターンになって最初の週に起きた出来事を思い出す。私は一般外科にいて、仮にマクラフリン夫人と呼ぶ五十代の女性を担当していた。この患者は二日前に腹部の大手術を受けたばかりだった。腹部を横切って切開の跡が残り、静脈から点滴と鎮痛薬が注入されていた。日程表によればマクラフリン夫人は回復期だったのに、彼女はベッドから出ようとしなかった。私は、足の血栓や肺炎などを予防するために、ぜひともベッドを出て歩いていただきたいと説明した。それでも、夫人は頑固だった。「疲れているんです。とてもそんな気になれませんわ」と言った。深刻な事態を招く危険性があるということを理解してらっしゃいますか？「ええ」とマクラフリン夫人は答える。「とにかく、放っておいてくださいな」

午後の回診のとき、主任研修医に、マクラフリン夫人がベッドから出たかどうかと聞かれた。「えー、いいえ。患者はいやだと言いました」と私は答えた。そんなのなんの言い訳にもならないわ、と主任研修医は言って、私を引っ張ってマクラフリン夫人の病室に向かった。そして、夫人のベッドの端に腰を下ろすと田舎の教師のように愛想よく「こんにちは。ご気分はいかが」と話しかけた。それからちょっとしたおしゃべりをし、患者の手を取ると言った。「さあ、そろそろベッドを出ましょうか」。すると、患者は一瞬のとまどいもなく起き上がり、足をひきずりながら車椅子まで歩きドスンと腰を下ろした。そして彼女はこう言ったのだ。「ねえ、こうして起きるのもけっこう悪くないわね」

私は研修医として外科医になる訓練を積んできた。かつては、手術や診断のための手順と技術を習得し、そのレパートリーを広げていけば医者になれると単純に考えていた。実際には、患者を説き伏せて決心させるような、むずかしい課題もこなさなければならない。これは、手順と技術に加え、外科医として身につけなければならない素養なのである。

もしも医者だったら、と想像してみていただきたい。あなたは蛍光灯に照らされた狭苦しい検査室にいる。壁にはマティスのポスター、カウンターにはラテックスの手袋が入った箱、中央には味気のない診療台がある。そこで、あなたは五十代の女性患者を診察している。患者は二児の母で、ダウンタウンの法律事務所のパートナーである。置かれている状況にもかかわらず、そして薄っぺらな紙の上衣を着せられているにもかかわらず、患者はなんとか威厳を保っていた。彼女の乳房にはしこりも異常も感じられない。診察の前にマンモグラフィ検査が済んでおり、あなたは今放射線専門医の報告書に目を通している。そこにはこう書いてある。「左胸の左上部に、前回の検査では認められなかったかすかな斑点群と石灰沈着の集中発生がみられる。悪性病変の可能性を排除するために生体組織検査を考慮すべきである」。要するに、気にかかる特徴が表れており、乳癌の可能性がある、ということだ。

あなたは患者にそのことを知らせる。検査の結果から、生体組織検査をお勧めします、と言う。患者は小さなうめき声をあげて表情をこわばらせる。「診ていただくたびに、先生方は生体組織検査をしなければならない何かを発見なさるんですね」と患者は言う。過去五年間で三回、定期検診のマンモグラフィ検査により「疑わしい」石灰沈着の部位が見つかっていた。三回とも、外科医は彼女を手術室に連れて行き、問題箇所の組織を取った。そして病理医の顕微鏡で検査すると、三回とも害のないものだと判明した。「もうたくさんです」と患者は言う。「いつも写真に映る斑点が何であれ、問題はないという結論が出るんです」患者はそこで間を置く。そして「もう二度とばかばかしい生体組織検査は受けません」と宣言し、すっくと立ち上がり服を着替え始める。

さて、あなただったら、このまま患者を帰らせるだろうか？　そうしたとしてもおかしくはない。相手は大人だし、自分でなんでも決められるのだ。それに生体組織検査は気軽にできる検査でもない。この患者の左の乳房には盛り上がった傷がいくつも残っていて、一つは長さが八センチ近い大きな傷だ。多量の組織片が採取されたため、左胸は右胸よりも明らかに小さい。確かに、やたらと生体組織検査をする医者がいて、X線写真に微妙な影があるだけで胸部組織を採ったりする。だから、患者が強い口調で説明を求めたり、セカンドオピニオンを尋ねたりするのもやむをえないところがある。

とはいえ、この患者の石灰沈着については、あいまいな所見ではなかった。これは、かなりの確率で癌であることを示しているが、早期の癌なら治療可能な段階である。さて、自分が命の支配権を握っていることが何をしてもいいという意味ならば、人はいくらでも間違いを犯してもかまわないことになる。だが、今回のケースのように大きな危険が予想され、選択を誤ると取り返しがつかなくなるという場合には、医者として黙って見過ごすことはできない。こういうとき、医者は断固とした態度で臨むべきである。

そう、ここは強く出なければならない。あなたの患者は着替えをすませて帰ろうとしている。この場で引き留め、「あなたは大変な間違いを犯そうとしています」と言うこともできるだろう。癌について滔々《とうとう》とまくしたて、三回の生体組織検査で癌が見つからなくとも、今回も見つからないとは限らないと指摘してもいい。だが、そのやり方ではおそらく患者を納得させることはできない。相手が間違っていることを悟らせるのが目的ではない。要は、考え直す機会を患者に与えることが肝心なのだ。

私が見たやり方を紹介しよう。優秀な医者はあわてて患者を引き留めようとはしない。彼らはしばらく検査室から出て、患者に着替えをする時間を与える。それから患者をオフィスに案内して座らせる。ここは検査室よりも明るく清潔で、堅い検査台ではなく座り心地のいい椅子があり、寒々しいリノリウムの床の代わりに絨毯が敷かれている。そして、医者の方も大きなオーク材の机の向こうでふんぞり返ったり、立ったままで話したりするのではなく、患者の近くに椅子を持ってきて腰を下ろすのがいい。ある外科教授が以前私に話してくれたのだが、医者が患者の近くに腰かけ、視線の高さを同じにすると、ゆっくり話をする暇もない偉そうな医者というイメージを払拭できる。患者は医者に威圧感を抱かず、医者は自分の味方なのだと思うようになるのだ。

患者がリラックスしても、医者はまだこの段階で議論を始めようとしない。代わりに、いささか奇妙なことをする医者もいる。というのは、患者が言ったことをほとんどそのまま繰り返すことで話を続け、時々「おっしゃることは、よくわかります」などとあいづちを打つのだ。「あなたが病院に来るたびに、われわれは生体組織検査のネタを見つける。写真の斑点はいつも正常という結果になるのに、検査をやめようとしない、というわけですね」。多くの医者は、患者から何か尋ねられるまで、こうした意味のない言葉以外はほとんど何も言わない。これを策略と呼ぶ人もいるかもしれないし、患者の意思を大切にする行為と解釈する人もいるかもしれないが、いずれにしてもこのやり方は効果抜群だ。不思議なことに、医者は十回に九回は望む結果を手に入れる。相手が耳を傾けてくれると思うと、患者は今が自分の信念や懸念を口にするチャンスだと感じる。それで医者に質問し、疑念を口にし、ときには自力で論理的な結論にたどり着くこともある。こうなれば、たいていは素直に医者のアドバイスに従う。

それでもなお抵抗する人はいる。だが、患者が誤った決定をしているという確信があれば、医者は常套手段を使うことになる。つまり、援軍の協力を求めるのである。「放射線医を呼んで、詳しい話を聞きましょうか？」とか「ご家族は待合室ですか？　では、ここに来ていただき、意見を聞いてみましょうか？」と切り出す。あるいは、医者は患者に「じっくり考える」時間を与えることもある。そうされると、患者の心に迷いが生じ、思い直す場合が多い。ときには、巧妙に圧力をかけることもある。私はある医師がタバコをやめようとしない心臓病患者を相手にしている場面を見たことがある。医師はただ黙り込むことで、どれほど患者に失望しているかを表した。静まりかえった時間が流れ、ついに丸一分が過ぎた。思慮深くて本気で自分の心配をしてくれる医者（そしてときには少々悪賢い医者）を前にして、医者の助言を結果的に「選択」しない患者はほとんどいない。

医者がこのような方法を使うからといって、患者を好きなように操っているわけではない。医者が決定権を握ったからといって、そこによからぬたくらみ事があると考えるのは邪推というものだ。近年、患者が治療法を選択するのは正しいことになったが、そのために厄介な問題も起きてきた。それは、医者が提供した自由を、患者の方ではあまり歓迎していないことだ。患者は、自主性を尊重されるのはうれしいが、その自主性を放棄する自由もあるはずだと思ってしまう。このため、患者の多くは医学的判断を他者に任せる方を選ぶ。ある研究では、あらかじめ癌にかかっているとわかっている人の六十四パーセントは、自分で治療法を選ぼうとするが、新たに癌と診断された患者でそう望むのはわずか十二パーセントにとどまっている。[2]

私がこうした心の動きを理解するようになったのは、ごく最近のことだ。私の一番下の娘ハンターは、予定日より五週間早く生まれ、出産時の体重は千八百グラムそこそこしかなかった。生後十一日目、ハンターの呼吸が止まった。退院後の一週間は自宅で元気にしていたのだが、その朝はばかにむずかって機嫌が悪く、鼻水を流していた。妻が乳を飲ませて三十分後、ハンターの呼吸が速くなり、息をするたびにゲップのような音をたて始めた。そして突然呼吸が止まった。激しく動揺した妻はさっと立ち上がるとハンターの身体をゆすぶった。赤ん坊はまた呼吸を始めた。私たちはすぐに娘を病院に連れて行った。

十五分後、私たちは明るく広々とした救急病棟の検査室にいた。酸素マスクをつけられたハンターの呼吸数は一分に六十回を超え、全身のエネルギーを使って息をしていた。容態は不安定だったが、血中の酸素レベルは正常値に戻り、なんとか持ちこたえていた。医者たちは、すぐには原因を特定できなかった。心臓の異常、細菌感染症、あるいはウイルスのせいかもしれない。医者はX線写真を撮り、血液と尿の検査をし、心電図をとり、髄液を採取して調べた。彼らは、原因は平凡な呼吸器ウイルスで、ハンターの肺が未熟で小さすぎるために対処できないのではないかと推測した（後になって、この診断が正しかったことがわかった）。とはいえ、培養した結果が出るまでに二日かかる。医者はハンターを集中治療室に入れた。その夜ハンターは危険な状態になった。何回か無呼吸に陥った（長いときには六十秒も呼吸が止まり、鼓動が遅くなり、顔が蒼白になって微動だにしなくなった）が、そのたびに自力で回復した。

決断を下さなければならない。ハンターに挿管して、人工呼吸器をつなぐべきか？　あるいは、機械の力をかりずに回復するかどうかを見守るべきか？　今ハンターの症状は落ち着いているが、次回は無呼吸から回復しないかもしれない。ここで挿管しないという選択をした場合、娘が急変したら、医者は緊急挿管をおこなわなければならない。小さな赤ん坊に挿管するのはむずかしい。処置が遅れたり、医者が誤って気管チューブを気管ではなく食道に入れてしまったり、気道を傷つけて閉塞したりすれば、低酸素となって脳損傷を起こし、最悪の場合には死亡してしまう。こうした不手際は滅多に起こらないことだが、あり得ないとも言えない。私自身、実際にこうした場面に遭遇したことがある。だがその一方で、絶対に必要でなければ患者を人工呼吸器につなぎたくはないと思う。生まれたばかりの赤ん坊ではなおさらだ。肺炎や、ラザロフに起こったような肺の破裂といった深刻な悪影響が生じることが珍しくないのだ。それに、こうした装置の世話になった経験がある患者によると、機械がすごい勢いで気体を吹き込んだり、吸い出したりするので、口がカラカラになり、唇が乾燥してひび割れるという。鎮静剤が与えられるが、薬が原因の合併症が起こることもある。

では、この決断はだれが下すべきなのだろう？　いろいろな意味で最善の選択をおこなえそうな人物は私のようだった。私は患者の父親だから、どちらを選択することになっても、病院のスタッフのだれよりも患者を思いやって決断するはずだ。しかも私は医者なのだから、技術的な側面も理解できる。加えて、連絡ミスや過労、そして単に傲慢であるといった理由で、医者が不適切な選択をしかねない現状を知っている。

ところが、医者のチームが私のところへ来て、ハンターに挿管すべきかどうかという話になったとき、私は彼らに、つまり今日初めて会った医者に、その選択を任せたいと思った。倫理学者のジェイ・カッツをはじめとする学者は、このような願望を「幼児退行」と呼んで蔑んでいる。何と言われようと、私にはとうてい判断できるものではなかった。どちらを選択しても危険であり、自分が間違った方を選んでしまうことがとてつもなく恐ろしかった。たとえ娘にとってこれが正しい選択だと思っても、万が一予想もつかないことが起こったら、悪い選択をしたという罪悪感に打ちひしがれてしまうだろう。医者は患者が決断に責任を負うようにすべきだと考える人もいる。しかし、これもまた、相手のためと言いながらも楽な道を選ぶ、一種のパターナリズムのように見える。私としては、ぜひともハンターの担当医に責任を負ってもらいたかった。彼らなら、吉と出ても凶と出ても、その結果を受け入れることができる。

私は医師チームにこの決定をゆだね、彼らはただちに判断を下した。お嬢さんは人工呼吸器につなぎません、そう医者は私に言った。そして、首に聴診器をかけ、疲れた目をした一団は、重い足どりで次の患者のところへ向かった。医者が去った後も、私はなおも自問していた。ハンターのためには、自己決定の権利を放棄しない方がよかったのではないか？　ミシガン大学の法医学教授、カール・シュナイダーは、最近『自主性の実践』[3]という本を出版し、この中で、治療の意思決定に関する雑多な研究やデータを整理するとともに、患者の談話に基づくデータを体系的に分析する作業をおこなった。そしてシュナイダーは、病人には良い選択はできないという事実にたどり着いた。病人というのはえてして疲れ果て、イライラして気落ちしているものである。そのため、当面の痛みや吐き気や疲れをなくすことを優先的に考え、大局的な見方ができない場合が多い。私は、シュナイダーのこの説は当たっていると思った。私にできたのはハンターを見守り、心配し、仕事を必死でこなして気を紛らすことだけだった。治療の選択肢について考慮する集中力も気力もなかったのだ。

シュナイダーは、感情的な関わりがない分、医者は不安や愛着という感情に左右されることなく、不確かな事項を分析して判断できる、という事実を発見した。医者は的確な意思決定ができる科学的環境で仕事をしている。また、学術的文献と長年の慣例に基づいた「集団的合理性」を身につけている。そして、豊富な経験をしてきたので、大事な情報を手にしてもいる。だが、私は医者ではあっても、ハンターの担当医とは違って、娘に起こった特殊な症状の患者を診た経験はない。

ハンターの回復は遅く、非常に心配な瞬間もあったが、結局人工呼吸器の助けをかりずに生き延びることができた。医者が娘を一般病棟に移してから二十四時間もたたないうちに、突然急変し、あわててＩＣＵに戻したこともあった。ハンターは集中治療室で二日、一般病棟で二週間過ごすことになったが、退院するときにはすっかり元気になっていた。

医者になるための技術があるように、患者になるための技がある。医者の意見を受け入れる時期と、自説を主張する時期を心得ていなければならない。自分で決定しないことを決めたにせよ、担当医に質問して説明を求め続けるべきである。私はハンターの治療を医者にゆだねはしたが、娘が呼吸困難に陥ったときの具体的な処置方針の説明を求めたし、その後、娘に食事を与えるのが遅いことが気になり、その理由をしつこく問いただした。入院十一日目、医者がハンターの酸素モニターを外したときには、頭に血がのぼった。「そのままモニターをつけておいても害があるわけではないでしょう?」と私は詰問した。自分が神経質になりすぎて、意固地になっていることはわかっていた。とはいえ、相手の言いなりにならず、かといってゴリ押ししないよう気をつけながら、医者と看護師と自分の状況を見きわめて、できるかぎりのことをするしかないのだ。

しかし、相変わらず難問の答えは出ていない。医者も患者も過ちを犯すことがあるとすれば、だれが決定を下すべきなのか? 決まりがあればと思う。とりあえず現在は、最終的な審判を下すのは患者だということになっている。だが、この厳重な規則は、現状に適していないと思う。というのは、医者は患者の世話をする人間であり、医療の現場では多くのことを即決しなければならないからだ。たとえば、陣痛に苦しむ妊婦がいるとする。医者は子宮の収縮を強めるホルモンを投与すべきか? 羊膜を破るべきか? 無痛分娩のために硬膜外麻酔をかけるべきか? そうするのなら、分娩のどの時点でそれをおこなうか? 抗生物質を投与すべきか? 妊婦の血圧は何分おきに計るべきか? 鉗子分娩をおこなうべきか? 会陰切開は必要か? 分娩に時間がかかりすぎた場合、帝王切開をすべきか? 医者はこうしたことのすべてを決めるべきではないし、もちろん患者がすべて決めるべきでもない。これは医者と患者の間で解決すべき問題であり、それぞれの場面でのみ通用する規則が要る。

多くの倫理学者が、患者の意思決定を尊重することは医療における価値の一つではなく、最高で最大の価値であるかのように言っている。それは誤っていると言わざるをえない。患者が医者に望むことは、自主性の尊重ではなく、医者としての能力と思いやりだ、とシュナイダーは言っている。現在、命に関わる治療法について決定権を持っているのは患者とされているため、患者の意思を尊重することを「思いやり」と解釈しがちである。しかし、医者というのは、患者が自分で決めたくないときに代わって厄介や決断を引き受け、患者が自分で決めるときには正しい判断ができるように患者を導いていかなければならない。それも思いやりなのだ。たとえ患者が自分で決めたいと主張しても、断固たる態度を示して、患者が気の進まない手術や治療を受けるように説得したり、一か八かの方法を選択しないよう助言したりすることも必要なのである。倫理学者の多くは、このような論法を不穏当だと感じているし、医学界は今後も意思決定に関する問題で悩み続けるだろう。だが、医学が今よりさらに複雑になり、技術が進歩していったとき、本当に大切なことはパターナリズムをなくすことではなく、思いやりを持ち続けることである。

やはりインターンのときに、こんなことがあった。三十代後半のがっちりした禿頭《とくとう》の男性で、極端に小さな声でぼそぼそ話す患者（ここではハウ氏と呼ぶ）がいた。ハウ氏が話すときには、音量のつまみを最大にしたい気持ちになった。きっと会計士とかコンピュータのプログラマーで、自宅にいて一人で仕事をしている人なのだろう。彼は胆嚢感染のために手術を受け入院していた。診察を受けるときには、いつも居心地悪そうな顔つきをし、質問することもなかった。退院する日が待ちきれない様子だった。

ところが、手術から三日ほど過ぎた土曜の夕方、ハウ氏の担当看護師からベルで呼ばれた。患者が高熱を出し、呼吸困難に陥っているという。かなり具合が悪そうです、と看護師は言った。

病室に行くと、患者は顔を真っ赤にして汗をだらだら流し、目を見開いていた。前にかがみ込むようにして座り、太い腕で身体を支えながら喘いでいる。酸素マスクをつけ、最大の酸素を送り込んだが、酸素濃度計に示された血中濃度値は低いままだ。脈拍は一分間に百回を超しており、血圧が正常値より大幅に低い。

つやのない黒髪を伸ばした小柄な妻が、青い顔で患者の横に立ち、自分を抱きしめるように腕を組んで体を揺らしていた。私は、自信満々な態度を装ってハウ氏を診察し、検査と培養のために血液を採り、看護師に点滴の指示を与えた。それから、廊下に出て主任研修医のKにポケベルで助けを求めた。

Kが折り返し電話をくれたので、患者の状態を説明した。敗血症ではないかと思います、と私は言った。血液に細菌が入ると、身体全体に影響を及ぼす反応が起きることがある。高熱と末梢血管の拡張のせいで皮膚は赤らみ、血圧は下がり、心拍が速くなる。腹部の手術後に、こういった症状が起きる原因としてまっ先に考えられるのが手術創の感染だ。ところが、傷口は赤くなっていないし、熱もなく、圧痛もない。腹部の痛みはない、と患者は言っている。しかし、聴診器を胸に当てると、肺が洗濯機のような音をたてている。肺炎がこの悲惨な状態を引き起こしたのかもしれない。

Kはすぐに病室に来てくれた。三十を過ぎたばかりのKは、ショートブロンドの髪に百八十センチ近くある身長と引き締まった体を持ち、圧倒されるほどエネルギッシュで熱意のある女性である。Kはハウ氏を一目見ると、「挿管キットを用意しておいてちょうだい」と看護師にささやいた。先ほど投与した抗生物質と点滴で、多少血圧は上昇していたが、引き続き最大限の酸素を吹き込み、呼吸を維持している状態だった。Kは患者に近づき、肩に手を置くと「おかげんはいかがですか?」と尋ねた。ハウ氏がなんとか声を出せるようになるまでにしばらく時間がかかった。「元気です」と彼は言った。ばかげた質問だし、変な答えではあるが、会話を始めるきっかけにはなった。Kは、「おそらく肺炎が原因の敗血症で、回復する前に状態が悪化するおそれがあります」と現状を説明した。「抗生物質で良くなると思われますが、効果が表れるまでに時間がかかり、その間にもどんどん体力が落ちるでしょう」と付け加えた。これを防ぐためには、麻酔をかけ、挿管し、人工呼吸器を使用しなければなりません。

ハウ氏は「いやです」と喘ぎながら言い、身体を起こした。「絶対に……機械には……つながないでください」

そんなに長い期間ではありませんよ、とKは言った。二日程度のことです。その間も鎮静剤を投与しますので、苦痛はほとんどありません。そして、はっきり患者に事態を理解してもらうために、Kはこう付け加えた。「それに、人工呼吸器を使わなければ死んでしまいますよ」

それでも患者は首を振った。「機械は……いやです！」

恐怖心から、あるいは誤った知識のせいで、彼は間違った決断をしていると私たちは思った。抗生物質と最新技術の助けをかりれば完全に回復できる。ハウ氏には、生き甲斐があった。まだ若く、基本的には健康で、妻子がいる。本人も今の幸せを大切だと思えばこそ、最初の手術を受けたはずだ。一時的な恐怖心がなければ、ハウ氏は治療を了解しただろう。私たちが百パーセント正しいという確信はあるか？　と聞かれれば、答えは「ノー」だが、私たちの判断が正しかった場合のことを考えれば、みすみす患者を死なせることなどできない。

Kは不安で動転している妻の方を見た。夫に口添えしてくれればと「ご主人はどうされるべきでしょうね？」と尋ねた。妻は泣き出し、「わかりません。私にはわかりません」と叫び、「先生は、主人を助けてくれないのですか？」と言った。そして、それ以上耐えられなくなり、病室を出てしまった。それから数分、Kはなんとかハウ氏を説得しようとした。どうにもならないとわかると、Kは病室を出て常勤外科医の自宅に電話をかけ、それからまた患者のところに戻ってきた。まもなくハウ氏の容態が悪化した。彼は真っ青な顔でベッドの上で上体を後ろにそらしていた。汗で束になった髪が頭にはりつき、モニターに表示される酸素レベルは下がり続けている。患者は目を閉じ、やがて意識を失った。

Kが行動を起こしたのはそのときだった。斜めになっていたベッドを下げ、患者の身体がまっすぐになるようにした。看護師から精神安定剤を受け取ると、点滴にそれを入れた。バッグマスクを患者の顔に押しつけ、バッグを絞って肺まで入るように酸素を吹き入れた。そして、私が挿管用の器具を手渡すと、Kは長い透明のビニール管を一発で患者の気管に差し入れた。私たちはハウ氏をベッドごとエレベーターに乗せ、階下にある集中治療室へ運んだ。

その後、患者の妻を見つけたので、ご主人は今ＩＣＵにいて人工呼吸器につながれています、と説明した。妻は何も言わず、夫の様子を見に行った。

それから二十四時間で、ハウ氏の肺は著しい回復をみせた。私たちは、鎮静剤の投与を減らし、人工呼吸器を外して自己呼吸に戻すことにした。患者が意識を取り戻し目を開けると、気管チューブが口から出ているのに気づいたが、もがいたりすることはなかった。

「これから管を口から抜きますが、よろしいですか？」と私は言った。患者はうなずいた。私は結び目を切り、管を固定するバルーン・カフの空気を抜いた。そして、気管チューブを口から引き抜くと、患者は何度か激しく咳をした。「肺炎を起こしていましたが、今はすっかり良くなっていますよ」と話した。

しばらくの間、ハウ氏がなんと言うか不安な気持ちで待っていた。彼はつばを飲み込み、のどの痛みに顔をゆがめた。それから私の方を見て、しゃがれてはいるがしっかりした声で言った。「ありがとうございました」

赤い足の症例

ある日の午後、外科の先輩医師と彼の診療所で患者の診察をしていた。そのとき、その常勤医が患者の質問に、たびたび「わかりません」と答えていることに私は唖然とした。医者というのはこの短い六文字の言葉を使うことを極端に嫌う。患者は、医者は何でも知っているものだと思っているし、医者の方も何でも知っておきたいと思っている。ところが、その日常勤医は、すべての患者にこの六文字の言葉を使った。

腹部ヘルニア修復手術を受けて二週間後に診察に来た患者が尋ねた。「傷のそばに痛みがあるのですが、これはどうしてでしょう?」

胃のバイパス手術後一カ月の患者が聞いた。「どうしていっこうに体重が減らないんですか?」

大きな膵臓癌のある患者が質問した。「手術で癌が切れますか?」

そして、その常勤医はそうした質問に「わかりません」と答えた。

ただし、医者として今後の見通しを語らなければならない。そこで彼は、ヘルニアの患者には「一週間後にまた診察に来てください。それまで様子をみましょう」と言い、胃のバイパス手術を受けた患者には「問題ないはずですよ。一カ月後に来てください」と言った。そして、癌の患者には「切ることはできるでしょう」と話した。別の外科医は、この判断に眉をひそめた（スキャン画像に映った腫瘍の様子からみて、手術をしても無駄だし危険だ、とその同僚は思った）。しかも、常勤医本人も成功する見込みはほんのわずかしかないと思っていた。にもかかわらず、まだ四十代で家には小さな子どもたちがいる患者は、手術に踏み切ることを決めた。

患者に苦しみを与え、医者に難問を課し、上がるばかりの医療費を支払う社会を常に悩ましている医療の根本的な弱点は、「不確かさ」にある。現在では、人と病気に関する知識に加え、さまざまな診断法と治療法があるために、不確かさが入り込む余地などないように見えるし、それがどれほど根の深いものか想像だにできないだろう。しかし、実際に治療する医者にとって、知っていることについてではなく、知らないことについて判断を迫られる場面の方が圧倒的に多くなった。医学の根本には、常に不確実な要素がある。だから、患者と医者が賢明な選択をできるかどうかは、その不確実な要素をどう扱うかで決まる。

これは、不確かな中で下された一つの決断の物語である。

六月の火曜日午後二時のことだ。私は救急外来で外科の上級研修医として七週間の勤務についていた。胆囊感染の患者の入院手続きを済ませ、ちょっと抜け出して何か食べてこようかと思っていた矢先に、救急外来の内科医に呼び止められた。ちょっと診てほしい患者がいると言う（以下に登場する患者や同僚の名前は仮名である）。患者の二十三歳のエレノア・ブラットンは、足が赤く腫れている。「単純な皮膚感染だと思う。でも、かなりひどいんだ」と内科医は言った。すでに患者に抗生物質の点滴静注を始め、業務課で入院手続きをしたが、腫瘍だとか排膿といった「外科」がらみの問題がないかどうか私に確認してほしいという。

「ちょっと診てもらっていいかな？」内心「やれやれ」と思いながらも、「もちろんいいとも」と快諾した。

患者は、救急外来の中でも静かで独立した棟にある観察室にいて、腕に抗生物質の点滴を受けながら上階のベッドが空くのを待っているところだった。観察室にある九つのベッドは半円状に配置され、それぞれ薄いブルーのカーテンで仕切られている。私は第一ベッドにいるエレノアを見つけた。健康的でがっちりした体つきをしている。爪に金色のマニキュアを塗り、金髪をきつく縛ってポニーテールにした姿は、ティーンエイジャーのようだ。彼女はテレビを見ていた。深刻な病気にかかっている雰囲気はまったくない。ゆったりと横になり、シーツを腰まで引き上げている。ベッドの頭部は持ち上げてあった。私は患者のカルテをざっと見て、バイタルサインが正常で熱もなく、過去に健康上の問題がなかったことを確かめた。そして、患者のところへ行き自己紹介した。「こんにちは。ドクター・ガワンデです。私はこの病院の外科上級研修医です。おかげんはいかがですか？」

「外科の先生ですって？」と患者は言った。とまどいと警戒が入り混じった表情だ。私は彼女を安心させようと、こう説明した。「救急外来の内科医は、慎重を期したいだけです。だから念のため、外科医である私が診察して、蜂巣炎《ほうそうえん》にすぎないことを確認したいのです。いくつか質問させていただき、足の様子を見せてもらうだけですから」。そして、患者に、病院に来るまでの経緯を尋ねた。エレノアはしばらく黙り込んで、この状況をどうとらえるべきか考えているようだった。やがて、ため息をつくと話し始めた。

エレノアはイサカ大学を卒業後、何人かの友人とともにボストンに移って一年になる。ダウンタウンの法律事務所で会議の企画をする仕事に就いているが、この週末は、結婚式に出席するため、コネチカット州ハートフォードにある両親の家に行った。結婚式は大いに盛り上がり、エレノアは裸足になり夜を徹して踊った。ところが、翌朝目を覚ますと左足がヒリヒリと痛む。一週間ほど前、安物のサンダルを履いて足の甲に水ぶくれができたのだが、その周りが赤く膨れている。そのときは別に何とも思わなかった。父親に足を見せると、蜂に刺されたか、前の晩踊っているときにだれかに踏まれた跡みたいに見えるね、と言われた。だが、その日の夕方恋人とボストンに戻る車の中で「足がズキズキ痛みだした」。赤みが広がり、夜になると寒気がして汗が出てきた。熱が三十九度四分になった。数時間おきに抗炎症薬を飲んだので熱は引いたが、痛みはひどくなる一方だ。朝には赤みがふくらはぎの中ほどまで達し、足が腫れ上がってスニーカーを履くのもやっとだった。

その日の午後、エレノアはルームメイトの肩をかり、痛む足をひきずってかかりつけの内科医のところに行った。診断は蜂巣炎だった。蜂巣炎はありふれた皮膚の感染症で、どこにでもある平凡な細菌が切り傷、刺し傷、水疱などから皮膚の壁を越えて体内に入り、そこで増殖した結果起こるものである。皮膚は赤く熱を帯び、腫れ上がって痛む。熱が出ることも多いので、体調が悪化する。まさにエレノアの症状のように、感染が皮膚に沿ってどんどん広がることもある。内科医は、骨に感染が及んでいないことを確認するためにX線写真を撮った。骨に問題はなかったので、診療所でエレノアに抗生物質を点滴し、破傷風の注射を打ち、一週間分の抗生物質を処方した。通常蜂巣炎の治療はこれで十分ですが、良くならないこともあります、と内科医は言った。そして、消えにくい黒のマジックで、エレノアのふくらはぎの赤い部分を縁取りした。「赤みがこの線を越えたら、電話してください。いずれにしても、明日もう一度診察に来るように」と言った。

次の朝、つまり今日の朝エレノアが起きると、皮疹はマジックの黒い線を越え太ももにまで達していた。内科医に電話をかけると、救急外来に行くように言われ、点滴静注を受けるために入院しなければならないだろうと説明された。

ここで私はエレノアに尋ねた。「足から膿のようなものは出ていますか？」いいえ。「圧痛があり、皮膚が破れていませんか？」いいえ。「腐敗臭がしたり、色が黒ずんでいたりしませんか？」いいえ。「その後発熱は？」二日前から熱は出ていません。私は、これらの情報を検討してみた。すべてが、蜂巣炎を指し示している。しかし、何かが頭の片隅に引っかかり警報を鳴らしていた。

患部を見せてもらえますか、と私は言った。エレノアはシーツをめくった。右足は問題ない。左足は炎症を起こし、全体がむらなく牛肉のような赤色になっていた。足の前部から、くるぶし、ふくらはぎ、そして前日引かれた黒い線を越えて、膝、ついには太ももの内側まで赤く染まっていた。赤い部分とそうでない部分の境界はくっきりしている。皮膚は熱をもち、触ると痛みを訴えた。足の甲の水疱は小さく、周りの皮膚がわずかにあざのようになっていた。つま先に赤みがなく、エレノアは動かしてみせてくれた。だが、足首から下は全体がむくんでパンパンになっているため、思うように動かせない。つま先から太ももまでの感覚と脈拍は正常だ。圧痛もないし、膿も出ていない。

客観的に見て、この発疹は蜂巣炎そのものの症状であり、抗生物質で治るはずである。しかし、別の可能性が私の頭にちらついて離れなかった。それはとんでもなく恐ろしい病気だ。とはいえ、私の疑いに論理的な根拠はない。そして、そのことを私自身はっきり認識していた。

医学的な判断は、具体的な観察と確かなエビデンスに基づくものだと考えられている。だが私は、数週間前、決して忘れられそうにない患者に出会っていた。患者は五十八歳の健康な男性で、転んだときに擦りむいた左の脇の下の傷が三、四日前から痛み出し、日増しにひどくなっていた（プライバシーの保護のため、細かい点を多少変えてある）。この患者は近所の病院に行き診察を受けた。胸にごくふつうの小さな発疹が認められたため、医者は蜂巣炎の抗生物質を処方して彼を帰した。その晩、発疹は二十センチ広がった。翌朝、三十八度九分の熱が出た。同じ病院の救急外来に運び込まれるまでに、患部は感覚を失い、広い部分が水ぶくれになっていた。まもなく患者はショック状態に陥る。この患者は私の病院に移され、私たちは彼をすぐに手術室に運んだ。

彼は蜂巣炎ではなく、壊死性筋膜炎《えしせいきんまくえん》と呼ばれるきわめて珍しい致死性の感染症だった。タブロイド新聞では、この病気を「ヒト喰いバクテリア」と呼んでいるが、その呼び名はまったくおおげさなものではない。患者の皮膚を切開すると、外側からは想像できないほど無惨な状態になっていた。胸から背中、肩、腹部への筋肉全体が、細菌に侵食されて灰色になりくずれかけていた。ただちに切除しなければならない。最初の手術では、バードケージ開胸術と呼ばれる、肋骨の間の筋肉まで取り除く処置をおこなった。翌日の手術では、腕を切断しなければならなかった。しばらくの間、これで患者は助かった、と私たちは思っていた。熱は引き、形成外科医が筋肉と人工繊維の薄片を移植して胸と腹壁を再建した。ところが、腎臓、肺、肝臓、そして心臓が次々に機能しなくなり、ついに患者は死亡した。これは、私が関わったなかで最もむごたらしい症例だった。

壊死性筋膜炎についてこれまでわかっていることは、以下のとおり。[1] 非常に攻撃的で感染速度がきわめて速い。感染者の七十パーセントが死亡する。感染を防ぐ抗生物質は見つかっていない。原因菌として最も多いのはA群連鎖球菌である（患者の最後の培養組織はまさにこの菌を発芽していた）。A群連鎖球菌は、ふつうは咽頭炎を起こすのがせいぜいの有機物なのだが、特定の菌株でははるかに悪質な病気を誘発する。この菌株がどこから発生するのかはわかっていない。蜂巣炎と同じく、この菌も皮膚の裂け目から入ると考えられている。手術の跡のような大きいものから、擦り傷程度の小さなものまでのどんな傷からでも入る（電気毛布のやけど、虫さされ、ふざけて腕をたたいた跡、紙で切った傷、採血の注射跡、つまようじでつけた傷、水疱瘡の跡などから感染しているという記録がある。ただし、大半はどこから菌が入ったのかまったくわかっていない)。蜂巣炎とは異なり、細菌は皮膚だけでなく、深部まで侵食し、筋肉の外側の膜(筋外膜)に沿って急速に進行し、脂肪、筋肉、神経、結合組織などの軟らかな組織を手当たりしだい食い尽くす。早期に壊死組織を除去する手術をした場合のみ生存の可能性があり、手足の切断をしなければならないことも多い。生存のためには、早急に手術をおこなわなければならない。細菌が深く侵食していることがわかったとき、つまりショック症状が出て、皮膚の感覚が失われ、水疱が全体に広がってからでは、患者が生き残る可能性はほとんどない。

エレノアのベッドの横からかがみこんで彼女の足を診察していると、その病気のことを考えたことが少しばかばかしいような気持ちになってきた。まるで、エボラウイルスが救急外来にやってきた、と思うようなものじゃないか。事実、壊死性筋膜炎の初期症状は蜂巣炎とそっくりで、同じ皮膚の赤み、腫れ、熱、高い白血球値を示す。しかし、医学校で教わる古いことわざがある。それは、「テキサスでひづめの音を聞いたら、シマウマではなく馬だと思え」というものだ。壊死性筋膜炎は、米国全体で年間およそ千件しか発症していないし、感染者の多くは老人か基礎疾患を有する人である。これに対し蜂巣炎の発症数は、三百万件を軽く超えている。そればかりか、エレノアの熱はすでに下がっていて、特に病気のようにも見えない。私は少し前に見た忘れられない症例に惑わされているに決まっている。この二つの病気を見分ける簡単なテストがあれば、それをすることもできるだろう。だが、そんなものはない。感染の有無を確認するには、手術室に行き、皮膚を切開して中を見る以外の方法はなく、これは気軽に提案できるようなことではない。

それでも私はここにいる。そして、あの恐ろしい病気のことが頭から離れないのだ。

私はシーツをエレノアの足にかけた。そして「すぐ、戻りますから」と断って、患者からは絶対聞こえない場所にある電話を使い、当直の一般外科医サディアス・スタッダートのポケベルを鳴らした。手術室から折り返し電話をくれたスタッダートに、エレノアの症状について要点を話した。発疹はおそらくただの蜂巣炎だと思う、と私は言った。でも、どうしてももう一つの可能性を頭から振り払えないんだ、と付け加えた。それは、壊死性筋膜炎だ、と。

電話の向こう側が一瞬静かになった。

「本気で言っているのか?」と彼。

「そうだ」と、断固とした声に聞こえるように言った。スタッダートが、ちくしょう、とつぶやくのが聞こえた。それから彼は「すぐにそっちへ行く」と言った。

電話を切ったとき、五十代で茶色のごま塩頭をしたエレノアの父親が、娘のためのサンドイッチと飲み物を持って現れた。父親は、ハートフォードから車で来て、ずっと娘に付き添っていたのだった。私が診察に来たときは、たまたま昼食を買うために席を外していたそうだ。サンドイッチを見た私はあわてて、今は食べ物と飲み物はあげないでください、と言ってしまった。すーっと不穏な空気が流れた。初対面のあいさつとしては、まずい滑り出しだ。空腹でなければならないのは、外科手術を受ける患者だ、ということに思い至って、父親の顔色が変わった。私は、食事を控えていただくのは、診断が済むまでの慣例的な規則です、と説明して、その場をおさめようとした。だが、スタッダートが手術着と手術キャップの姿で病室に来ると、エレノアと父親はますます恐怖におののいた。

スタッダートは、改めてエレノアにこれまでの経緯を話させ、シーツをめくって足を診察した。特に気になることもなさそうだ。二人きりになったとき、彼はエレノアの発疹は「たちの悪い蜂巣炎」にしか見えないと言った。だが、壊死性筋膜炎ではないと断言できるかと聞くと、断言はできないと言う。何かを「しない」（たとえば検査をしない、抗生物質を与えない、患者を手術しない）という選択は、それをするよりもずっとむずかしいのが、医療の現場の現実である。心に可能性が芽生えたら、ましてやそれが壊死性筋膜炎のように危険な病気であれば、それをやすやすと見過ごすことなどできない。

スタッダートは、患者のベッドの端に腰掛けた。彼はエレノアと父親に、うかがった話も、症状と検査結果も、すべて蜂巣炎の症状に一致しており、ほぼ間違いなく蜂巣炎だと思います、と言った。しかし、ほとんどあり得ないことですが、別の感染症の可能性もあります、と言ってから、物静かな優しい口調で、穏やかならざる壊死性筋膜炎について説明した。彼は、「ヒト喰いバクテリア」はきわめて死亡率が高く、抗生物質だけでは治療できないと言った。「この病気に感染しているとは考えにくく、あえて可能性を言えば、五パーセントよりずっと低いでしょう」と、その場で考えた数字を口にした。しかし、と彼は続ける。「生体組織検査をしないかぎり、その可能性を排除することはできないのです」ここで言葉を切って、ここまでの話を父親が理解するまで待った。それから、具体的な検査方法について説明を始めた。まず、エレノアの足の甲から二センチ五ミリほどの皮膚片と深部の組織を採取し、場合によっては足のもっと上の部位からも組織を採り、採取したサンプルを病理医に渡して即座に顕微鏡で検査してもらう。

エレノアの表情がこわばった。「信じられない」と彼女は言った。「こんなのおかしいわ」。エレノアは、溺れかけている人のようにひどく取り乱していた。「しばらく待って、抗生物質が効くかどうか見てみればいいじゃないですか」と言う。スタッダートは、この病気は静観していられるようなものではない、と説明した。「早期に発見しなければ、治療のチャンスがなくなってしまうのです」。エレノアは、黙って頭を振り、うつむいてしまった。

スタッダートと私は父親の方に視線を移し、彼の言葉を待った。娘の横に立ち手を後ろに組んで眉をひそめていた父親は、揺れるボートの上でまっすぐに立とうとする男のように全身を緊張させ、これまで一言も発言していなかった。彼は、細かい点について質問を始めた。生体組織検査にはどれくらい時間がかかるのか（十五分）、どんなリスクがあるのか（皮肉なことに、深い切り傷の感染が最大のリスクだ）、傷は消えるのか（消えない）、検査をする場合いつ始めるのか（一時間以内）。そして、さらに慎重な口調で、万が一検査で悪い方の病気だとわかったときにはどうなるのかと尋ねた。スタッダートは、改めて可能性は五パーセント以下だと思っていることを繰り返した。「しかしそうだと判明した場合は、「感染した組織をすべて取り除く」必要があります」。それから少し言いよどんでから「場合によっては、切断もあり得ます」と付け加えた。エレノアは泣き出した。「こんなのイヤよ、お父さん」。ブラットン氏はごくりとつばを飲み込むと、私たちの頭越しにはるか遠くを見つめた。

医師が結果的に患者に間違った治療をしてしまうことはたびたびある、という残念な事実がある。その理由の一つに、正しい方法が存在するのに、医者がその知識を利用し損なうことがある。処置上の単純なミスは珍しくなく、ミスを減らす対策にとりかかるどころか、ようやくここにきて、組織的な弱点、技術上の誤り、ミスを犯す原因となる人間の不完全さについてわかってきたような状態だ。加えて、重要な知識が診療現場まで伝わっていないという事情もある。たとえば、心臓発作を起こしたことのある患者の間では、アスピリンだけで命が助かることがあり、血栓溶解薬を即座に使用すればもっと多くの命が救われることが知られるようになっている。それにもかかわらず、アスピリンを飲むべき人の四分の一がそれを飲まず、血栓溶解薬を服用すべき人の半分がそれをしていない。全体的にみて医師はさまざまなエビデンスに基づく指針に従っているが、指針を適用する度合いは、米国のある地域では患者の八十パーセント以上、別の地域では二十パーセント以下と非常にむらがある。[2] 治療の大部分には基本となる体系的方法がなく、医者はやるべきだとわかっていることを確実に実行しようとする責任感に欠ける。

とはいえ、病院の中で大半の時間を過ごしていると、決断の場で露呈される「不確かさ」こそが最大にして最悪の障害であることがわかる。治療に当たっては、あいまいな事項が山ほどあり、私たちは毎日エレノアのようなケースに直面している。最善策についての明確な科学的根拠は存在しなくとも、決断は下さなければならない。たとえば、肺炎の患者のうち、入院させなければならないのはだれで、帰宅させていいのはだれか？　腰痛の患者のうち、どの症状なら外科医が処置をし、どの症状なら昔ながらの方法で治療するのか？　発疹がある患者のうち、生体組織検査を受けさせる人と、抗生物質を与えて様子をみる人はどうやって決めるのか？　答えは明らかなことも多いが明確な答えのないことも少なくないのである。専門委員会が、過去に下した医学的判断を見直すように要請されて調査をおこなったところ、子宮摘出手術の四分の一、子どもの耳に管を入れる手術の三分の一、そしてペースメーカーの植え込み手術の三分の一で、その治療法が患者のためになったと言えるエビデンスは存在しない[3]（ここでは、任意の三例を選んだ）。

問題解決のための具体的手法も、処置が正しいかどうかの確信もないとき、医師は直観で決断する。この決断は、経験と見識が頼りだ。そして、直観に惑わされないで物事を決めることはむずかしい。

エレノアに会う二週間前、私は関節炎を患う年を取った女性を診察した（この患者はウッドロー・ウィルソンが大統領に就任した一九一三年より前に生まれている）。老女は、腹部に焼けるような痛みがあり、それが背中の方まで広がってきたと訴えた。最近腹部に大動脈瘤が見つかったという話を聞いて、ただちに頭の中の警報ベルが鳴り出した。慎重に患者の腹部を触診すると動脈瘤が確認できた。ドクドクと脈打つ軟らかい塊が、腹筋のところまで達している。状態は安定していたが、動脈瘤は破裂寸前だ、と私は確信した。私が呼んだ血管外科医も私の診断に同意した。そこで、患者に、「助かるためには、今すぐ手術をするしかありません」と言った。そして、これは大手術であること、集中治療室に長期入院して回復を待ち、おそらくその後は養護施設に入らなければならないこと（患者は一人暮らしをしていた）、腎臓が機能しなくなる危険が高いこと、最低十から二十パーセントの死亡率があることを説明した。患者は、即断できなかった。私たちは、話し合いができるように彼女と家族を残し病室を出た。十五分後病室に戻ると、患者は、手術はしませんと言い、家に帰りたがった。もう遺言状は書いたし、余命もコーヒースプーンで計れるほどしか残っていないという。家族は呆然としていたが、老女はしっかりした声で話し、いささかの迷いも見せなかった。私は鎮痛剤を処方して患者の息子に渡し、三十分後、自分がまもなく死ぬことがわかっていながら家に帰る老女を見送った。それから数週間がたった。老女の息子の電話番号を控えていた私は、母親が亡くなった後、彼がどう過ごしているか様子を聞こうと、息子の家に電話をかけた。ところが、電話に答えたのは彼の母親その人だった。私はどぎまぎしながらあいさつをして、おかげんはいかがですかと尋ねた。おかげさまで元気です、と老女は答えた。後で知ったことだが、それから一年後も彼女はまだ生きていたし、一人暮らしをしていた。

三十年にわたる神経心理学の研究から、記憶や伝聞と同じように、人が判断する際にミスを犯す原因がわかってきた。人の心は、新たな危険に対して過大な評価をし、決まりきった思考をくり返し、大量な情報を処理することができない。欲求や感情、あるいは時間帯というようなものにさえ大きく左右される。情報を入手した順番や問題が提示される方法にも影響を受ける。そして、自分たちは訓練と経験を積んでいるのでそんな間違いを犯すことはないと医者が信じていたとしても、研究者がつぶさに観察すれば、そんな考えは簡単に打ち砕かれてしまう。

さまざまな研究によって、医師の判断にも同じようなゆがみがあることが明らかになった。たとえば、ヴァージニア医科大学の研究で、高熱の患者の血液培養を指示する医者は、感染の可能性を四倍から六倍も過大評価していることがわかった。[4] 過大評価が最も甚だしいのは、最近、血液感染した「ほかの」患者を診た医師だという。ウィスコンシン大学がおこなった別の調査では、レイク・ウォービゴン効果（「レイク・ウォービゴンでは、女性は強く、男性はハンサムで、子どもたちはみな平均以上である」と考える自己過大評価現象）のエビデンスが見つかった。[5] すなわち、圧倒的多数の外科医が、自分の患者の死亡率は平均より低いと信じていたのだ。オハイオ大学とケースウエスタンリザーブ大学医学部は、医師の診断の的確さだけでなく、医師の自信のほどを調査したが、これらには何の関連も認められなかった。[6] 判断に自信満々の医師とあまり自信がない医師とを比較したところ、診断の的確さの点で差がなかったのだ。

内科医で臨床上の意思決定についての専門家でもあるデイヴィッド・エディは、医師の判断に関する研究結果を再調査し、十年以上前に『米国医師会ジャーナル』に発表した。[7] この一連の論文の中で、エディは忌憚のない意見を述べ、医者を断罪する結論を出している。「医師が下す多くの判断が、明確なエビデンスのない無定見で恣意的なものであることは明白な事実だ。特に懸念すべきは、気まぐれな判断が、少なくとも一部の患者にとっては、最善でない、もしくは有害な治療につながるということである」

とはいえ、不確かさと向かい合ったとき、何らかの判断を下すこと以外、医者として、さらに言うなら患者として、できることは何もない。春の日の午後エレノアを診察してから数カ月後、私は彼女の父親とあのときの出来事について話した。

「娘の足が腫れたと思ったら、その五分後には、娘が死ぬかもしれない、と聞かされたような感じでした」とブラットン氏は言う。

自営の食堂で十七年間料理長を務め、今はハートフォードの料理学校で教えているブラットン氏は、ボストンに一人も知り合いがいなかった。彼は私たちの病院がハーバード大学の付属機関であることは知っていたが、だからといって私たちが特別優秀だとは限らないことも承知していた。私はその日の当直研修医にすぎなかったし、スタッダートも単なる当番外科医だ。エレノアからこの件の判断を任されていたので、父親はできるかぎりの情報を集めて検討する心づもりだった。いくつかの好材料はあった。ちょうど別の手術をしていたために手術用の装いで現れたスタッダートは、経験があり実際的知識を持っているように見えた。事実、彼は以前にも壊死性筋膜炎の患者を何人か診ていた。加えて、スタッダートは自信に満ちており、かといって偉そうなところもない。今回も十分な時間をかけ、ていねいに説明してくれた。それでも、父親は医者がまだ若いことにこだわっていた（実際、スタッダートは当時まだ三十五歳だった）。

「ここで話し合っているのは、ほかならぬ私の娘のことだ」とブラットン氏はあのとき思ったという。「もっといい医者はいないのか？」と。そして、いい考えを思いついた。彼はスタッダートと私の方を向いて、穏やかな口調で切り出した。

「ほかの先生の意見をうかがいたいのですが」

私たちは気を悪くすることもなく、その申し出に同意した。私たちとて、この件の厄介な側面を忘れたわけではなかった。エレノアの熱はすでに下がっており、具合が悪そうにも見えない。そして、私がヒト喰いバクテリアのことを考えた最大の理由は、おそらく私が数週間前に経験した恐ろしい症例のせいだった。スタッダートはこの病気の可能性を数字で示した（「五パーセントよりずっと低い」）が、私たちは二人ともこれが当てずっぽうで（見込みと経験値から見当をつけたわけだが、どの程度信憑性があるのかは疑問だ）、おまけにあいまいである（五パーセントよりも正確には何パーセント低いのか？）ことを知っていた。ほかの医師の意見を聞くのは筋が通っていた。

だが、ブラットン親子にとって、ほかの医師の意見は本当に役に立つのだろうか。その医師が私たちと違う意見だったらどうするつもりだろう。同じ意見だったとしても、やはり判断が誤っている可能性はあるし、疑問はそのまま残る。そのうえ、ブラットン親子は意見を求めるべき相手を知らなかったので、この私たちに、心当たりを聞くしかなかった。

スタッダートと私は、この病院の形成外科医であるデイヴィッド・シーガルを推薦した。シーガルは、スタッダートと同じく壊死性筋膜炎の症例を扱ったことがある。エレノアと父親が同意したので、シーガルに電話して経緯を伝えた。数分もしないうちに、シーガルが現れた。結局、シーガルがエレノアと父親に与えた最大のものは、前へ進むための勇気だったのではないかと私は思う。

くしゃくしゃの髪のシーガルは、大きすぎる眼鏡をかけ、インクの染みこんだ白衣を着ている。ＭＩＴで博士号を取ったのかと思わせるような型破りな形成外科医だ（たまたま彼はＭＩＴで博士号を取ってもいる）。しかし、後でブラットン氏も言ったように、彼は「若過ぎる」ようには見えなかった。そして、シーガルは、スタッダートの言葉に異議を唱えなかった。エレノアの話に耳を傾け、入念に足を診察してから、こう言った。「もしヒト喰いバクテリアに感染しているとわかったら、私だって驚きますよ」。しかし、感染していないと断言することもできないと彼は認めた。それならば、生体組織検査をする以外の選択肢はない。

エレノアと父親は検査に同意した。「さっさと済ませてしまいましょう」とエレノアは言った。私は彼女に手術の同意書を渡し、サインを求めた。その書類に私は、処置内容として「左下肢の生体組織検査」だけでなく「切断の可能性」を含む危険項目を書き出していた。エレノアはこの部分を見て泣き出した。落ち着くまでの数分、彼女を父親と二人きりにした。そして、サインをもらうと、私たちはすぐに手術室に向かった。看護師が父親を家族用の待合室に案内した。彼は携帯電話で妻の居場所を突き止めた。それから、腰を下ろすと頭を下げて娘のために祈り始めた。

実は、熱意ある医師の小グループが支持している別の意思決定方法がある。これはかなり以前から軍隊や実業界で使われている「意思決定分析」と呼ばれる方法で、その原理はまことに単純明快である。紙またはコンピュータに、選択肢をすべて書き出し、それぞれの選択肢から導かれ得る全結果を書き出し、決定ツリー（家系図のような構造の図）を作成する。結果として挙げた各項目には、見込みの高さを推測し数値で表現する。このとき信頼できる具体的なデータがあればそれを使用し、なければ大まかな予想値を書き入れる。患者にとっての相対的な有用性に従って、それぞれの結果を評価する。そして、各選択肢の数値を掛け合わせ、最も高い「期待効用」を持つ選択肢を選ぶのである。単なる直観ではなく、明確で、論理的で、統計的な根拠によって判断することを目指している。五十歳以上の全女性にマンモグラフィ検査を推奨するとか、メキシコの経済が破綻したときに米国が救済するという決定も、こうした評価を経て下された。この方法を支持する小グループは、一人一人の患者にこの意思決定方法を用いない手はないと主張している。

後日、私はこの決定ツリーを使ってエレノアが直面した問題の答えを出そうとした。選択肢は、生体組織検査をするか生体組織検査をしないかのたった二つだ。だが、結果となるとかなり事情は込み入ってくる。「検査をしないで元気になる」「検査をしないで、後で壊死性筋膜炎と診断され、手術を受け、結局命が助かる」「検査をしないで死ぬ」「検査をして傷だけが残る」「検査をして傷がつき、しかもそこから出血する」

「検査をして壊死性筋膜炎とわかり、足を切断するが、結局死ぬ」などなど。すべての可能性と結果を書き出すと、私の決定ツリーは、木と言うよりも森のようになった。思いつくすべての可能性に一つずつ見込み値をつける作業では、基準があやふやなので適当な値にした。医学文献からある程度のデータは手に入れたが、既存の資料に基づいて推測するしかないものもかなりあった。そして、エレノアから感想を聞いた後でさえ、結果の相対的有用性を決めることは不可能に思えた。死ぬことは、元気になることに比べて百倍悪いのか、あるいは千倍なのか、百万倍なのか？　傷ができて出血する場合は、どの程度の値だと見積もればいいのだろう。こんな状況にもかかわらず、意思決定の専門家は、これらを考慮することは非常に重要であり、医者が直観的に判断を下すのは、この現実をあいまいに取り繕っているのと同じことだと主張する。

しかし、現場では、形式にかなった分析の結果が出るまで待っているわけにはいかない。あのときは数分の猶予しかなかったのに、エレノアの事例を数値的に分析するのに二日かかり、しかも、日常的に意思決定をしている二人の医師が何度も話し合わなければならなかった。それでも、ともかく分析の結果が出た。最終的な決定ツリーによると、私たちは生体組織検査を「すべきではない」そうだ。私の直観が正しいという見込みはあまりに低く、早期に病気を見つけても、事態に変わりがない見込みがきわめて高い。よって、生体組織検査は正当と認められない、というわけだ。

あのときこの情報があったら、どう判断していたかはわからない。あの場に決定ツリーはなかったのだ。そして、私たちは手術室に向かった。

麻酔医がエレノアを眠らせた。次に看護師が足のつま先から腰まで消毒薬を塗った。スタッダートは小さなメスを使って、足の甲の水疱がある部分から腱にかけて、皮膚と組織を楕円形に二センチ半ほど切りとった。標本は滅菌生理食塩水が入った瓶に保存され、ただちに病理医のもとへ届けられた。私たちは二つ目の標本を取る作業に移った。赤くなったふくらはぎの中央付近に先ほどよりも深くメスを入れて今度は筋肉組織も取った。この標本もすぐに病理医に送られた。

最初に皮膚の下を見たときには、特に不審な点はなかった。脂肪の層は黄色くて正常だし、筋肉も健康的で赤く艶があり、ふつうに血が流れている。だが、ふくらはぎの皮下組織を調べていると、鉗子の先が筋肉にするっと滑りこんだ。まるで細菌がそこをあらかじめ耕したような感じだ。これは決定的な証拠とは言えないが、スタッダートは思わず「なんてこった」とつぶやいていた。彼は手袋と手術着を脱いで、病理医の検査結果を聞きに行った。別の研修医と麻酔医に眠っているエレノアを見てくれるよう頼んで、私もすぐ後を追いかけた。

緊急の病理検査は凍結切片と呼ばれる。廊下を出てドアをいくつか越えると凍結切片室がある。台所ほどの狭い場所だ。中央には腰の高さほどあるスレート張りの検査台があり、液体窒素の容器が乗っている。病理医はこの中で組織標本を急速冷凍する。壁のところにはミクロトームが置いてある。これは、顕微鏡標本を作るために組織を薄く切る装置だ。私たちが部屋に入ると、ちょうど顕微鏡標本ができたところだった。病理医は標本を顕微鏡にセットすると、最初は低い倍率、次に高い倍率という順で、一枚ずつきちょうめんに調べ始めた。私たちは診断が待ちきれない思いで、迷惑もかえりみず彼につきまとっていた。沈黙のまま何分かが過ぎた。

「わからないな」と、顕微鏡をのぞきこんだまま病理医がつぶやいた。標本に表れた特徴は壊死性筋膜炎と一致しているのだが、この診断に飛びついていいものかどうか確信がないという。「皮膚病理学医（皮膚と軟組織を診断する専門家）を呼ばなければならない」と彼は言った。その専門医が到着するのに二十分、そして診断を下すのにさらに五分が経過した。私たちはじりじりしながら待っていた。「患者は確かに感染している」ようやく専門医が断定した。彼は、深部組織の壊死が始まっているいくつかの断片を見つけたのだった。蜂巣炎では壊死は起こらない、と彼は言った。

スタッダートはエレノアの父親に会いに行った。混雑する家族用待合室に私たちが入っていくと、ブラットン氏はスタッダートの表情に気づきわめき始めた。「どうかそんなふうに私を見ないでください！」。スタッダートは彼を個室へ連れて行き、ドアを閉めた。そして、エレノアが壊死性筋膜炎にかかっていると思われることを話した。ぐずぐずしていられません、と彼は言った。患者の足を切らずに済むのか、命を救うことができるのかも確信がない。どの程度感染が広がっているかを確認し、それからの処置を判断するため、まず足を切開しなければならない。ブラットン氏は激しく動揺し、泣きながらもなんとか話をしようとしていた。スタッダートの目もうるんでいる。ブラットン氏はやっと「やらなければならないことをやってください」と言った。スタッダートはうなずき、部屋を出た。ブラットン氏は妻に電話をかけた。妻に恐ろしい知らせを伝えると、相手の反応を待った。「電話の向こう側から聞こえてきたものを、私は一生忘れないでしょう」と後日彼は語っている。「なんというか、音のようなものではあるのですが、決して表現できない何かでした」

どんなことでもそうだが、治療における決断もほかの決断へと波及していくものだ。分かれ道で一方の道に進むことにしたとたん、また別の分かれ道、さらに別の分かれ道が現れる。今決めなければならないのは、何をすべきかである。シーガルが手術室に来て、スタッダートに手を貸すことになった。二人は協力してエレノアの足を切開した。皮下組織の状態を見るために、足裏のつま先からくるぶしを通り膝の下までメスを入れる。切開部に開創器を差し込み、ぐいと引いて大きく開いた。

病変ははっきり目で確認できるようになっていた。足首から下とふくらはぎの大部分で、筋肉の外側の筋膜層が灰色に変色し壊死しており、かすかな腐敗臭を伴う茶色っぽい濁った液体がしみ出していた。後になって、組織標本と細菌培養により、患者の足を急速にむしばんでいたのは有毒なA群連鎖球菌であることが確認された。

「膝下切断を考えていたんだ」とスタッダートは言う。「場合によっては膝上切断もあると思っていた」。どちらを実行したとしても、彼を責める者はいなかったはずだ。ところが、スタッダートはためらった。「患者はまだ若い女性だ」と彼は説明する。「こんな言い方はひどいかもしれないが、もし患者が六十歳の男性だったら、私は迷わず足を切断しただろう」。たぶん、これは可憐な二十三歳の女性の足を切るのは気が進まないという純粋な気持ちだったのだと思う。トラブルを招きかねないセンチメンタリズムという言い方もできる。だが、この思いには直観的なものもあった。若く基本的に健康であるエレノアであれば、感染した大半の組織を取り除く処置と足の洗浄でなんとか切り抜けられるという直観だ。危険きわまりない細菌を患者の体内に残すという決断は、果たして賢明だったのだろうか？　その答えはだれにもわからない。しかし、彼はそれに賭けた。

はさみと電気焼灼器を使い、スタッダートとシーガルは、患者の足指の間の皮膜からふくらはぎの腱までの壊死した筋膜層を二時間がかりで切り離し、剝ぎ取った。結局、全体の四分の三の組織を取り除いた。患者の皮膚は、コートの裾がはためくようにぶらさがっていた。太ももの内側の筋膜を見ると、ピンクと白のきれいな色で、生気に満ちていた。二人の医師は、二リットルの滅菌生理食塩水を足全体に注ぎかけ、できるかぎり細菌を洗い流そうとした。

処置が終わるまで、エレノアは安定していた。血圧は正常で、体温は三十七度二分。酸素レベルにも問題はない。そして、最もひどい状態だった組織は足から取り除かれている。

だが、心拍数が一分間に百二十回と少し速い。細菌が全身反応を刺激している兆候だ。患者には大量の静脈点滴をしなければならなかった。足にはおよそ生気がない。皮膚は感染症で相変わらず燃えるように赤かった。

足を切断しないというスタッダートの決心は変わっていなかったが、落ち着かない気持ちでいることは見ればわかった。彼はシーガルと協議し、もう一つ試してみる価値がありそうな方法に思い当たった。これは、高圧酸素療法と呼ばれる実験的な治療法で、ダイバーが潜水病になったときなどに使用する高気圧室にエレノアを入れようというのだ。冗談のようだが、至極まじめな療法である。免疫細胞が効果的に細菌を殺すためには酸素が必要なのだが、通常の二倍以上ある大気圧の環境に人を一日に数時間入れると、組織内の酸素濃度を著しく上昇させられる。以前シーガルは、傷に深在性感染を起こした二人のやけど患者にこの療法を試し、めざましい効果をあげた。確かに、壊死性筋膜炎に効果があるという実績はない。だが、効くかもしれない。全員がこの療法に飛びついた。少なくとも、私たちが取りきらなかった細菌に策を講じていると感じることができる。

私たちの病院には高気圧室がなかったが、隣り町の病院にはある。スタッフの一人が電話をかけに走り、数分のうちに計画が決まった。看護師を一人付き添わせて救急車でエレノアをその病院に搬送し、二・五気圧の加圧酸素の中に二時間入れる。膿を出すために傷口は開いたままにし、組織が乾燥しないように湿ったガーゼを傷口にあて、白い包帯で足を巻いた。搬送する前に、患者を手術室から集中治療室に移して、そこで、病院の移動に耐えるほどエレノアの容態が安定しているかどうかを確認した。

夜の八時になっていた。エレノアは吐き気と痛みで目を覚ました。麻酔の影響は残っていたが、大勢の看護師や医師が周りに集まっている光景を見て、悪いことが起こったのだとすぐに感づいた。

「やだ、どうしよう。足はどうなったの」

とっさに足の方に手を伸ばしたが、あまりに動転していて一瞬足がないのかと思った。やがて確かに足が切断されていないとわかると、触れたり、なでたり、動かしたりしていた。スタッダートがエレノアの肩に手を置いた。彼は、検査でわかったこと、その後おこなった処置、そしてこれからしなければならない治療法を説明した。エレノアは想像していた以上の落ち着きと闘志をもって、その情報を受け入れた。そのときには家族全員が病院に到着していて、一様に四輪駆動車に追突されたような表情をしていた。だが、エレノアはシーツを引っ張って足にかけると、緑とオレンジの光が点滅するモニターや腕に通された点滴の管を見つめ、一言「わかりました」と言った。

エレノアが後で語っているように、その夜彼女が入った高気圧室は「ガラスの棺」のようだった。ひどく幅の狭いマットレスに寝かされ、腕は下にたらすか、胸の上で組んでおくしかなかった。顔から三十センチのところには厚いアクリル板があり、頭上の扉口は潜水艦で使われるような重い車輪で密封されている。気圧が大きくなると、深海に潜っていくときのように耳がキーンとなった。そして、気圧がある程度の高さに達すると、私たちは患者が容易に動けなくなっていることに懸念をおぼえた。患者が嘔吐してもすぐに彼女に駆け寄ることはできない。潜水病で死ぬおそれがあるので気圧を少しずつしか下げられないのだ。「高気圧室の中で患者が発作を起こしたことがありました」と、エレノアは医師から聞いた話を回想する。「その患者のところに行くまでに二十分かかったそうです」。想像を絶する病気にかかり、密封された空間に寝かされたエレノアは、正常な世界から隔離され、完全にひとりぼっちだと感じた。ここにいるのは私と細菌だけだわ、と思った。

次の朝、私たちはエレノアを手術室に運び、感染の様子を調べた。感染は広がっていた。足首の下の大半とふくらはぎの前面が壊疽を生じ黒ずんでいたため組織を切除した。昨日の手術で残した筋膜の縁の壊疽部分にも同様の処置をおこなった。だが、患者の足も筋肉もまだ助かる見込みはある。それに、細菌は太ももより上には侵食していなかった。熱も出ていないし、心拍数は正常に戻っている。傷に湿ったガーゼを当て包帯を巻くと、一日に二回、各二時間の高圧酸素療法を患者に施した。

結局、私たちは四日間で四回、エレノアに手術をおこなった。手術のたびに、さらなる組織を取り去ったわけだが、回を重ねるごとにその量は減っていった。三回目の手術で、皮膚の赤みがついに引いてきていることがわかった。四度目の手術では、赤みは消え、傷口にピンク色のコケのように新しい組織が生まれてきているのを確認した。そのときになって初めて、スタッダートはエレノアの命だけでなく、彼女の足も救うことができたと確信した。

直観が当たることがあるせいで、かえってそれを無視できない。うまくいったのは論理的な思考の結果とは言い切れない。とはいえ、単に運が良かったからでもない。

認知心理学者のゲーリー・クラインは、日常的に不確実な問題に直面する人々を観察することに生涯を投じてきた人物だ。[8] その彼が、以前研究対象として知り合った消防隊長の話をしてくれた。その隊長は部下とともに、中規模の火災が起きた一階建ての家に消火活動のために近づいていった。消防ホースを抱えた隊員を率いて玄関に入ると、奥の台所で火が上がっていた。水をかけて火を消し止めようとしたが、炎はこちらに跳ね返ってきてしまう。再び水をかけたが、やはりほとんど効果はない。隊員たちは数歩下がって、次の出水に備えた。ところが、驚いたことに、突然隊長から「今すぐ外へ出ろ！」という命令が下った。隊長は、本人にもわからない何かを感知し、まずい、と感じたのだ。そして、隊員が外へ出たとたん、さっきまで立っていた床が崩れ落ちた。火元は台所ではなく、地下であることが後でわかった。あと数秒長くあそこにいたら、隊員たちは火の海に投げ込まれていただろう。

人間には、何も考えずにただやるべきことがわかる場合がある。あらゆる選択肢が考慮された上で結論が導き出されることはめったにないし、そうしたところで、はかばかしい結果は出ない、とクラインは指摘する。火事のことを振り返った消防隊長は、火元が台所以外である可能性についてはー顧だにしなかった、とクラインに語った。今もなぜ、あのとき隊員を家から避難させたのかわからない。炎は激しかったが、これまでの経験からいっても避難しなければならないほどの勢いではなかった。運が良かったとか直感だったという以外、納得できる説明はなさそうだ。ところが、あのときの状況を隊長からつぶさに聞き出し、クラインは二つの手掛かりがあったことを突き止めた。隊長は無意識のうちにその手掛かりによって判断していたと思われる。そう、居間が熱かった。これまで経験した家の奥の火事より熱かった。そして、「静か」だった。いつもは、もっと大きな音で騒々しいのに。おそらく隊長は無意識にこの事実や危険な兆候を察知して、「今すぐ外に出ろ」と隊員に命令したのだろう。実際、状況を熟慮していたら、結果は逆になっていたかもしれない。

最初にエレノアの足を見たときに何が心に引っかかったのかは、いまだにはっきりしない。同じように、足を切断しなくても乗り切れるとなぜスタッダートが思ったのかわからない。直観はまことに気まぐれに見えるが、その裏にはなにがしかの意味が隠れているはずだ。とはいえ、医者の直観が正しいことを、あるいは逆に間違っていることを確かめる手段はない。

ダートマス大学病院の内科医ジャック・ウェンバーグは、治療における意思決定について三十年近く研究してきた。[9] 彼は、ゲーリーのように個々の研究対象に注目するのではなく、米国の医者全体を俯瞰してきた。ウェンバーグは、医者の治療には一貫性がなく、その無定見さも半端ではないことを発見した。たとえば、彼の調査では、医者が患者に胆嚢切除手術をおこなう可能性が、住んでいる地域によって二百七十パーセント異なり、人工股関節置換手術では四百五十パーセントの違いがあることがわかった。死亡する前の六カ月間に集中治療室で治療を受ける率では、なんと八百八十パーセントも幅がある。カリフォルニア州サンタバーバラの患者は、ニューヨーク州ブロンクスの患者よりも、腰の痛みのときに手術を受けるよう勧められる確率が五倍もある。これは、経験、習慣、そして医者の直観が一律ではないために治療方法が大きく異なるという、不確実な問題が表面化した例と言える。

この違いは正当化できるものなのだろうか？　治療にお金を払う人は、まず納得しないだろう（保険会社が、たびたび医者につきまとって判断の根拠を説明するように問い質すのはこのためだ）。そして、お金を受け取る側のわれわれにも正当化する理由は見つけられない。エレノア・ブラットンのケースでは、どこの病院に行き、どの医者が彼女を診察したかによって、あるいは、私が壊死性筋膜炎の男性患者を診る前だったか後だったか、午前二時か午後二時か、たまたま患者が少なかったか混みあっていたかなど、エレノアを診察したタイミングによって、間違いなく治療方針は変わっていたはずだ。エレノアは、ある病院では抗生物質だけを投与され、別の病院では足を切断され、また別の病院では壊死組織切除を受けていたかもしれない。結果の違いは、とてつもなく大きい。

この状況を改善するために二つの対応策が提案されている。一つは、新薬や新しい手術法についての研究（ふんだんな資金がある）ではなく、医者と患者が日々下さなければならない、小規模ながら必要不可欠な判断についての研究（こちらは驚くほど少ない資金しかない）を通じて、治療における不確かさを減らすことである。とはいえ、治療に関しては、不確かな部分がかなり残ることをみんな承知している。病気と生命の神秘は複雑すぎて、すべて解明することなど不可能なのだ。だからこそ、医者は特定の状況における治療内容について前もって合意に達していなければならない、という主張が以前からあるのだ。つまり、あらかじめ方針をはっきり述べ、当て推量をなくし、集団討議の長所を活用せよ、ということだ。

ただし、集団討議では結論が出ないことの方が多い。というのも、医者個人としての信念、そして本人にとって最高の治療だと患者を納得させる能力についての自信が、ことごとくこの集団討議の精神に反するからだ。一つの問題でも医者ごとに違った方法をとる。そのことが混乱を呼び、だれかがそれを正さなければならなくなる。ところが、毎日不確かな情報で数々の決断を下している医者は、揃いも揃ってその「だれか」は自分だと確信している。自分の判断が何度予想と違う結果になろうと、あらゆる医者には、不利な条件の中で救い出すことができたエレノア・ブラットンのような患者がいるのだ。

私がエレノアに再会したのはそれから一年後のことだった。ハートフォードの近くに用があったので、実家にいたエレノアを訪ねた。家は淡褐灰色の広々としたコロニアル様式の建物で、玄関先には花壇があり、犬がうれしそうに走り回っていた。エレノアは十二日間入院し、その後実家に戻って静養した。一時的な里帰りのつもりだったが、そのまま居ついてしまったという。ふつうの生活に戻るために、なじんだ場所にいたかったのです、とエレノアは話す。

予想できたことだが、足の傷が癒えるまでにずいぶん時間がかかった。最後の手術で、傷を閉じるために十五センチ×十センチの皮膚片を太ももから剝がして移植しなければならなかった。エレノアは、スエットパンツの裾をまくり上げて、彼女が「小さなやけど」と呼ぶその部分を見せてくれた。

美しいと呼べるようなものではないが、傷跡はとてもきれいだと思った。傷は私の手の幅で膝の下からつま先まで残っていた。一年たっても肌の色は若干くすんでいるし、傷の縁は盛り上がっている。移植した皮膚片のせいで、足先とくるぶしが少し厚ぼったくなっている。だが、傷にはほころびもなく、移植した皮膚は軟らかくしなやかで、固くひきつっているようなこともなかった。皮膚を取った太ももは明るく鮮やかな赤い色をしていたが、少しずつ目立たなくなってきているそうだ。

ふつうに歩けるようになるまでの苦労は生半可でなかったという。退院して家に戻ったばかりの頃は、筋肉が弱っており、痛みもひどくて立てなかった。立ち上がっても身体を支えられず、すぐに倒れた。やがて立ち上がるだけの体力を取り戻しても、歩くことはできなかった。神経の損傷のために、足の関節が伸びたままになっていたのだ。スタッダートに診察してもらうと、ずっと治らないこともあります、と言われた。しかし、数カ月間の厳しい理学療法に耐え、エレノアはまたかかとをつけてふつうに歩けるようになった。実際、私が訪問したときには、ジョギングをするまでに回復していた。そして、ハートフォードに本社がある大きな保険会社でアシスタントの仕事を得て、職場復帰も果たしている。

だが、一年が過ぎても、エレノアは身に起こった悲劇を忘れられずに苦しんでいた。どこであの細菌に感染したのか今もってわからない。もしかしたら、結婚式の前日に小さなネイルショップに行ったとき、ペディキュアを塗る前に足を浸したお湯が原因かもしれない。あるいは、披露宴会場の外の芝生で、裸足になってコンガを踊ったときだったのか。ひょっとしたら、自宅のどこかに細菌がひそんでいたのかもしれない。エレノアは、切り傷ができたり熱が出たりするたびに死ぬのではないかと心底怖くなるという。泳ぎにも行かないし、風呂にもつからない。シャワーを浴びるときでも足にお湯がかからないようにしている。今度の休暇に家族でフロリダに行く計画があるのだが、医師の先生たちから遠く離れた場所に行くと考えるだけで身がすくんでしまう。

何よりもエレノアが不安に思っているのは、無作為なはずの「確率」だった。「最初、この病気になる確率は二十五万人に一人だから、まったく心配はないという話でした」とエレノアは話す。「それなのに、私はその確率に当たった。すると、今度は生存できる確率はかなり低いと言われました。すると、私はまた、その低い方の確率に入ったわけです」。彼女が医師に「また別のヒト喰いバクテリアに感染する可能性はありますか」と聞くと、答えは前と同じで「確率は二十五万人に一人だから、まずあり得ないでしょう」だった。

「そういう話を聞くと、うそばっかり、と思います。そんな数字には意味がないんです」とエレノアは言う。私たちが話していたとき、エレノアは居間のソファに座って、膝のところで手を組んでいた。後ろの出窓から入る日差しが小さく揺れていた。「あれに二度と感染しないなんて話は信じられません。私がヒト喰いバクテリアみたいな希有な病気や聞いたこともない難病にかからないとはもう思えませんし、知り合いがそんな不運に見舞われることなどないとは思えません」

とはいえ、治療に当たって私たちが当てにできるのは可能性と確率だけなのだ。科学は不完全なものだが、前途には変化をもたらす瞬間があると信じていたい。それは、他者の人生を良い方へと導くために私たちの知識、能力、もしくは単なる直観に与えられる、些細だが明確なチャンスなのだ。だが、診断されたばかりの癌について相談に来た女性、事故で大きな怪我を負い呼吸困難になって真っ青な顔をしている患者、足が赤く腫れた二十三歳の女性について意見を求める同僚医師などが目の前にいて、現実に自分の力を発揮できる状況になったとき、変化をもたらす瞬間を迎えられるかどうかを確信することはできない。自分が選択した治療法が、適切であったか、効果的だったかを知るのはもっとむずかしい。努力が少しでも報われると、今でも驚くことがある。しかし、努力は報われる。いつもではないが、十分満足できる頻度で。

エレノアと私の会話は、しばらく脱線した。彼女がハートフォードに戻ってきてから知り合いになった友達のこと、「光ファイバー電気技術者」とやらの恋人（ただし、彼が本当にやりたいことは「高電圧」だとか）、最近見た映画、あの試練を切り抜けて急に度胸がついたことなど、とりとめのない話をした。「ある意味、ずっと強くなったような気がします」とエレノアは言う。「使命感のようなものを感じるんです。私がこうやって生きてここにいるのには理由があるに違いないって」

「それに、一人の人間としても前より幸福だと思います」。少しは秩序だってものを見られるようになった、と。「以前よりも安全だと思うときもあります。だって、結局こうやって乗り越えられたんですから」

その年の五月、エレノアはフロリダに行った。風がない暑い日、ポンパーノの東海岸のはずれで、裸足の右足を海水に入れ、それから左足を入れた。そして、心をむしばんでいる恐怖感を抑えつけて、エレノアは海に飛び込み、沖へ向かって泳いでいった。

「きらきら光る水がとてもきれいでした」と彼女は言った。

謝辞

両親が医者だったので、私は医学の世界を身近に感じながら育った。夕食のときの話題は、学校や政治のことだけでなく、地元の医者のゴシップや患者の症例のことも多かった（たとえば母は、親に薬を与えられず重症に陥った喘息の少年のことを話し、父は、泥酔してベッドに入りシーツの下にヘビがいると勘違いして急所を銃で撃った患者に初めての精巣再建手術をおこなったことを話した）。妹と私がある程度大きくなると、患者からの電話に応対するように言われた。「緊急ですか？」とまず尋ねることを私たちは覚えた。相手が「そうです」と答えれば話は簡単だ。つまり、「すぐに救急外来に行ってください」と言うことになっていた。「いいえ」という答えのときも簡単である。メッセージを残してもらうのだ。一度だけ「わかりません」と言われたことがあった。それは父宛の電話で、その人はショベルでの作業中に「自分を刺してしまった」と緊張した声で言った。私はすぐに救急外来に行くように勧めた。

たまに、両親と出かけたときに、父か母がポケベルで緊急呼び出しを受けることがあった。そういうときには私たちもいっしょに病院に行き、救急外来の廊下の椅子で待った。私はそこに座って、病気で泣いている子ども、粗末な服を血まみれにした男性、苦しそうに呼吸する老婦人、急ぎ足で行き来する看護師などを眺めていた。いつのまにか、自分で感じる以上にその場所に馴染んでいたようだ。その後、医学生として初めてボストンの病院に入ったとき、このにおいは馴染みのものだ、と思った。

だが、物を書くようになったのは、それから何年もたってからのことである。しかも、多くの人々の助力があったからこそできたことだと思っている。本格的に執筆に取り組むよう最初に勧めてくれたのは友人のジェーコブ・ウィスバーグだった。彼はインターネットマガジン『スレート』の主任政治記者で、外科医研修の二年目を迎えた私に、『スレート』誌に医学に関する文章を書いてみたらどうか、と言ってくれた。それで私は承諾した。彼は私が最初の草稿を書く手助けをしてくれた。その後の二年間、彼と同誌編集長のマイケル・キンズリイ、そして私の担当編集者であるジャック・シェーファーとジョーディー・アレンは、私に執筆のための場所と助言を惜しみなく与えてくれ、やがて私の原稿はメディシン&サイエンスセクションの連載コラムになった。これをきっかけにして、私の生活は一変した。研修医としての日々は長く苦しく、事務処理やポケベルの呼び出しや途切れ途切れの睡眠が続き、自分にとって何が大切かを見失いがちだった。だが、物を書くことによって、毎週数時間だけは混乱した日常から少し離れてそれについて思いめぐらすことができた。

研修期間の三年目に、別の友人で『ニューヨーカー』に寄稿しているマルコム・グラッドウェルが、彼の担当編集者ヘンリー・ファインダーを紹介してくれた。こんな機会に恵まれた私は、ライターとして最高に運が良かったと思っている。幅広い分野の本を片っ端から読んでいる天才肌の編集者ヘンリーは、三十二歳にしてすでに私が崇拝する作家の何人かを担当していた。そして、私を彼の庇護のもとに置いてくれた。ヘンリーが楽天的な見方と根気強く頑固な態度で見守ってくれたおかげで、私は初めての原稿をすっかり書き直すことができ、『ニューヨーカー』誌に七回も掲載されるという大仕事をやり遂げることができたのである。頭のなかの固い枠を取り去って考えることを彼から教わった。また、ライターとしての私の得意分野が何かを教えてくれた。何にも増して彼は、私に語るべき話があると信じてくれていた。一九九八年以来、私は『ニューヨーカー』誌のスタッフライターとして契約している。本書の章の大半は、同誌に掲載されたものである。ヘンリーは、ほかの章も含めてすべてに目を通し、貴重な意見を与えてくれた。彼の助けがなかったら本書は完成しなかった。

ヘンリーとマルコムに加えて、『ニューヨーカー』には深く感謝したい人物デイヴィッド・レムニックがいる。研修医ゆえに当てにならないスケジュールと、患者への責任を最優先しなければならないという現実にひるむことなく、レムニックは常に私を支えてくれた。彼は一流のすばらしい雑誌を作ってきた。そしてありがたいことに、私もその雑誌の一員だということを痛感させてくれたのである。

この本の執筆中に、私はこれまで知らなかった二つのタイプの人々に出会った。その一つはエージェントである。だれにでもエージェントはついているべきだと思う。それがティナ・ベネットのような人であればなおさらだ。ティナは献身的に私と本書の面倒をみてくれた。終始私を励まし、すべてに対して堅実な決断を下した（妊娠し、このプロジェクトのさなかに出産したときでさえ）。もう一方は書籍編集者である。意外にも、書籍の編集者は雑誌の編集者とはまったく違うタイプだった。つまり、両者は内科医と外科医ほども違うのだ。ねばり強さと優しさという貴重な資質を持ったメトロポリタン・ブックのサラ・バーシテルは、私の書く題材をより広い枠組みでとらえ、信じられないほど良い本になることを示してくれた。そればかりか、私が重圧に打ち勝ち、なんとか乗り越えられたのは、ひとえにティナのおかげである。ティナには言葉に尽くせないほど感謝している。そして、私の原稿をていねいに読み適切なアドバイスを与えてくれた、ティナの同僚のリーバ・ホッシャーマンにも感謝したい。

外科研修医として物を書くとなると、デリケートな問題が出てくる。私のように、医療現場でいかに事態が悪化していくか、あるいは良い方向に進んでいくかということを書きたいと思っている者の場合、その立場はよけいに微妙なものになる。医師も病院も、こうしたことについて公然と話し合おうとはしない。ところが驚くべきことに、みんなが私のしていることを応援してくれたのである。なかでも、医学、法学、および思いつくかぎりのあらゆることに関しての私の師であるトロイ・ブレナン医師は、率直な助言者あるいは共同研究者として、全面的にバックアップしてくれた。ブレナン医師は、この本を完成させるためにオフィスとコンピュータと電話まで貸してくれたのである。

そして、病院の外科部長であるマイケル・ジナー医師もまた、私を力づけ、擁護してくれた人物である。原稿を書き終えてからジナー医師のところに行った日のことを思い出す。その原稿は医者が間違いを犯したときに何が起こるかを説明しようとしたもので、『ニューヨーカー』に掲載されることになっていた。彼の承諾が得られなければこの記事を発表できないので、私はジナー医師に原稿を渡し、数日後最悪の返事を覚悟しながら彼のオフィスを訪ねた。もちろん、ジナー医師は絶賛したりはしなかった。それはあり得ないことである。世界中のどの病院の広報部といえども、そのような記事は公表したがらないはずだ。ところが、ジナー医師の態度は思いがけないものだった。つまり、何はともあれ私を支持してくれたのである。これを発表したら、一般読者やほかの医師から批判がくることは十分に考えられる、とジナー医師は言った。それでも、攻撃されたときには力になる、と約束し、掲載を許可してくれたのである。

結局、どこからも非難の声はあがらなかった。私の書いた内容に同意しない同僚医師も、建設的で実務的な意見を述べるだけで、私に対して含むところは一つもなかった。後になってわかったことだが、私たち医者はみな、自分がしていることのどこまでが良いことなのか、そしてどれだけ改善の余地があるのかを理解しようと葛藤していたのだ。

実名または仮名でこの本に登場する患者と家族に対しても、心からお礼を申し上げたい。うれしいことに今でも連絡を取り合っている人々もいるし、こちらが望むように時間をかけて知り合う機会を持てなかった人々もいる。こうしたすべての方々からこそ、私は多くのことを学んだのである。

執筆と医者としての仕事を両立しようと奮闘する私を、絶えず見守り続けてくれた人が一人いる。妻のキャスリーンである。妻は、長く苦しい外科研修期間に私が自信をなくし、立ち直れなくなりそうになったときも支え励ましてくれた。帰宅した私から執筆のアイデアをとことん吐き出させ、それを言葉にできるまで寝ずに付き合ってくれた。優れた編集者でもある妻は、私の原稿すべてに目を通し助言を惜しまなかった。そして、認めたくない気持ちも多少あるのだが、妻のおかげではるかに良い本になったと思う。なによりキャスリーンに感謝したいのは、かわいいけれど扱いにくい子どもたちがなるべく私のそばにいられるように気遣ってくれたことだ。長い間子どもと離れていて私が寂しい思いをしているとき、子どもたちを病院まで連れてきたこともあった。この本は、妻の愛情と献身の賜である。よって、本書をキャスリーンに捧げる。

訳者あとがき

本書（原題 *Complications*, 2002）は、アメリカの著名な外科医アトゥール・ガワンデが「ニューヨーカー」誌に書き綴った医療エッセイをまとめたものです。深い洞察力に支えられたこの作品は、アメリカでもっとも権威のある文学賞と言われる「全米図書賞」の最終候補になり、百カ国以上の国で翻訳出版され、日本では二〇〇四年に医学評論社から『コード・ブルー』（小田嶋由美子訳、石黒達昌監修）というタイトルで刊行されました。

長いあいだ絶版になっていたその作品が、今回装いも新たにみすず書房から復刊されることになりました。ガワンデ氏がその後目覚ましい活躍をし、二〇一〇年には「時の人」となって、みすず書房が氏の作品を出版して高い評価を得ているからこそ叶った復刊だと思います。『死すべき定め――死にゆく人に何ができるか』（原井宏明訳）は、外科医としてガワンデ氏がどのように医療に携わり、患者に寄り添ってきたか、ひとりの人間の歴史が垣間見える素晴らしい作品です。

さて本書のほうは、十五年前に書かれたとは思えないほど、その内容は普遍的で魅力的で、研修医として初めて外科に携わったガワンデ氏の人となりがうかがえる瑞々しい医療エッセイです。医療現場における技術や科学の進歩は著しいものですから、ここに書かれた事柄のなかには時代遅れになっているものもあるかもしれませんが、外科研修医として経験するさまざまな出来事、いろいろな患者への対応や手術における判断、生と死についての考察などは時代に左右されるものではありません。研修医の初々しい視点で、医療現場での様子が率直に平易に、そして明晰に書かれています。仕事をする緊張と愉しさ、外科医になった喜び、患者との関係などに加え、医療過誤やミスについても書かれていますし、なにより生き生きとした、そして繊細な文章は読む者を惹きつけてやみません。これらの記事が掲載されていた「ニューヨーカー」は、芸術から政治までを広く深く扱う総合週刊誌で、レイチェル・カーソンの『沈黙の春』やジョン・ハーシーの『ヒロシマ』を積極的に取り上げて注目されてきましたし、ノーベル文学賞の受賞者や、多くの優れた詩人や作家の作品を掲載してきました。その雑誌にエッセイを継続的に書くということ自体誇らしいことであり、ガワンデ氏がいかに信頼されるに足る書き手であったかがわかります。

十五年前に、私は医学評論社から本書の翻訳を依頼されました。ところが、当時多忙を極めていたため、実務翻訳を中心に仕事をしていた友人の小田嶋由美子さんに下訳をお願いし、それに私が全面的に手を入れて文体を整え、医師の石黒さんに医学用語をチェックしていただき、小田嶋さんのお名前で出版していただきました。復刊にあたっては、ふたたび細かなところまでチェックをおこないました。今回、小田嶋さんと編集部からの要請によって、私の名が訳者に加わることになりました。

これを機に、医療に携わる方や「ニューヨーカー」のファンの方はもちろんのこと、多くの方に手に取っていただければ幸いに存じます。

二〇一七年七月七日　古屋美登里

原　註

まえがき

1　現場で問題が起きたときに医師がよりどころとするのは専門医学雑誌である．子どもの胸部にできた大きな腫瘤の具体的な危険性は以下を含む記事に詳述されている：Azizkhan, R. G., et al., "Life-threatening airway obstruction as a complication to the management of mediastinal masses in children," *Journal of Pediatric Surgery* 20 (1985), pp.816–22. たいていの場合，こうした記事に書かれている教訓は，苦労して，自らが経験して学ぶものである．厄介事が起こると，私たちはそれを悲劇と呼ぶ．しかし，ひとたび誰かが書き記せば，それを科学と呼ぶ．

2　心肺バイパスポンプを使ってリーと同じような腫瘍を持つ患者を安全に管理する方法について解説している記事が，少なくとも２本ある．ひとつはペンシルベニア大学のチームによる *ASAIO Journal* 44 (1998), pp.219–21，もうひとつはインドのデリーのチームによる *Journal of Cardiothoracic and Vascular Anesthesia* 15 (2001), pp. 233-36である．両チームとも，これらの方法は慎重な研究の積み重ねによって見出されたのではなく，他の多くの難問が解決された場合と同じように，偶然と必然を介して手に入れたと説明している．

メスの教訓

1　人々の偉業を取り上げたK・アンダーズ・エリクソンの著書は以下：*The Road to Excellence* (Mahwah, N.J.: Lawrence Erlbaum Press, 1996).

2　転換手術の学習曲線に関するグレート・オーモンド・ストリート病院による記念碑的論文：Bull, C., et al., "Scientific, ethical, and logistical considerations in introducing a new operation: a retrospective cohort study from paediatric cardiac surgery," *British Medical Journal* 320 (2000), pp.1168–73. イギリス人が著したこの論文は以下で引用されている：Hasan, A., Pozzi, M., and Hamilton, J. R. L., "New surgical procedures: Can we minimise the learning curve?" *British Medical Journal* 320 (2000), pp.170–73.

3　ハーバード・ビジネススクールの研究は，いくつかの記事や以下を含む論文で報告されている：Pisano, G., Bohmer, R., and Edmondson, A., "Organizational Differences in Rates of Learning Evidence from the Adoption of Minimally Invasive Cardiac Surgery," *Management Science* 47 (2001); Bohmer, R., Edmondson, A., and Pisano, G., "Managing new technology in medicine," in Herzlinger, R. E., ed., *Consumer-Driven Health Care* (San Francisco: Jossey-Bass, 2001).

コンピュータとヘルニア工場

1　Baxt, W. G., "Use of an artificial neural network for data analysis in clinical decision-making: the diagnosis of acute coronary occlusion," *Neural Computation* 2 (1990), pp. 480-89.

2　イーデンブラントの研究：Heden, B., Ohlin, H., Rittner, R., and Edenbrandt, L., "Acute myocardial infarction detected in the 12-lead ECG by artificial neural networks," *Circulation* 96 (1997), pp.1798-1802.

3　ショルダイス病院はその研究結果を広く公表している．結果は以下に要約されている：Bendavid, R., "The Shouldice technique: a canon in hernia repair," *Canadian Journal of Surgery* 40 (1997), pp.199-205, 207.

4　Meehl, P. E., *Clinical Versus Statistical Prediction: A Theoretical Analysis and Review of the Evidence* (Minneapolis: University of Minnesota Press, 1954).

5　Dawes, R. M., Faust, D., and Meehl, P. E., "Clinical versus actuarial judgment," *Science* 243 (1989), pp.1668-74.

6　メディカル・ニューラルネットワークについての便利な指導書と要約：Baxt, W. G., "Application of artificial neural networks to clinical medicine," *Lancet* 346 (1995), pp. 1135-38.

7　Herzlinger, R., *Market-Driven Health Care: Who Wins, Who Loses in the Transformation of America's Largest Service Industry* (Reading, Mass.: Addison-Wesley, 1997).

医者がミスを犯すとき

1　Brennan, T. A., et al., "Incidence of adverse events and negligence in hospitalized patients: results of the Harvard Medical Practice Study I," *New England Journal of Medicine* 324 (1991), pp.370-76.

2　Leape, L. L., "Error in medicine," *Journal of the American Medical Association* 272 (1994), pp.1851-57.

3　Bates, D. W., et al., "Incidence of adverse drug events and potential adverse drug events," *Journal of the American Medical Association* 274 (1995); pp.29-34.

4　Localio, A. R., et al., "Relation between malpractice claims and adverse events due to negligence: results of the Harvard Medical Practice Study III," *New England Journal of Medicine* 325 (1991), pp.245-51.

5　Reason, J., *Human Error* (Cambridge: Cambridge University Press, 1990).

6　ミスを克服して麻酔を成功させた歴史は以下に記されている：Pierce, E. C., "The 34th Rovenstine Lecture: 40 years behind the mask — safely revisited," *Anesthesiology* 84 (1996), pp.965-75.

7　Cooper, J. B., et al., "Preventable anesthesia mishaps: a study of human factors," *Anesthesiology* 49 (1978), pp.399-406.

8　北ニューイングランド心血管疾患研究グループの業績は数多あるが，要旨は以下のとおり：Malenka, D. J., and O'Connor, G. T., "The Northern New England Cardiovascular Disease Study Group: a regional collaborative effort for continuous quality improvement in cardiovascular disease," *Joint Commission Journal on Quality Improvement* 24 (1998), pp.594–600.

9　Brooks, D. C., ed., *Current Review of Laparoscopy,* 2nd ed. (Philadelphia: Current Medicine, 1995).

九千人の外科医

1　アメリカ外科学会年次総会についての情報：www7.facs.org.

良い医者が悪い医者になるとき

1　ハロルド・シップマンについての詳細は以下に：Eichenwald, K., "True English murder mystery: town's trusted doctor did it," *New York Times,* 13 May 2001, p.A1.

2　ジョン・ロナルド・ブラウンの裁判で検事は，ブラウンが，豊胸手術をおこなったロサンゼルスの女性の破れたシリコンを瞬間接着剤で塞ごうとしたと主張した．ブラウンは，足を切断したことでフィリップ・ボンディを死なせた容疑で第２級殺人罪で有罪となり，懲役15年の判決を受けた．詳しくは以下を参照：Ciotti, P., "Why did he cut off that man's leg?" *LA Weekly,* 17 December 1999.

3　ジェームズ・バートの事件については以下を参照：Griggs, F., "Breaking Tradition: Doctor Steps in to Stop Maiming 'Surgery of Love,' " *Chicago Tribune,* 25 August 1991, p.8.

4　医師の薬物乱用に関するデータは以下を参照：Brook, D., et al., "Substance abuse within the health care community," in Friedman, L. S., et al., eds., *Source Book of Substance Abuse and Addiction* (Philadelphia: Lippincott, 1996).

5　一般の人々の精神疾患に関する包括的な資料：*Mental Health: A Report of the Surgeon General* (Rockville, Md.: U.S. Department of Health and Human Services, 1999); Kessler, R. C., et al., "Lifetime and 12-month prevalence of DSM-III-R psychiatric disorders in the United States: results from the National Comorbidity Survey," *Archives of General Psychiatry* 51 (1994), pp.8–19.

6　問題を抱える医者の推定率は，マリリン・ローゼンタールが書いた以下のレビューに記載されている："Promise and reality: professional selfregulation and 'problem' colleagues," in Lens, P., and Van der Wal, G., eds., *Problem Doctors: A Conspiracy of Silence* (Netherlands: IOS Press, 1997), p.23.

7　マリリン・ローゼンタールの著書：*The Incompetent Doctor: Behind Closed Doors* (Philadelphia: Open University Press, 1995).

8　ケント・ネフは，1998年11月９日，カリフォルニア州ランチョ・ミラージュで開催された患者の安全強化と誤診の軽減に関するアネンバーグ・カンファレンスで，問題

のある医師についての研究データを発表した.

十三日の金曜日，しかも満月

1　Scanlon, T. J., et al., “Is Friday the 13th bad for your health?” *British Medical Journal* 307 (1993), pp.1584–89.

2　ナチスによるロンドン爆撃に関するウィリアム・フェラーの研究をまとめた書籍：*An Introduction to Probability Theory* (New York: Wiley, 1968).

3　「テキサスの名ガンマンの欺瞞」については以下を参照：Rothman, K. J., *American Journal of Epidemiology* 132 (1990), pp.S6-S13.

4　Buckley, N. A., Whyte, I. M., and Dawson, A. H., “There are days. . . and moons: self-poisoning is not lunacy,” *Medical Journal of Australia* 159 (1993), pp.786–89.

5　Guillon, P., Guillon, D., Pierre, F., and Soutoul, J. H., “Les rythmes saisonnier, hebdomadaire et lunaire des naissances,” *Revue Francaise de Gynecologie et d’Obstetrique* 11 (1988), pp.703–8.

6　月と人の行動の関連性を取り上げた代表的な論文：Martin, S. J., Kelly, I. W., and Saklofske, D. H., “Suicide and lunar cycles: a critical review over twenty-eight years,” Psychological Reports 71 (1992), pp.787–95; Byrnes, G., and Kelly, I. W., “Crisis calls and lunar cycles: a twenty-year review,” *Psychological Reports* 71 (1992), pp.779–85.

痛みの波紋

1　解明できない慢性的な腰痛については多数の文献がある．私が有益だと思った論文や研究の一例として以下を挙げる：Hadler, N., *Occupational Musculoskeletal Disorders* (Philadelphia: Lippincott Williams and Wilkins, current edition 1999); Haldeman, S., “Failure of the pathology model to predict back pain,” *Spine* 15 (1990), p.719.

2　クリーブランド・クリニックが，一般の人々の MRI から得られた興味深い発見を報告している：Jensen, M. C., et al., “Magnetic Resonance Imaging of the lumbar spine in people without back pain,” *New England Journal of Medicine* 331 (1994), pp.69–73.

3　Hilzenrath, D., “Disability claims rise for doctors,” *Washington Post,* 16 February 1998.

4　痛みについてのデカルトの言葉は以下に収録：*Meditations* (1641).

5　ヘンリー・K・ビーチャーの戦場での痛みの研究は次の２本の論文で発表された：“Pain in Men Wounded in Battle,” Bulletin of the U.S. Army Medical Department 5 (April 1946), pp.445; “Relationship of Significance of Wound to Pain Experienced,” *Journal of the American Medical Association* 161 (1956), pp.1609–13.

6　ゲート・コントロールについて述べたロナルド・メルザックとパトリック・ウォールの古典的論文は以下のとおり：“Pain Mechanisms: A New Theory,” *Science* 150 (1965), pp.971–79.

7　さまざまな母集団における痛みを解説した研究には以下が含まれる：Tajet-Foxell, B., Rose, F. D., "Pain and Pain Tolerance in Professional Ballet Dancers," *British Journal of Sports Medicine* 29 (1995), pp.31-34; Cogan, R., Spinnato, J. A., "Pain and Discomfort Thresholds in Late Pregnancy," *Pain* 27 (1986), pp.63-68; Berkley, K. J., "Sex Differences in Pain," *Behavioral and Brain Sciences* 20 (1997), pp.371-80; Barnes, G. E., "Extraversion and pain," *British Journal of Social and Clinical Psychology* 14 (1975), pp.303-8; Compton, M. D., "Cold-Pressor Pain Tolerance In Opiate And Cocaine Abusers: Correlates of Drug Type and Use Status," *Journal of Pain and Symptom Management* 9 (1994), pp.462-73; Bandura, A., et al., "Perceived Self-Efficacy and Pain Control: Opioid and Nonopioid Mechanisms," *Journal of Personality and Social Psychology* 53 (1987), pp.563-71.

8　フリードリヒ・レンツは，以下の２本の論文に２例を発表した：Lenz, F. A., et al., "Stimulation in the human somatosensory thalamus can reproduce both the affective and sensory dimensions of previously experienced pain," *Nature Medicine* 1 (1995), pp.910-13; "The sensation of angina can be evoked by stimulation of the human thalamus," *Pain* 59 (1994), pp.119-25.

9　メルザックの新理論は，以下の記事で解説されている："Pain: Present, Past, and Future," *Canadian Journal of Experimental Psychology* 47 (1993), pp.615-29.

10　新しい薬品に関する情報はめまぐるしく変化するため，最新のデータを参照することをお薦めする．ここで紹介した研究は以下に記載されたものである：Miljanich, G. P., "Venom peptides as human pharmaceuticals," *Science and Medicine* (September/October 1997), pp.6-15; Bannon, A. W., et al., "Broad-Spectrum, Non-Opioid Analgesic Activity by Selective Modulation of Neuronal Nicotinic Acetylcholine Receptors," *Science* 279 (1998), pp.77-81.

11　1980年代に発生したオーストラリアの反復性ストレス障害の流行の情報は以下による：Hall, W., and Morrow, L., "Repetition strain injury: an Australian epidemic of upper limb pain," *Social Science and Medicine* 27 (1988), pp.645-49; Ferguson, D., " 'RSI' : Putting thee epidemic to rest," *Medical Journal of Australia* 147 (1987), p.213; Hocking, B., "Epidemiological aspects of 'repetition strain injury' in Telecom Australia," *Medical Journal of Australia* 147 (1987), pp.218-22.

むかつき

1　嘔吐の生理学がわかりやすくまとめられた資料：chapter 1 in Sleisinger, M., ed., *Handbook of Nausea and Vomiting* (New York: Parthenon Publishing Group, 1993).

2　Watcha, M. F., and White, P. F., "Postoperative nausea and vomiting: its etiology, treatment, and prevention," *Anesthesiology* 77 (1992), pp.162-84.

3　Griffin, A. M., et al., "On the receiving end: patient perceptions of the side effects of cancer chemotherapy," *Annals of Oncology* 7 (1996), pp.189-95.

4　Jewell, D., and Young, G., "Treatments for nausea and vomiting in early pregnancy,"

Cochrane Database of Systematic Reviews, 4 March 2000.

5　Profet, M., "Pregnancy sickness as adaptation: a deterrent to maternal ingestion of teratogens," in Barkow, J. H., Cosmides, L., and Tooby, J., *The Adapted Mind* (Oxford: Oxford University Press, 1992).

6　乗り物酔いに関する古典的テキストは以下：Reason, J. T., and Brand, J. J., *Motion Sickness* (New York: Academic Press, 1975).

7　宇宙酔いを含む乗り物酔いについて最近おこなわれた調査を要約した簡潔で有益な資料：Oman, C. M., "Motion sickness: a synthesis and evaluation of the sensory conflict theory," *Canadian Journal of Physiology and Pharmacology* 68 (1990), pp. 294–303.

8　ここで述べた研究には以下が含まれる：Fischer-Rasmussen, W., et al., "Ginger treatment of hyperemesis gravidarum," *European Journal of Obstetrics, Gynecology, and Reproductive Biology* 42 (1991), pp.163–64; O'Brien, B., Relyea, J., and Taerum, T., "Efficacy of P6 acupressure in the treatment of nausea and vomiting during pregnancy," *American Journal of Obstetrics and Gynecology* 174 (1996), pp.708–15.

9　妊娠悪阻の患者ケアについて要約された有益な参考資料：Nelson-Piercy, C , "Treatment of nausea and vomiting in pregnancy: When should it be treated and what can be safely taken?" *Drug Safety* 19 (1998), pp.155–64.

10　医療用大麻について中立的意見の簡潔な要約は以下を参照：Voth, E. A., and Schwartz, R., "Medicinal applications of Delta-9-Tetrahydrocannabinol and marijuana," *Annals of Internal Medicine* 126 (1997), pp.791–98.

11　反芻症に関する特別な症例は，以下を参照：Malcolm, A., et al., "Rumination syndrome," *Mayo Clinic Proceedings* 72 (1997), pp.646–52.

12　ゲーリー・モローの調査グループによるゾフランと吐き気の研究は以下：Roscoe, J. A., et al., "Nausea and vomiting remain a significant clinical problem: trends over time in controlling chemotherapy-induced nausea and vomiting in 1,413 patients treated in community clinical practices," *Journal of Pain & Symptom Management* 20 (2000), pp.113–21.

13　吐き気の心理学についての優れたレビュー： Morrow, G. R., "Psychological aspects of nausea and vomiting: anticipation of chemotherapy," in Sleisinger, ed., 1993.

14　吐き気治療に向けたサブスタンスＰの拮抗薬の画期的報告：Navari, R. M., et al., "Reduction of cisplatin-induced emesis by a selective neurokinin-1-receptor antagonist," *New England Journal of Medicine* 340 (1999), pp.190–95.

15　苦痛緩和のスペシャリストのメリットは以下を参照：Hearn, J., and Higginson, I. J., "Do specialist palliative care teams improve outcomes for cancer patients?: a systematic literature review," *Palliative Medicine* 12 (1998), pp.317–32.

16　ベンデクチンに関する情報は以下で論じられている：Koren, G., Pastuszak, A., and Ito, S., "Drug therapy: drugs in pregnancy," *New England Journal of Medicine* 338 (1998), pp.1128–37.

17　Cassell, E. J., *The Nature of Suffering and the Goals of Medicine* (New York: Oxford

University Press, 1991).

紅　潮

1　フロイト派の主張は以下：Karch, F. E., "Blushing," *Psychoanalytic Review* 58 (1971), pp.37–50.

2　赤面に関するチャールズ・ダーウィンの説は，以下の彼の著書に記載されている：*The Expression of the Emotions in Man and Animals* (1872).

3　マイケル・ルイスは，見つめられる恥ずかしさを実証した授業について，以下で詳しく説明している："The self in self-conscious emotions," *Annals of the New York Academy of Sciences* 818 (1997), pp.119–42.

4　レアリーとテンプルトンの研究を含む，ここで述べた赤面の科学と心理学の資料：Leary, M. R., et al., "Social blushing," *Psychological Bulletin* 112 (1992), pp.446–60; Miller, R. S., *Embarrassment: Poise and Peril in Everyday Life* (New York: Guilford Press, 1996); Edelmann, R. J., "Blushing," in Crozier, R., and Alden, L. E., eds., *International Handbook of Social Anxiety* (Chichester: John Wiley & Sons, 2000).

5　イェーテボリの外科医が行った赤面を抑制するETSの結果は以下で発表された：Drott, C., et al., "Successful treatment of facial blushing by endoscopic transthoracic sympathicotomy," *British Journal of Dermatology* 138 (1998), pp.639–43. この手術に関する懐疑的な意見は以下を参照：Drummond, P. D., "A caution about surgical treatment for facial blushing," in *British Journal of Dermatology* 142 (2000), pp.195–96.

6　クリスティーン・ドルリーが立ち上げた組織についての情報を含むウェブサイト：www.redmask.org.

食べることをやめられない人々

1　胃バイパス手術の統計の出典：Blackburn, G, "Surgery for obesity," *Harvard Health Letter* (2001), no.884.

2　ほぼ確実に失敗する長期的ダイエットに関する国立衛生研究所の報告："Methods for voluntary weight loss and control," *Annals of Internal Medicine* 119 (1993), pp. 764–70.

3　肥満の人々を対象としたさまざまな外科的治療を包括的に網羅したリストとその結果：Krai, J. G., "Surgical treatment of obesity," in Bray, G. A., Bouchard, C., James, W. P. T., eds., *Handbook of Obesity* (New York: M. Decker, 1998); Munro, J. F., et al., "Mechanical treatment for obesity," *Annals of the New York Academy of Sciences* 499 (1987), pp.305–11.

4　肥満児のダイエットに関する調査の解説：Epstein, L. H., et al., "Ten-year outcomes of behavioral family-based treatment for childhood obesity," *Health Psychology* 13 (1994), pp.373–83.

5　プラダー・ウィリー症候群の情報：Lindgren, A. C., et al., "Eating behavior in Prader-Willi syndrome, normal weight, and obese control groups," *Journal of Pediatrics* 137 (2000), pp.50–55; Cassidy, S. B., and Schwartz, S., "Prader-Willi and Angelman syndromes," *Medicine* 77 (1998), pp.140–51.

6　「肥満パラドクス」は以下の論文で解説されている：Blundell, J. E., "The control of appetite," *Schweizerische* 129 (1999), p.182.

7　「アペタイザー効果」を示した調査例：Yeomans, M. R., "Rating changes over the course of meals: What do they tell us about motivation to eat?" *Neuroscience and Biobehavioral Reviews* 24 (2000), pp.249–59.

8　フランスのグループによる咀嚼の研究報告：Bellisle, F, et al., "Chewing and swallowing as indices of the stimulation to eat during meals in humans," *Neuroscience and Biobehavioral Reviews* 24 (2000), pp.223–28.

9　重度の健忘症患者の研究報告：Rozin, P., et al., "What causes humans to begin and end a meal?" *Psychological Science* 9 (1998), pp.392–96.

10　胃をホチキスで留める手術で減らした体重を長期間維持する困難さについては，上記の Blackburn による2001年の論文および以下に述べられている：Nightengale, M. L., et al., "Prospective evaluation of vertical banded gastroplasty as the primary operation for morbid obesity," *Mayo Clinic Proceedings* 67 (1992), pp.304–5.

11　肥満手術の心理的，社会的体験については以下を参照：Hsu, L. K. G., et al., "Nonsurgical factors that influence the outcome of bariatric surgery: a review," *Psychosomatic Medicine* 60 (1998), pp.338–46.

12　減少した体重の長期的維持に関しては，上記でも言及した，1998年の Krai の論文および2001年の Blackburn の論文にわかりやすくまとめられている．

13　病的肥満患者のデータは，以下を参照：Kuczmarski, R. J., et al., "Varying body mass index cutoff points to describe overweight prevalence among U. S. adults: NHANES III (1988 to 1994) *Obesity Research* 5 (1997), pp.542–48.

ファイナル・カット

1　解剖をおこなわない風潮が優勢になった背景の説明は以下のとおり：Lundberg, G. D., "Low-tech autopsies in the era of high-tech medicine," *Journal of the American Medical Association* 280 (1998), pp.1273–74.

2　解剖の歴史は以下の２つの資料を参考にした：Iserson, K. V, Death to Dust: What Happens to Dead Bodies (Tucson, Ariz.: Galen Press, 1994); King, L. S., and Meehan, M. C., "The history of the autopsy," *American Journal of Pathology* 73 (1973), pp.514–44.

3　解剖を評価した最近の研究は以下：Burton, E. C., Troxclair, D. A., and Newman III, W. P., "Autopsy diagnoses and malignant neoplasms: How often are clinical diagnoses incorrect?" *Journal of the American Medical Association* 280 (1998), pp. 1245–48; Nichols, L., Aronica, P., and Babe, C., "Are autopsies obsolete?" *American Journal of Clinical Pathology* 110 (1996), pp.210–18; Zarbo, R. J., Baker, P. B., and Howanitz, P. J.,

"The autopsy as a performance measurement tool," *Archives of Pathology and Laboratory Medicine* 123 (1999), pp.191-98.

4 解剖調査を見直した論文は以下を参照した：Hill, R. B., and Anderson, R. E., *The Autopsy: Medical Practice and Public Policy* (Newton, Mass.: Butterworth-Heinemann, 1988), pp.34-35.

5 数十年にわたり解剖を比較検討した資料は以下：Goldman, L., et al., "The value of the autopsy in three medical eras," *New England Journal of Medicine* 308 (1983), pp. 1000-5.

6 ゴロヴィッツとマッキンタイアが指摘する必然の誤りについては以下の記事を参照："Toward a theory of medical fallibility," *Journal of Medicine and Philosophy* 1 (1976), pp.51-71.

7 解剖の統計調査が中止された事情は以下に説明されている：Burton, E., "Medical error and outcome measures: Where have all the autopsies gone?" *Medscape General Medicine*, 28 May 2000.

乳児の死の謎

1 この事件の詳細は，主にマリー・ノア逮捕の際の宣誓供述書と物議をかもした Stephen Fried による以下の記事を参考にした："Cradle to Grave," *Philadelphia Magazine*, April 1998.

2 全国的な「仰向け寝」キャンペーンに関連した乳幼児突然死の減少については，以下を参照：Willingner, M., et al., "Factors associated with the transition to nonprone sleep positions of infants in the United States," *Journal of the American Medical Association* 280 (1998), pp.329-35.

3 幼児虐待のパターンに関する包括的な情報源は：Sedlak, A. J., and Broadhurst, D. D., *The Third National Incident Study of Child Abuse and Neglect* (Washington: U.S. Department of Health and Human Services, 1996).

体はだれのものか？

1 Katz, J., *The Silent World of Doctor and Patient* (New York: Free Press, 1984).

2 癌患者の選択に関する研究は以下を参照：Degner, L. F., and Sloan, J. A., "Decision making during serious illness: What role do patients really want to play?" *Journal of Clinical Epidemiology* 45 (1992), pp.941-50.

3 Schneider, C. E., *The Practice of Autonomy* (New York: Oxford University Press, 1998).

赤い足の症例

1 壊死性筋膜炎の情報は以下を参照：Chapnick, E. K., and Abter, E. I., "Necrotizing

soft-tissue infections," *Infectious Disease Clinics* 10 (1996), pp.835–55; Stone, D. R., and Gorbach, S. L., "Necrotizing fasciitis: the changing spectrum," *Infectious Disease in Dermatology* 15 (1997), pp.213–20. 患者についての有用な情報は以下のウェブサイトからも得られる：National Necrotizing Fasciitis Foundation Web site, www.nnff.org.

2　医療の質（ここで述べた心臓発作の研究を含む）についての調査概要は以下を参照：Institute of Medicine, *Crossing the Quality Chasm* (Washington, D.C.: National Academy of Sciences Press, 2001).

3　Naylor, C. D., "Grey zones of clinical practices: some limits to evidence-based medicine," *Lancet* 345 (1995), pp.840–42.

4　ヴァージニア医科大学の研究：Poses, R. M., and Anthony, M., "Availability, wishful thinking, and physicians' diagnostic judgments for patients with suspected bacteremia," *Medical Decision Making* 11 (1991), pp.159–68.

5　ウィスコンシン大学の調査：Detmer, D. E., Fryback, D. G., and Gassner, K., "Heuristics and biases in medical decision making," *Journal of Medical Education* 53 (1978), pp.682–83.

6　オハイオの研究：Dawson, N. V., et al., "Hemodynamic assessment in managing the critically ill: Is physician confidence warranted?" *Medical Decision Making* 13 (1993), pp.258–66.

7　医療における意思決定の問題を取り上げたデイヴィッド・エディの画期的なシリーズの第一作は以下："The challenge," *Journal of the American Medical Association* 263 (1990), pp.287–90.

8　直観的な意思決定を研究したゲーリー・クラインのすばらしい著作は以下のとおり：*Sources of Power* (Cambridge: M.I.T. Press, 1998).

9　ある分野の医師の行動パターンを他の分野の医師と比較した場合の情報：*Dartmouth Atlas of Health Care* (Chicago: American Hospital Publishing, Inc., 1999). 彼らの研究成果は，以下のオンラインサイトからも入手できる：www.dartmouth-atlas.org.

本書は二〇〇四年に刊行された『コード・ブルー――外科研修医救急コール』（医学評論社刊）の新版です。新版刊行にあたり、新たに原註を加え、本文の表現にも大幅に修正を加えました。

著者略歴

(Atul Gawande, 1965-)

ブリガムアンドウィメンズ病院勤務，ハーバード大学医学部・ハーバード大学公衆衛生大学院教授．「ニューヨーカー」誌の医学・科学部門のライターを務め，執筆記事はベスト・アメリカン・エッセイ2002に選ばれ，2010年に「タイム」誌で「世界でもっとも影響力のある100人」に選出されている．著書『アナタはなぜチェックリストを使わないのか？』（吉田竜訳 晋遊舎 2011）『医師は最善を尽くしているか』（原井宏明訳 みすず書房 2013）『死すべき定め』（原井宏明訳 みすず書房 2016）．

訳者略歴

古屋美登里〈ふるや・みどり〉 翻訳家．早稲田大学教育学部卒．著書に『雑な読書』(シンコーミュージック 2017) など，訳書にタメット『ぼくには数字が風景に見える』（講談社 2007）フィンケル『帰還兵はなぜ自殺するのか』（亜紀書房 2015）ジョヴァンニ『シリアからの叫び』（同 2017）ケアリー『堆塵館』（東京創元社 2016）『穢れの町』（同 2017）などがある．

小田嶋由美子〈おだじま・ゆみこ〉 翻訳家．明治大学大学院法学研究科修了．訳書にヤング『インターネット中毒』（毎日新聞社 1998）スパーダフォリ他『猫のいる生活』（清流出版 2003）アング『デジタル写真大事典』（共訳 エムピーシー 2005）などがある．

監修者略歴

石黒達昌〈いしぐろ・たつあき〉医師，作家．東京大学大学院医学系研究科修了．著書に『冬至草』(早川書房 2006)『劣等生の東大合格体験記』（講談社 2010）*Biogenesis* (Vertical 2015)『ハローマッチング2017』(TECOM 2017) などがある．

アトゥール・ガワンデ
予期せぬ瞬間
医療の不完全さは乗り越えられるか
古屋美登里・小田嶋由美子 訳
石黒達昌 監修

2017 年 8 月 28 日　印刷
2017 年 9 月 8 日　発行

発行所 株式会社 みすず書房
〒113-0033 東京都文京区本郷 5 丁目 32-21
電話 03-3814-0131(営業) 03-3815-9181(編集)
http://www.msz.co.jp

本文印刷所 精文堂印刷
扉・表紙・カバー印刷所 リヒトプランニング
製本所 松岳社

ISBN 978-4-622-08639-0
[よきせぬしゅんかん]